甲状腺乳腺
肿瘤
临床诊治精要

崔海燕　著

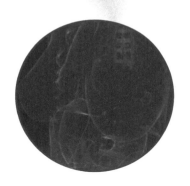

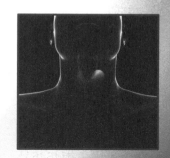

吉林科学技术出版社

图书在版编目（ＣＩＰ）数据

甲状腺乳腺肿瘤临床诊治精要 / 崔海燕著. -- 长春：
吉林科学技术出版社，2018.（2024.1重印）
ISBN 978-7-5578-3886-7

Ⅰ. ①甲… Ⅱ. ①崔… Ⅲ. ①甲状腺疾病－肿瘤－诊
疗②乳腺肿瘤－诊疗 Ⅳ. ①R736.1②R737.

中国版本图书馆CIP数据核字(2018)第075695号

甲状腺乳腺肿瘤临床诊治精要

出 版 人　李　梁
责任编辑　孙　默
装帧设计　王婷婷
开　　本　787mm×1092mm　1/16
字　　数　264千字
印　　张　13.75
版　　次　2019年5月第1版
印　　次　2024年1月第2次印刷

出　　版　吉林出版集团
　　　　　吉林科学技术出版社
发　　行　吉林科学技术出版社
地　　址　长春市人民大街4646号
邮　　编　130021
发行部电话/传真　0431-85635177 85651759 85651628
　　　　　　　　　85677817 85600611 85670016
储运部电话　0431-84612872
编辑部电话　0431-85635186
网　　址　http://www.jlstp.net
印　　刷　济南柯奥数码印刷有限公司

书　　号　ISBN 978-7-5578-3886-7
定　　价　79.00元

前　言

　　甲状腺乳腺肿瘤是现代女性的常见病。甲状腺与乳腺同属激素反应性器官，内分泌功能的变化与腺体疾病的发生有着密切的关系，乳腺肿瘤患者中甲状腺肿瘤的发生率明显高于正常人群，而甲状腺肿瘤与乳腺肿瘤的发病也具有相关性。尤其是甲状腺乳腺癌的发病率已位居恶性肿瘤的前列，严重困扰着人们的身心健康。为此特编写《甲状腺乳腺肿瘤临床诊治精要》这本书，希望本书的出版有助于临床医师对甲状腺乳腺肿瘤疾病有着更高的认识，有利于对甲状腺乳腺肿瘤的预防、治疗和改善患者的预后。

　　书中主要阐述了甲状腺乳腺肿瘤的诊断与治疗，并着重突出临床实践。本书重视开阔眼界、提高知识、解决实际问题。

　　本书在编撰过程中，作者付出了巨大的努力，对稿件进行了多次认真的修改，但由于编写经验不足，书中恐存在遗漏或不足之处。同时由于篇幅所限，一些内容难免存在描述不够清晰，敬请广大读者提出宝贵的批评意见及修改建议，不胜感激！

目　　　　录

第一章　甲状腺乳腺解剖特点

第一节　甲状腺解剖特点

一、甲状腺的形态与毗邻

(一)甲状腺的形态

甲状腺位于颈前下方的软组织内,略呈"H"形,一般呈棕红色,由左右两个侧叶和峡部组成。侧叶略呈下宽上尖的锥形体形,位于喉及上段气管两侧,侧叶的上极可高达甲状腺软骨板中部,下极平第5、6气管软骨环(图1-1-1)。峡部覆盖在第2～4气管软骨环的前面,将两侧腺叶连成一体,有的峡部不发达,甚至缺如,占8%～14%。约40%～50%的人从峡部向上伸出一锥状叶,长短不定,长者可达舌骨。少数人甲状腺下极伸入胸腔达胸骨上窝,甚至可达胸骨柄后,称为胸骨后甲状腺。小块游离的甲状腺组织,可出现于两侧叶或峡部之间,称为副甲状腺;或位于心包旁、纵隔内,称异位甲状腺。

通常甲状腺两侧叶大小相近,大约长4.5～5.0cm,宽1.5～4.0cm,厚1.0～2.0cm。峡部长约1.0～1.6cm,宽1.5～2.2cm,厚0.3～1.5cm。成人甲状腺总重量平均为25～30g;婴儿平均为1.5～3.0g;老年人甲状腺轻度缩小。大小还可随季节、营养状况等变化,一般女性较男性变化大。

正常情况下,甲状腺既不能看到,也不易摸到。

(二)甲状腺被膜与韧带

1.甲状腺被膜甲状腺有内、外两层被膜。

(1)内层被膜为甲状腺固有被膜,是甲状腺真被膜,也称真被囊或纤维囊或固有囊。内层被膜包裹整个甲状腺腺体,并形成若干个纤维束深入腺体实质内,将甲状腺分成许多小叶。

(2)外层被膜称为假被膜,也称甲状腺鞘或甲状腺筋膜鞘或外科囊。外层被膜实际上是气管前筋膜的延续,外层被膜不完整,仅包绕甲状腺的前面和后侧面,在与气管接触的甲状腺部分没有此被膜,故称为假被膜。假被膜有实际的临床意义,有外科膜之称。真假被膜之间结合疏松,形成的间隙,也称囊鞘间隙,有甲状旁腺、甲状腺血管、喉返神经及淋巴结等。由于疏松,易于分离,故手术时能将甲状腺在假被囊内推移,以显露甲状腺的血管,并能将甲状腺的部分从囊内切除。甲状腺的动静脉进入真被膜后,发出许多管壁很薄的血管,形成稠密的血管丛,故损伤真被膜将引起广泛的出血。

2.甲状腺韧带甲状腺的韧带有三组:

(1)甲状腺悬韧带,由假被膜内侧增厚形成,即由附着于甲状软骨与甲状腺峡部之间的脏筋膜(假被膜),在邻近甲状软骨处增厚形成,甲状腺上动、静脉支从此韧带穿入。

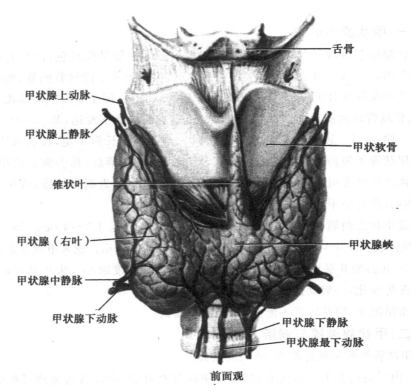

前面观

图 1-1-1　甲状腺的位置及形态

（2）甲状腺外侧韧带，是由甲状腺侧叶内侧面与相对应的气管环（第1、2气管环）后面的脏筋膜增厚形成的侧韧带，又称Berry悬韧带。喉返神经多数走行于甲状腺侧韧带后方，也有穿过侧韧带甚至穿过甲状腺实质者。

（3）甲状腺峡部固定带，由甲状腺峡部深面的纤维囊增厚形成，将其与气管前面相连，但不如外侧韧带坚实。

这三组韧带都对甲状腺起着固定作用，将甲状腺牢固地固定在甲状软骨和气管环上。所以，当做吞咽动作时，甲状腺可随着喉的上下运动而活动，是临床上鉴别颈部肿块是否与甲状腺有关的根据。

（三）甲状腺毗邻

甲状腺前面由浅入深有皮肤、皮下组织（浅筋膜）、颈筋膜浅层、舌骨下肌群（甲状舌骨肌除外）、内脏筋膜壁层和脏层。内侧邻接喉、气管、咽、食管、喉上神经外支和喉返神经；后外侧邻接颈动脉鞘内的颈总动脉、颈内静脉和迷走神经及颈动脉鞘后方的颈交感干；后方有甲状腺下动脉及甲状旁腺（图1-1-2）。

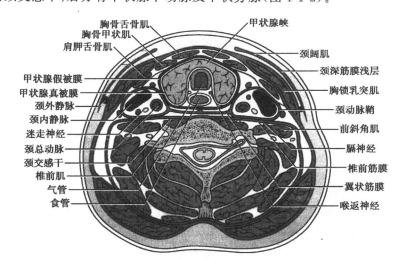

图1-1-2　甲状腺的毗邻结构

二、甲状腺的血管系统

（一）甲状腺动脉

甲状腺的血液供应十分丰富。动脉血来自甲状腺上动脉和甲状腺下动脉，此外，少数个体有时还有甲状腺最下动脉，上述各动脉分支在甲状腺腺体内相互吻合,构成丰富的甲状腺动脉供应网(图 1-1-3)。

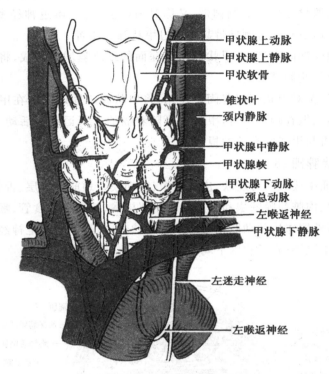

甲状腺上动脉
甲状腺上静脉
甲状软骨
锥状叶
颈内静脉
甲状腺中静脉
甲状腺峡
甲状腺下动脉
颈总动脉
左喉返神经
甲状腺下静脉
左迷走神经
左喉返神经

图 1-1-3　甲状腺的血管

1.甲状腺上动脉　甲状腺上动脉绝大多数发自颈总动脉分叉或稍微高一点的颈外动脉处。少数也有发自分叉稍低一点的颈总动脉上,更少见者也有发自颈外动脉或舌动脉共干者。甲状腺上动脉起始后,向前下行于颈总动脉与喉之间,伴喉上神经外支下行,至甲状腺侧叶上极后分为前、后支,分别从甲状腺前面和后面进入甲状腺腺体,分布于腺体,称为腺支。甲状腺上动脉于根部发出喉上动脉与喉上神经内支伴行,经甲状舌骨膜入喉,营养喉黏膜和喉肌。喉上神经外支从甲状腺上动脉后方至其内侧与之伴行,在距甲状腺侧叶上极约 1cm 处,喉上神经外支与甲状腺上动脉分开。甲状腺手术结扎甲状腺上动脉时,应紧贴甲状腺侧叶上极进行,以防止损伤喉上神经外支。从甲状腺前面进入的前支动脉在甲状腺上极再分出一环甲支,沿甲状腺侧叶内侧缘和甲状腺峡部的上缘行向正中线,与对侧同名动脉汇合。

2.甲状腺下动脉　甲状腺下动脉绝大多数发自锁骨 T 动脉的甲状颈干,也有少数发自头臂干或主动脉弓。发出后,沿前斜角肌内侧缘上升,至第 6 颈椎平面,约在环状软骨或第1、2气管环高度向前穿通椎前筋膜,转向内下方,在颈总动脉鞘后方呈一明显向上的弓状凸起。再向内侧接近甲状腺侧叶后缘中点或侧叶缘稍下方,一般分成两支穿入甲状腺筋膜鞘,经过侧叶内侧面分布于甲状腺腺体,并且在此甲状腺下动脉本干或分支与垂直上行的喉返神经交叉。甲状腺下动脉尚发出数小支至邻近肌、喉、咽、食管上端和气管等。也有文献报道,甲状腺下动脉有缺如者,多见于左侧,约占19.9%。

3.甲状腺最下动脉 甲状腺最下动脉发生率仅为10.3%～13.8%。有甲状腺奇动脉、甲状腺第5动脉、甲状腺附加动脉及迷走甲状腺动脉之别名,还有甲状腺中动脉、甲状腺下浅动脉之称。甲状腺最下动脉起自头臂干占78.1%,起自主动脉弓占9.4%,极少数起始于锁骨下动脉、胸廓内动脉、右颈总动脉。走行也多有变异,甲状腺最下动脉发出后,沿气管前方上升直到甲状腺峡部下缘,进入甲状腺参与甲状腺腺内、外动脉汇合。甲状腺最下动脉多为单支,偶尔也有双支者出现。

(二)甲状腺静脉

1.甲状腺上静脉 甲状腺上静脉较小,通常有两条,起自甲状腺上部,与甲状腺上动脉伴行,约于颈总动脉分叉处注入颈内静脉或面静脉。在注入颈内静脉之前,有喉上静脉注入甲状腺上静脉(图1-1-3)。

2.甲状腺中静脉 甲状腺中静脉没有伴行动脉,自甲状腺侧叶横过甲状腺外侧间隙注入颈内静脉。此静脉有时缺失,但一旦存在,其可随甲状腺肿大而相应粗大。甲状腺中静脉有、无和大小均不恒定(约半数人有)。起自甲状腺外侧面中、下1/3交界处,向外横过颈总动脉前面,在肩胛舌骨肌上腹后方,注入颈内静脉。甲状腺手术分离甲状腺和颈动脉鞘时,该静脉易被损伤,故宜先找到该静脉并结扎。甲状腺中静脉撕裂出血是甲状腺手术出血的重要原因之一(图1-1-3)。

3.甲状腺下静脉 甲状腺下静脉以数条小静脉汇集而成,不与甲状腺下动脉伴行,被甲状腺下极的韧带所包被,在气管、食管间沟浅层分别汇入左右头臂静脉。

另外,左、右两侧甲状腺下静脉间通常有许多吻合支,在气管前间隙内形成一静脉丛,称甲状腺奇静脉丛。甲状腺奇静脉丛损伤是气管切开术中造成出血的主要原因。还有,双侧甲状腺下静脉合成一干,称为甲状腺最下静脉(图1-1-3)。

三、甲状腺神经分布及毗邻神经系统

支配甲状腺的神经来自交感神经、副交感神经和肽能神经纤维。交感神经来自颈交感神经干的颈中和颈下节,其发出的节后纤维,随甲状腺上、下动脉进入腺体,分布于血管壁,少数至腺泡,可以调节甲状腺滤泡上皮功能,但其作用不如促甲状腺激素强。副交感神经来自迷走神经发出的喉上神经外支和喉返神经。对甲状腺的功能没有多少影响,主要分布在甲状腺的结缔组织中,支配血管运动。肽能神经纤维主要释放血管活性肠肽(VIP)、P 物质(SP)、神经肽 Y(NPY),有促进甲状腺分泌的作用。

甲状腺毗邻的神经主要有喉返神经和喉上神经,另外,还有颈交感干、迷走神经、颈丛、舌下神经、副神经等(图 1-1-4)。

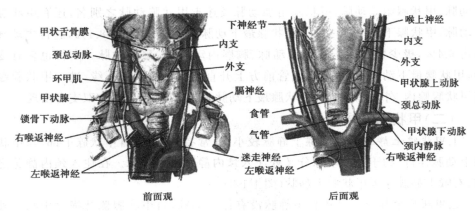

图 1-1-4　甲状腺的神经分布

(一)喉上神经

喉上神经起自迷走神经结状神经节的中部,沿颈内动脉与咽侧壁之间下行。约在舌骨大角处分成两支,即喉上神经内支和喉上神经外支。

喉上神经内支支配会厌及声间襞以上黏膜的感觉。在对过度肿大的甲状腺进行手术时,如需处理甲状腺上极血管,一定要注意防止损伤该处的喉上神经内支。

喉上神经外支细小(平均为 1.0mm±0.1mm),与甲状腺上动脉及其后支伴行,于胸骨甲状肌深面下降,先在咽下缩肌表面,继而穿过该肌至环甲肌,支配咽下缩肌和环甲肌外支与甲状腺上动脉相伴下行,有文献报道,喉上神经外支在甲状腺上动脉上内侧者占 40.3%,在甲状腺上动脉后内侧占 39.5%,与甲状腺上动脉交叉下行者占 20.2%。喉上神经外支与甲状腺上动脉伴行几乎在到达甲状腺侧叶上极(距上极 0.1~1.1cm)时,才弯向内侧经甲状腺悬韧带进入环甲肌。喉上神经内支与喉上动脉一起穿甲状舌骨膜入喉,分支分布于会厌、会厌谷、梨状隐窝以及声门裂以上的喉黏膜,其内主要是传入纤维。

（二）喉返神经

喉返神经分左、右喉返神经，其发出及行程均不同。右喉返神经在右迷走神经越过右锁骨下动脉第一段前方时自右迷走神经发出，由前向后钩绕右锁骨下动脉第一段，经颈动脉鞘后方斜行上升至气管右侧上行；与左侧喉返神经相比，离正中平面较远，位置较浅，右侧喉返神经仅有 64% 走行于气管、食管沟内。左喉返神经，在左迷走神经越过主动脉弓前方时自左迷走神经发出，恰在动脉韧带的左侧，从前向后钩绕主动脉弓，然后沿气管左侧上行；行进中距正中平面较近，行程也长，较右侧喉返神经位置深，几乎 100% 走行于气管、食管间沟内。左、右喉返神经在颈部在气管食管沟内垂直上行过程中，紧邻甲状腺侧叶后面或后内侧面，并与甲状腺下动脉或其分支交叉，然后在环甲关节后方穿入喉内，改称喉下神经。其运动纤维支配环甲肌以外的喉肌；感觉纤维分布于声门裂以下的喉黏膜。在行进至甲状腺外侧韧带处，与甲状腺下动脉上支、甲状旁腺最为接近，是甲状腺手术中最易遭受损伤之处。国内一组资料综合国人的 660 例标本资料，按临床需要将其分为"安全"和"危险"两大类、6 个分型（具体见图 1-1-5）。

四、甲状腺淋巴回流及毗邻淋巴系统

甲状腺内的网状淋巴管极为丰富，淋巴小管包绕甲状腺滤泡，并逐渐向甲状腺包膜下集中，形成集合管，然后伴行或不伴行周边静脉引出甲状腺。

甲状腺两侧叶上极、前上部和峡部的淋巴，一般都汇入气管、喉前、峡部上方与甲状腺软骨之间的颈前深淋巴结（也称喉前淋巴结）。该组淋巴结不仅收纳来自甲状腺的淋巴，还收纳喉部的淋巴，并与颈部淋巴管彼此相连。所以，从应用角度讨论甲状腺淋巴回流，必须包括整个颈部的淋巴回流（图 1-1-6）。

1. 颏下淋巴结 位于颏下三角内、两侧二腹肌前腹之间，下颌舌骨肌浅面，为数个小淋巴结。收纳颏部、下唇内侧部、舌尖、口腔底部等处的淋巴，其输出管至颈外侧上深淋巴结和下颌下淋巴结。

2. 颌下淋巴结 位于下颌下三角内，多数位于下颌下腺与下颌骨之间，紧贴面动脉，为多个较大的淋巴结。收纳范围较广，包括鼻、颊、上唇、下唇外侧部、舌、牙、牙龈大部及口腔底等处。其输出管主要注入颈外侧上深淋巴结，部分可注入颈外侧浅淋巴结。由于面部大部分淋巴均直接或间接注入下颌下淋巴结，故面部、口腔等处炎症、肿瘤等可累及该淋巴结。

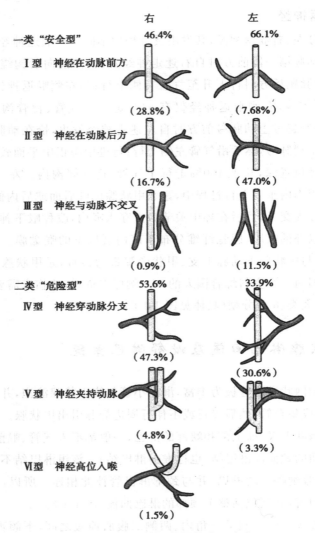

图 1-1-5　喉返神经与甲状腺下动脉

3.颈浅淋巴结　颈浅淋巴结分为颈前浅淋巴结和颈外侧浅淋巴结两组。颈前浅淋巴结沿颈前静脉排列,收纳舌骨下区的浅淋巴,其输出管注入颈外侧下深淋巴结或锁骨上淋巴结。颈外侧浅淋巴结沿颈外静脉排列,收纳外耳、腮腺咬肌区下部和下颌角附近的浅淋巴,其输出管注入颈外侧下深淋巴结。

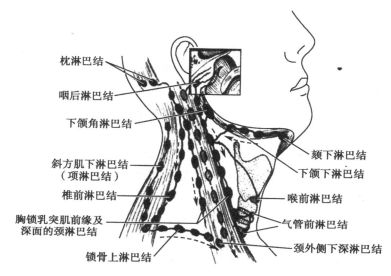

枕淋巴结

咽后淋巴结

下颌角淋巴结

斜方肌下淋巴结
（项淋巴结）

椎前淋巴结

胸锁乳突肌前缘及
深面的颈淋巴结

锁骨上淋巴结

颏下淋巴结

下颌下淋巴结

喉前淋巴结

气管前淋巴结

颈外侧下深淋巴结

图 1-1-6 甲状腺的淋巴回流途径

4.颈深淋巴结 是沿颈内静脉排列,形成一纵行的淋巴结群。位于喉、甲状腺和气管颈部的前方和两侧,收集喉、甲状腺、气管颈部和食管颈部等处的淋巴,其输出管注入颈外侧上、下深淋巴结。

(1)颈外侧上深淋巴结:位于胸锁乳突肌深面,沿颈内静脉上段周围排列,收纳颈浅、腮腺、下颌下、颏下等淋巴结群输出管,亦即头部的淋巴最后均直接或间接地注入颈外侧上深淋巴结。此外,咽、喉、食管、气管和扁桃体的淋巴管亦注入颈外侧上深淋巴结。

(2)颈外侧下深淋巴结:沿颈内静脉下段周围、臂丛及锁骨下血管排列。甲状腺两侧叶下部和峡部下缘的淋巴常引流到环状软骨水平以下的颈深下淋巴结。沿臂丛及锁骨下血管排列的淋巴结称为锁骨上淋巴结。其中,位于颈根部左侧、前斜角肌前方的淋巴结又称 Virchow 淋巴结。颈外侧下深淋巴结收纳颈外侧上深淋巴结的输出管。此外,胸壁上部和乳腺上部的淋巴管亦可注入此群淋巴结。

1991 年,美国耳鼻咽喉头颈外科基金学院及美国头颈外科学会,设立了颈部淋巴结清扫术命名及分类委员会,制订了颈部淋巴结分区方法,在全世界文献中广泛应用,趋向一致。共分 6 区。

①Ⅰ区(levelⅠ):包括颏下和下颌下区淋巴结。其上界是下颌骨体部,下界为舌骨上,后界为茎突舌骨肌、下颌下腺后缘。以二腹肌为界分为两个亚区,二腹肌内侧的颏下三角即ⅠA 区。二腹肌前腹后的下颌下三角为ⅠB 区,包括胸锁乳突肌

深面部分。

②Ⅱ区(level Ⅱ):为颈内静脉上组淋巴结,上界为颅骨底,下界至舌骨下缘水平,前界为胸骨舌骨肌侧缘,后界为胸锁乳突肌后缘。Ⅱ区又以副神经为界分为两个亚区,副神经之前为ⅡA区,而副神经之后为ⅡB区。

③Ⅲ区(level Ⅲ):为颈内静脉中组淋巴结,从舌骨水平至肩胛舌骨肌与颈内静脉交叉处。其上缘为舌骨下缘,下缘为环状软骨下缘,内侧为胸骨舌骨肌后缘,外侧为胸锁乳突肌后缘。

④Ⅳ区(level Ⅳ):为颈内静脉下组淋巴结,从肩胛舌骨肌到锁骨上。其上界为环状软骨下缘水平,下界为锁骨或胸骨颈静脉切迹,前界为胸骨舌骨肌后缘,后界为胸锁乳突肌后缘。

⑤Ⅴ区(level Ⅴ):包括枕后三角区淋巴结(或称副神经淋巴链)及锁骨上淋巴结。前界为胸锁乳突肌后缘,后界为斜方肌前缘,下界为锁骨。Ⅴ区亦分为两个亚区,以环状软骨下缘的水平面为界,该水平上方为ⅤA区,下方为ⅤB区。

⑥Ⅵ区(level Ⅵ):为内脏周围淋巴结区(又称颈前区淋巴结,或中央区淋巴结),包括环甲膜淋巴结、气管周围(喉返神经)淋巴结、甲状腺周围淋巴结。有学者把咽后淋巴结也归属于这一区。该区的上界为舌骨,下界为胸骨上窝,两侧以颈总动脉鞘为界。

⑦Ⅶ区(level Ⅶ):即前上纵隔淋巴结,包括锁骨下、前纵隔或胸腺周围的淋巴结。

2013 年 11 月,欧洲放射肿瘤学协会(ESTRO)官方杂志-Radiotherapy & Oncology(绿皮杂志)在线发表了新的颈部淋巴结分区标准,与 10 年前所发表的旧标准相比,克服了以前标准中的诸多不足,新版的颈淋巴结分区更科学合理,临床实用性更强,对外科医生手术有更好的指导作用。

五、甲状旁腺外科解剖

(一)甲状旁腺形态

甲状旁腺是人体的微小脏器,也是最小的实质器官。甲状旁腺是紧贴在甲状腺上的扁圆形独立的小体,犹如压扁的黄豆。质地软,表面光滑。甲状旁腺外覆盖一薄层结缔组织被膜,由该被膜发生的结缔组织伸进腺体内,将腺体分成若干分界不明显的小叶,甲状旁腺血管、神经及淋巴即经过这些小隔出入腺体(图 1-1-7)。

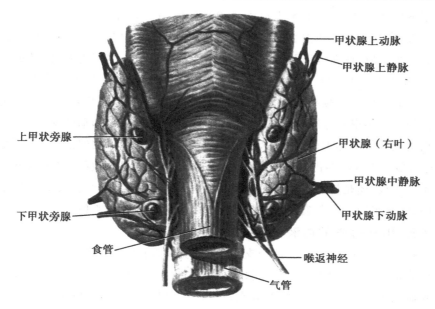

图 1-1-7 甲状旁腺的解剖

甲状旁腺通常在甲状腺外科膜内,即甲状腺真假被膜之间。位于甲状腺外侧面中线以后,一般左、右各有一对,分上、下排列。甲状旁腺颜色,在幼儿期呈粉红色,色淡近透明。随年龄的增长,其颜色逐渐加深,一般成人甲状旁腺呈黄色至棕黄色。其色泽的深浅有时也取决于腺体内脂肪的含量、血运丰富的程度及嗜酸性细胞的数量。正常甲状旁腺为扁椭圆形,在婴幼儿期,长×宽×厚平均为 3.0mm ×2.4mm×1.4mm;到成人其体积可增加 1 倍,平均 $(6\sim8)$mm×$(3\sim4)$mm×$(1\sim2)$mm。成人单个甲状旁腺重 $30\sim50$mg,甲状旁腺总重量 $120\sim160$mg。

(二)甲状旁腺的位置和数目

上甲状旁腺的位置相对比较固定,正常的上甲状旁腺虽然被冠以"上"字,但是很少位于甲状腺上极附近,约 95% 以上位于甲状腺侧叶后缘中点,即甲状腺上部 $1/3\sim1/2$ 的侧面,相当于环状软骨下缘处。极少数(约 5%)位于甲状腺侧叶上极背面,偶见位于甲状腺下动脉下方,罕见位于上极以上的头侧。行甲状腺切除时,大多数上甲状旁腺不易受到损伤。但对于少数甲状旁腺位于甲状腺侧叶后缘偏上极处,因其位置隐蔽,术中有很容易被伤及的可能,应引起临床外科医师的注意。

下甲状旁腺犹如其名,大多位于以甲状腺侧叶下极为中心、半径 2cm 的范围内,位置变异较大,半数以上(64.3%)位于甲状腺侧叶后缘中 1/3 与下 1/3 交界处以下至下极的后外侧,一般术中也不易遭受到损伤。但对于位于甲状腺侧叶下端接近前方的浅表面者(约占 21.4%);少数(约占 9.2%)在甲状腺侧叶下极下方数毫米至数十米区域,埋在气管前外方的脂肪组织或疏松结缔组织内者;以及更少一些(6.1%)位于甲状腺侧叶下部前、外侧面,接近甲状腺外缘,这些变异特别是接近外侧缘的变异的甲状旁腺易于在手术中遭到损伤,故应引起手术医师的高度注意与重视。极少数下甲状旁腺位于纵隔内,如心底部、心包前、主肺动脉窗等。

据大众的解剖标本研究表明,正常人甲状旁腺数目为 4 枚的占 80%,不足 4 枚者 14%,多于 4 枚者约占 6%。对于仅能找到 3 枚或不足 3 枚的,很难区分是本身数目不足 4 枚,还是检查不充分而未找到。另外,4 枚以上的旁腺可能是胚胎发育过程中,旁腺组织发生分裂所致,据报道最多可见 11 枚旁腺腺体。

(三)甲状旁腺的血液供应

甲状旁腺的血供与回流、神经支配、淋巴引流,与相邻甲状腺密切相关。其血液供应非常有特点,即每一甲状旁腺均有单一的动脉供血,绝大多数(80%以上)甲状旁腺血供来自甲状腺下动脉的分支;仅少数上甲状旁腺的血供来自甲状腺上动脉或甲状腺上、下吻合支。

甲状旁腺血供除上述甲状旁腺动脉外,还有来自气管、食管及甲状腺后包膜丰富的微小血管吻合支供血。尽管甲状旁腺有如此丰富的血液供应,临床也有发生因阻断其供血动脉而引起甲状旁腺功能低下的情况。故在甲状腺手术中,都强调不要结扎甲状腺下动脉,如必须结扎时,也主张只结扎其分支,保留主干,以保障甲状旁腺的血供。

第二节　乳腺解剖特点

乳腺是哺乳动物所共有的特征性腺体,一般成对生长,左右对称。乳腺起源于外胚层,是皮肤的附属腺,其结构近似皮脂腺,而功能活动则类似大汗腺。在女性自胚胎发育起至出生后发育成熟到衰萎退化,经历了胎儿期、新生儿期、幼儿期、性成熟期、妊娠期、哺乳期、绝经期和老年期这样一个不断发展变化的过程。由于受到机体内分泌激素特别是性激素的影响,不同阶段和生理时期的乳腺表现出不同的特点。

一、胚胎发生和生后发育特点

（一）乳腺的胚胎发生

人的胚胎时期，两性的乳腺发育是相同的。大致可分为 4 个阶段，首先出现乳腺始基，继而出现乳头芽、乳腺芽，最后产生乳腺管和腺泡。

男性乳腺发育停留在胎儿期状态，但在腺体周围的结缔组织中脂肪组织较发达，形成出生后稍隆起的乳腺。

在胚胎发育过程中，若胸区无原始乳头芽或原始乳腺芽形成，则可出现乳头缺如或乳腺缺如；反之，若胸区以外乳线各点上有乳头芽或乳腺芽形成，则可分别出现多乳头症或多乳腺症。

（二）乳腺的生后发育

出生后乳腺发育受多种内分泌激素的影响，青春期前乳腺两性发育差异不明显，而青春期后女性乳腺充分发育成熟，乳腺小叶形成。

1.**新生儿乳腺**　指出生后 6 个月内的乳腺。一般于出生后 3～5d 内出现乳腺增生，可触及直径 1～2cm 的扁平肿块，并偶尔可挤出少量稀薄的黄白色乳汁（伪乳）。通常于 2～3 周逐渐自行消失。

2.**儿童期乳腺**　此时两性乳腺发育差别不大，处于静止时期。表现为乳腺的退行性变化，乳腺导管上皮逐渐萎缩，呈排列整齐的单层柱状或立方状细胞，管腔变狭窄或完全闭塞，导管周围结缔组织玻璃样变，淋巴细胞浸润消失。整个儿童时期，乳腺小叶不发达，乳腺仅为含乳腺管的结缔组织及脂肪组织。乳腺的外形扁平。此期一直持续到青春期开始。

3.**青春期乳腺**　进入青春期后，受内分泌激素的影响，女性乳腺则逐渐发育。此阶段开始的早晚在一定程度上与种族、生活条件、营养状况等因素有关。此期约持续 3～5 年。此时乳晕增大，因血液循环增加而呈粉红色，乳头变大。乳腺皮下脂肪组织及间质增生明显，形成乳晕下半球形的乳腺轮廓。此时期，乳腺主要表现为：脂肪组织增多，导管周围间质内富含血管，导管扩大、延伸，分支变多，较大的导管内有时可见少量分泌物。至月经来潮时，小导管末端的基底细胞增生，形成乳腺小叶芽，以后逐渐有管腔形成，最终形成乳腺小叶。

4.**性成熟期乳腺**　又称月经期乳腺，月经来潮为乳腺及性成熟的标志。此时乳腺发育成熟，乳腺的导管、小叶、腺泡系统发育完善，呈典型的乳腺结构及形态。此时期的乳腺和子宫内膜一样，随着卵巢的周期性活动而呈现周期性变化。

5.妊娠期乳腺　此期乳腺充分发育,到妊娠中期其增大最为明显。在胎盘及卵巢分泌激素(主要为雌、孕激素)的作用下,乳腺导管和乳腺小叶数目增加,乳腺更加坚实。乳头和乳晕的色素沉着,颜色加深,表皮增厚。乳头肥大竖起,乳晕的范围增大,乳晕腺也更加明显。在妊娠前半期由于乳腺快速增大,可见皮下浅静脉扩张,有时乳腺皮肤出现白纹。

6.哺乳期乳腺　是指分娩后开始哺乳这个阶段。哺乳期的乳腺小叶内密集着进行分泌的腺泡以及一些小叶内导管。小叶间结缔组织显著减少,各个小叶处于不同的分泌状态,腺泡上皮细胞内存在大量分泌颗粒,腺腔中充满分泌物。

7.断乳期乳腺　停止泌乳后,乳腺进入复旧期。乳腺小叶和导管进行性萎缩,腺泡上皮崩解,细胞内分泌颗粒消失。腺泡及导管周围纤维组织增生,脂肪组织逐渐取代腺体组织。数月后可恢复至非妊娠期时乳腺状态。临床表现为乳腺体积变小,皮肤较松弛,乳腺较前稍有下垂,乳头、乳晕着色多不减退。

8.绝经期乳　腺妇女闭经前若干年,乳腺即开始慢慢萎缩。此变化在乳腺各部表现不一致,不规则。此时因脂肪组织沉积增厚,乳腺体积反而变大,但实质萎缩。乳腺小叶及末端导管明显萎缩减少,管周纤维组织增多,并胶原化。

9.老年期乳腺　50岁以后,乳腺导管周围纤维组织越来越多,一般无小叶或仅残留少许小叶,小导管闭锁消失。乳腺内血管减少,间质硬化,玻璃样变,有时可见钙化。

男性乳腺:男性乳腺发育较女性晚,程度也较低,乳腺的变化较轻微且不规律,发育的期限也较短。60%～70%的男性在青春期可见乳腺稍突出,在乳头下可触及硬结,轻微触痛,一般在1～2年后逐渐消退。

二、解剖学特点

乳房是皮肤特殊分化的器官,由皮肤、乳腺腺体、起支持作用的结缔组织和起保护作用的脂肪组织所构成。

(一)乳房的位置及外部形态

1.位置　乳房位于胸前部,胸大肌和胸筋膜的表面,成年女性乳房上部多位于第二至第三肋间,下达第六至第七肋间,内侧至胸骨旁线,外缘达腋中线。内侧2/3位于胸大肌之前,外侧1/3越过胸大肌腋缘,位于前锯肌表面。临床上为检查记录的方便,常人为地通过乳头中心做垂直线和水平线,再绕乳晕外做环行线,将乳腺分为6个区,即外上象限、外下象限、内上象限、内下象限、中央区及腋尾区。

2.*形态*　成年女性的乳房呈半球形,紧张而有弹性。其形态可因种族、遗传、年龄、营养状况、哺乳等因素影响差异较大。中央有乳头,其位置因发育程度和年龄而异,一般平对第四肋间隙或与第五肋骨水平。

乳头表面的皮肤粗糙,呈颗粒状,有许多裂隙状凹陷。凹陷内有输乳管的开口(输乳孔)。乳晕为乳头周围一环行色素沉着区域,直径为 3～5cm,颜色一般为棕色,但随皮肤的颜色和乳腺的生理状态而发生改变。少女的乳晕呈粉红色,怀孕以后乳晕变为暗褐色而且增大,经产妇为黑褐色,一般在绝经后,乳晕颜色有所消退。

(二)乳腺相关筋膜

1.*浅筋膜*　乳腺位于皮下浅筋膜的浅层与深层之间,浅筋膜不仅将整个乳腺包裹,而且发出纤维伸向乳腺腺叶之间,形成小叶间隔,对乳腺组织和脂肪组织起一定的支持作用,并保持一定的弹性和硬度。这些间隔一端连于皮肤,另一端连于胸肌筋膜,即乳腺悬韧带。当癌肿侵及乳腺悬韧带,使其挛缩变短,可牵拉肿瘤表面皮肤,形成以一个点为中心的皮肤凹陷,称为"酒窝征"。此征象为乳腺癌早期或中期的征象。当乳腺癌肿组织阻塞乳腺淋巴引流时发生相应区域的皮肤水肿,而毛囊和皮脂腺处的皮肤与皮下组织紧密相连,使该处水肿不明显,因此皮肤呈现多点状的凹陷,并伴有非凹陷区皮肤水肿,称为"橘皮样变",为乳腺癌的晚期征象。如果癌组织正好位于乳头的深面,侵犯输乳管及其周围的结缔组织,引起粘连、固定,并向深面牵拉乳头,则引起乳头凹陷。

浅筋膜的深层位于乳腺组织的深面,它与深筋膜之间有一个明显的潜在性的间隙,称为乳腺后隙。内有疏松结缔组织和淋巴管,保证了乳腺在胸壁上有一定的移动度。乳腺癌时,乳房可被固定在胸大肌上。

2.*胸固有筋膜*　腋窝部胸固有筋膜分为深浅两层,浅层包围胸大肌,称为胸大肌筋膜;深层包围胸小肌四周,称为胸小肌筋膜。

胸固有筋膜在腋腔的延续称腋筋膜,又称筛状筋膜,系填充于整个腋腔的结缔组织。腋筋膜前与前锯肌相连,外侧与臂筋膜延续,中央部分较厚,边缘部分较薄。腋筋膜中央被许多血管、神经穿过,并包含腋窝各群淋巴结及纵横交错的各级淋巴管。

(三)乳腺的血管分布

1.*动脉*　乳腺的血液循环十分丰富,供应乳腺的动脉主要有胸廓内动脉的穿支、腋动脉分支及肋间动脉的前支。它们之间相互吻合,构成了致密的动脉网,保证了乳腺充足的血液供给。胸廓内动脉的穿支主要供应乳腺内侧。腋动脉的分支供应乳腺外侧部及上部,肋间动脉前支即为固有的肋间动脉沿途分支供应胸前外侧区,其第 2～4 支较大,营养胸壁肌肉、乳腺和皮肤。

乳头和乳晕由 3 组细小的血管网供给,即乳晕深面的真皮下血管网、乳腺导管周围和乳头下方的毛细血管网、乳晕周围动脉环上的辐射状分支,这 3 组血管互相吻合。营养乳头和乳晕的动脉为乳头乳晕深动脉。其起源、走行和分布相对较恒定。

2.静脉　乳腺的静脉回流对于外科医生尤为重要,因为乳腺的静脉常与淋巴管之间有紧密的伴行关系,而乳腺癌转移常常通过淋巴管和淋巴结转移;同时,癌细胞也会直接通过乳腺静脉回流途径血行转移。

乳腺的静脉分为浅静脉和深静脉两组。浅静脉包括:①乳晕下静脉;②乳晕周围静脉,又称"Haller"静脉环;③乳腺浅静脉。

乳腺的深静脉大致与供应乳腺的动脉相伴行,其主要回流途径:①乳腺内侧的静脉主要回流至胸廓内静脉(乳腺内静脉),经同侧无名静脉、上腔静脉、右心房和右心室到达肺的毛细血管。②腋静脉相应各属支,主要引流乳腺深部组织、胸肌和胸壁血液,汇入锁骨下静脉及无名静脉,然后通过右半心再进入肺的毛细血管网。③直接注入肋间静脉,而后注入奇静脉和半奇静脉。最后经过奇静脉回流入上腔静脉,再通过右半心直接进入肺的毛细血管网。④椎静脉系统:整个椎管周围分布有丰富的静脉丛,称为椎静脉丛,依据其所在部位的不同,可分为椎内静脉丛和椎外静脉丛。

(四)乳腺的淋巴引流

乳腺内有丰富的淋巴网及淋巴结。乳腺癌转移的主要途径是淋巴系统。乳腺淋巴系统包括乳腺内的淋巴管和由乳腺向外引流的淋巴管及区域淋巴结。淋巴管包括乳腺皮肤的淋巴管和乳腺实质的淋巴管两部分。淋巴结主要有腋淋巴结、胸肌间淋巴结、胸骨旁淋巴结、肋间淋巴结、锁骨上淋巴结及胸骨后淋巴结。

乳腺淋巴引流的主要途径:①乳腺外侧部及中央部的淋巴管,注入胸肌淋巴结,这是乳腺淋巴引流的最主要的途径;②上部的淋巴管注入尖淋巴结和锁骨上淋巴结;③内侧部的淋巴管注入胸骨旁淋巴结;④深部的淋巴管注入胸肌间淋巴结;⑤内下部的淋巴管通过腹壁和膈下的淋巴管与肝的淋巴管交通,内上部的部分集合管有时可穿过胸大肌向上直接注入锁骨上淋巴结。

(五)乳腺的神经支配

1.乳腺的皮神经　乳腺上部的皮肤感觉来自颈丛 3～4 颈神经,下部的皮肤感觉来自相应的肋间神经。此外,也有一些交感神经纤维沿胸外侧动脉和肋间动脉进入乳腺,分布于其皮肤、血管、乳头、乳晕和乳腺组织。

2.胸前神经　由臂丛发出,该神经从臂丛发出后分内外两侧束。由内侧束出来的称胸内侧神经,跨过腋静脉前方后,在胸小肌内侧缘下行,沿胸肩峰动脉的胸肌支,分为2～6支从内上方进入胸大肌。其中一小分支支配胸大肌锁骨部,其余分支支配胸大肌胸骨部内1/3。由外侧束出来的纤维称胸外侧神经,在胸小肌的上缘穿喙锁胸筋膜直接到胸大肌支配胸大肌上半。

3.胸背神经　发自锁骨下臂丛后束,由第7～8颈神经纤维构成。该神经与肩胛下动、静脉伴行,最终随背阔肌静脉丛一起进入背阔肌。乳腺癌手术中,如该处无淋巴结转移,或有转移而能在保留神经的前提下能彻底清除者,最好要保留此神经,以保持上肢的上举功能。

4.胸长神经　起自臂丛锁骨上部,颈5～7神经根,由腋静脉内1/3处静脉下缘穿出,沿胸侧壁下行分布至前锯肌。此神经途中常无淋巴结伴行,手术中应予以保留。该神经纤细,在肥胖患者隐匿于腋静脉后下脂肪组织中,如不小心也可造成高位损伤,导致前锯肌瘫痪,表现为"翼状肩胛"。

三、组织学结构特点

(一)乳腺的一般结构

乳腺体被结缔组织分为15～20个乳腺叶,每个乳腺叶又被分隔成若干个乳腺小叶,每个小叶为一个复管泡状腺,分支的末端膨大形成腺泡,腺泡上皮为单层立方或柱状,有肌上皮细胞。腺泡汇聚为腺泡管,继而与终末导管相通连。乳腺小叶的数目和大小随着乳腺的功能状态会有很大的变化,但乳腺叶的数目是固定不变的。

乳腺的导管呈分支状,包括小叶内导管、小叶间导管和总导管(又称输乳管)。输乳管分支为小叶间导管,小叶间导管再进一步分支为小叶内导管,之后与腺泡相通连。静止期乳腺也可见各级导管。近乳腺小叶的一段小叶内导管(又称终末导管)与腺泡共同构成终末导管小叶单元。输乳管直径约2mm,在乳头基底部,输乳管膨大扩张呈梭形,称为输乳管窦。输乳管窦充满乳汁时直径可达6～8mm,供哺乳期暂时储存乳汁。输乳管壁由复层柱状上皮细胞围成,在接近乳头孔处延续为复层扁平上皮,与乳头表面的皮肤相连续。较大导管一般为两层细胞,表层为柱状或立方形上皮细胞,细胞质少,核呈卵圆形,位于中央,核仁一个或多个;基底层为与导管平行排列的梭形肌上皮细胞,该细胞比表层细胞小,细胞核亦小,着色深。较小的导管为单层柱状上皮,细胞的基部与肌上皮细胞相接触,成为星状的不连续的细胞层。

（二）静止期乳腺特点

静止期乳腺是指性成熟未孕女性的乳腺。静止期乳腺的结构特点:导管和腺体均不发达,腺泡小而少,脂肪组织和结缔组织极为丰富。静止期乳腺随月经周期有些变化,在月经周期的增生期,受卵巢雌激素的作用,乳腺导管发生不同程度的变化,如腺腔扩大,偶见上皮细胞分裂,腺细胞无分泌功能,细胞微绒毛和细胞器均不发达。在月经周期的分泌期,随着孕激素分泌的增多,导管腔扩张并含有分泌物,上皮细胞变扁。排卵后,随着黄体分泌孕激素量的增加以及在一些与代谢有关的激素(如肾上腺皮质激素和胰岛素等)影响下,乳腺小导管有些扩张,腺泡细胞内出现脂滴,这可能标志着细胞内有分泌物形成。至经前期,乳腺结缔组织充血、水肿及有淋巴样细胞和浆细胞浸润,上皮基膜加厚,腺泡腔直径增加,并含有少量分泌物,因此使乳腺体积增大,平均增加 15～30cm。月经期,腺泡上皮细胞有退化而减少,腺泡腔变窄或消失,腺泡变成近似实心的索条。

（三）妊娠期乳腺特点

妊娠期间,在卵巢和胎盘分泌的大量雌激素、孕激素以及垂体和胎盘分泌的催乳激素等激素的作用下,乳腺得到充分发育,小导管和腺泡迅速增生,结缔组织则相对减少,输乳管和较大导管的变化较小。

妊娠早期的主要变化是小导管上皮细胞的迅速增殖,并以出芽的方式形成许多大小不一、形态各异的腺泡管及腺泡,小叶内腺泡密集,致使乳腺小叶明显增大。

妊娠中期,腺上皮继续以较快的速度增生,在妊娠 5 个月时增生速度达到最高峰。细胞体积进一步增大,顶部胞质中出现较多的分泌小泡。腺泡扩大,腔内有较多的嗜酸性分泌物。分泌物中含有细胞碎片,甚至可见脱落的整个上皮细胞。电镜下观察:腺泡上皮细胞胞质内富含游离核糖体,粗面内质网成群平行排列,细胞游离面形成许多钝圆形的胞质突起,深入腺腔内并有许多微绒毛。突起内有多聚核糖体和一些分泌小泡。胞质顶端有许多大小不等的脂滴,并可见糖原颗粒。

妊娠晚期主要表现为乳腺的分泌活动明显增强,腺泡腔内出现大量分泌物,有时可从乳头排出,呈淡黄色,较黏稠。此时的腺细胞比静止期的腺细胞增大近 2 倍。电镜下观察:腺上皮细胞内高尔基复合体明显增大,由大量扩张的扁平囊泡及成群的大泡和小泡构成。小泡有两种,一种小泡含有电子致密度低的无定形物质,主要成分是免疫球蛋白;另一种小泡含有电子密度高的大颗粒物质,主要成分为酪蛋白或乳清蛋白。有时可见到这两种形态的分泌物排入腺泡腔内的过程。胞质内还可见较大的脂滴,位于近腔面,偶见其释放入腔的过程。除此之外,线粒体多而大,线粒体嵴十分明显。而在一些细胞中成群的溶酶体亦不少见。肌上皮细胞的胞质内核蛋白体和粗面内质网增多,胞质内有成束的肌丝和密体,还有桥粒、半桥粒及吞饮小泡。

(四)哺乳期乳腺特点

妊娠 6 个月后,由于分泌物在腺泡和导管中蓄积,乳腺明显胀大。随着分泌过程的增强和分泌物的增多,分泌物开始从乳头孔排出,这种分泌物称初乳,经产妇初乳的排放时间要比初产妇早。分娩后的 3d 内,初乳分泌量大增。分娩后,由于雌激素和孕激素对催产素抑制作用的消除,在分娩后的 1~4d 内,开始分泌真正的乳汁。初乳中含有比一般乳汁更多的蛋白质,但含脂肪较少。初乳中还含有细胞碎片,甚至有完整的脱落上皮细胞;巨噬细胞也可穿过腺泡上皮进入腺泡腔内,细胞内常含有吞噬的脂肪颗粒,即初乳小体。

光镜下可见,哺乳期的乳腺小叶内充满了分泌腺泡,小叶内导管也明显可见。小叶间的结缔组织显著减少,结缔组织中血管增多,小叶间隔很薄。由于各个小叶处于不同的分泌状态,因此腺泡及腺泡上皮形态多样。小叶内的腺泡中有的腺腔充满分泌物,腺泡扩大,细胞呈立方状甚至扁平状;有的腺腔分泌物较少,细胞呈高柱状或低柱状,这说明各部分腺泡的分泌活动不是同时而是交替进行的,即腺泡分泌周期的时相不同。柱状的腺泡细胞内有脂滴聚集,在石蜡包埋 HE 染色的切片中,因脂滴溶解,细胞内出现许多空泡,尤多见于核上部胞质内。多数腺泡和小叶内导管腔内含有微嗜碱性物质和脂滴的混合物。哺乳开始后,间质内的淋巴细胞和嗜酸粒细胞数量迅速减少。电镜下观察,哺乳期的腺泡上皮细胞内粗面内质网增多,尤以细胞基部为多,高尔基复合体发达,常位于细胞核的上方,滑面内质网也相当发达。同时线粒体增加,还有一些溶酶体。

四、生理学特点

(一)内分泌激素对乳腺生长发育的影响

正常乳腺的生长、发育和分泌功能受内分泌腺的直接控制,亦间接受大脑皮质的调节。在各种内分泌腺中,以卵巢和腺垂体的影响最大。乳腺的各期发育变化是在下丘脑-垂体-卵巢轴及其他内分泌腺综合作用下发生的。乳腺的生理变化主要表现在内分泌激素对乳腺的生长发育、月经周期变化调节及分泌功能的影响。

1.垂体激素　与乳腺发育有关的激素主要有以下几种:

(1)催乳素(PRL),又称泌乳素或生乳素,由腺垂体远侧部的嗜酸粒细胞产生,主要作用是促进乳腺生长发育,发动和维持泌乳。在青春发育期,PRL 在雌激素、孕激素及其他激素的共同作用下,促使乳腺发育;妊娠期中增高的 PRL 与肾上腺皮质醇、胎盘催乳素、雌激素和孕激素协同促进乳腺、乳腺管的发育,为哺乳做好准备。PRL 还能通过促进蛋白合成及糖的利用,强化乳汁的合成。因此,催乳素是乳腺泌乳活动中最重要的激素。

(2)促性腺激素:由腺垂体远侧部嗜碱粒细胞产生,包括卵泡刺激素(FSH)和黄体生成素(LH)。FSH 和 LH 由同种细胞所分泌,两者均为糖蛋白激素。FSH 可促进卵泡生长发育,并分泌雌激素;LH 则是在 FSH 作用的基础上,促进排卵和黄体的形成及分泌。当垂体功能不足,如患席汉病,可见乳腺萎缩、闭经等表现。

(3)生长激素:生长激素(GH)由腺垂体远侧部嗜酸粒细胞产生,能促进体内多种代谢过程,调节全身各器官、组织生长及发育。GH 间接影响乳腺发育。

(4)促甲状腺激素:促甲状腺激素(TSH)由腺垂体远侧部嗜碱粒细胞产生,能促进甲状腺滤泡的增生和甲状腺激素的合成和释放,而甲状腺激素可刺激全身代谢,因而 TSH 对乳腺的生长和发育起间接作用。

(5)促肾上腺皮质激素:促肾上腺皮质激素(ACTH)由腺垂体远侧部嗜碱粒细胞产生,具有促进肾上腺皮质的生长、发育和分泌的功能,可通过对雌激素、雄激素分泌的促进,影响乳腺发育。

2.卵巢激素　卵巢是女性的性腺,其主要功能除排卵外,还合成和分泌性激素,主要为雌激素和孕激素,同时还合成与分泌少量雄激素。

(1)雌激素:雌激素主要由卵泡产生,胎盘、肾上腺也可以产生一定量的雌激素。雌激素在体内存在 3 种形式,即雌酮(E_1)、雌二醇(E_2)和雌三醇(E_3)。卵泡分泌的主要是 E2 和 Ei,雌激素的主要作用是促使乳腺发育,使乳腺导管细胞增生,导管系统增长,促进乳腺间质结缔组织增生,增加乳腺组织中的脂肪积聚。此外,雌激素对全身特别是女性生殖系统的发育,对蛋白质合成、水钠潴留、钙的沉积均有重要作用。

(2)孕激素:卵巢分泌的具有生物活性的主要孕激素是孕酮,又称黄体酮,主要由卵巢黄体细胞产生。排卵前颗粒细胞和卵泡膜可分泌少量孕酮;排卵后黄体细胞分泌大量孕酮,在排卵后 1～10d 达到高峰,以后逐渐降低。妊娠 2 个月后胎盘开始合成孕酮。通常,孕激素是在雌激素作用的基础上产生生物学效应,使已受雌激素刺激的乳腺导管进一步增生和延长,并促进腺泡和腺小叶的形成。未受孕时,体内孕激素量较少,乳腺腺体发育有限。妊娠时,黄体和胎盘可大量分泌孕激素,使乳腺腺泡、腺小叶、乳腺导管都充分发育,为泌乳做好准备。

（3）雄激素：在女性，雄激素主要由肾上腺皮质网状带分泌，卵巢门细胞（也可分泌少量雄激素。微量的雄激素可促进乳腺发育，而大量雄激素则起抑制作用。

3.肾上腺皮质激素　肾上腺皮质分泌三大类激素：

（1）盐皮质激素，如醛固酮。

（2）糖皮质激素，如皮质醇。

（3）雄激素和少量雌激素。由于分泌物中含有两类性激素，当肾上腺皮质发生增生或肿瘤时，可激发幼年期男女乳腺发育。女性在绝经后因卵巢萎缩，雌激素的来源主要由肾上腺雄激素前身物质在腺外转化。肾上腺皮质分泌的性激素对乳腺小叶、腺泡的发育有重要作用，对乳汁的分泌也起促进作用。如双侧肾上腺切除可使正常发育的乳腺逐步萎缩；在泌乳期切除肾上腺，泌乳就停止，再注射皮质激素又可恢复泌乳。

4.甲状腺激素　甲状腺激素能刺激全身代谢而促进乳腺的生长和发育，它还能加强卵巢激素的作用，协同催乳素，间接影响乳腺的发育。甲状腺受腺垂体分泌的促甲状腺素的影响，当促甲状腺素减少时，甲状腺素分泌亦少，乳腺发育受影响。

5.胎盘激素　胎盘的合体滋养层细胞可分泌大量孕激素和雌激素，促进乳腺充分发育和准备授乳。胎盘还可分泌胎盘催乳素（hPL），hPL 为一种蛋白类激素，由合体滋养层细胞合成和分泌，主要功能为：调控乳腺生长，促进乳腺上皮增生，这是引起妊娠期乳腺生长的因素之一；与胰岛素、肾上腺皮质激素协同作用于乳腺腺泡，促进腺泡上皮细胞合成乳清蛋白、酪蛋白等，为产后泌乳做好准备。

6.胰岛素　可通过乳腺的代谢发挥良性刺激作用。实验发现，在含有乳腺组织小片的培养基中，若加入胰岛素，常使乳腺组织的代谢得到改善，提示胰岛素对乳腺的生长发育是通过代谢环节起作用的。Mukherjee 等研究结果表明，胰岛素可直接刺激体内培养的乳腺上皮细胞的增殖。此外，胰岛素还参与雌激素促使乳腺上皮细胞的分裂，因而也促进了乳腺的发育。

（二）月经周期与乳腺的周期性变化

月经周期是从月经来潮的第一天算起，直到下次月经前一天，一般为 28～30d。月经周期可分为月经期、增生期及分泌期 3 个阶段。青春期后，月经来潮，进入性成熟期。此时子宫内膜呈现周期性变化。乳腺由于存在雌激素和孕激素受体，同样接受内分泌激素影响，随着卵巢的周期性活动而呈周期性变化。

1.月经期　自月经开始之日起，到月经结束后 6～7d 止。由于黄体退化，卵巢分泌的雌、孕激素迅速下降。在月经来潮后几天，乳腺导管末端和乳腺小叶呈现退行性变化：小叶分泌减少，细胞萎缩剥落；导管变小或消失；间质内纤维结缔组织增生,致密化,纤维组织紧缩,趋向玻璃样变性;淋巴细胞浸润现象消失,仅可见少量游走细胞散布其间。由于乳腺小腺管系统的萎缩和间质的紧缩,乳腺中多余的水分被吸收,乳腺变小变软。这种退缩表现一直延续到子宫内膜增殖期的前半期。月经后4~7d,乳腺体积最小。

2.增生期　此期卵巢内有若干卵泡生长发育,所以又称卵泡期。新一批卵泡所产生的雌激素水平逐渐上升,在雌激素作用下,乳腺导管上皮增生、变大,管腔扩张,细胞分裂相可见;腺管末端的分支进一步增多,并扩张为新的腺泡,构成新的小叶。小叶内间质开始变得疏松水肿,并出现淋巴细胞浸润。乳腺的增生期从月经后7~8d开始,到18~19d为止。

3.分泌期　一般由月经前5~7d开始直到月经来潮终止。此时卵巢内黄体形成,又称黄体期。排卵后,在黄体分泌的孕激素作用下,乳腺导管上皮细胞肥大,部分呈空泡状。至月经前,分泌现象达到高峰,此时导管及腺泡都可见少量含脂肪的分泌物。同时,乳腺血流量增加,小叶内间质明显水肿,血管增多,扩张充血。此时乳腺体积变大、紧张、较坚实。因此,有的妇女自觉乳腺胀痛,或有触疼,月经前3~4d达到高峰,月经过后疼痛等症状即可减轻或消失。

(三)乳腺的功能

乳腺的功能主要为泌乳、排乳和哺乳的维持,同时也表现女性的第二性征及参与性活动。

1.泌乳功能　乳汁由乳腺小叶的腺泡细胞分泌并排入腺泡腔的过程称之为泌乳。分为两个阶段。第一个阶段开始于分娩前12周,此时乳汁中乳糖、总蛋白和免疫球蛋白量显著增多,而钠、氯量相对较少,为乳汁产生做准备。第一阶段所分泌的乳汁,蛋白质含量丰富,呈淡黄色,称为初乳,一般分娩后2~3d,初乳的量最多。第二阶段开始于产后第2~3d,血浆α-乳清蛋白质达高峰,乳汁开始大量分泌,乳汁成分也有所变化。产后2周左右,成熟乳建立。此后,乳汁分泌量逐渐增加,产后3~4个月达到高峰。随后维持恒定,直到产后9~10个月.泌乳量逐渐减少。

(1)泌乳过程:泌乳过程在母体方面有3个生理反射:①泌乳反射,产后哺乳刺激乳头可引起泌乳反射;②立乳反射:乳头肌肉受到刺激而收缩,使乳头皮肤皱起,造成乳头勃起、变硬,便于婴儿含接;③喷乳反射(排乳反射):吸吮的刺激通过乳头和乳晕上的感觉神经末梢传入至下丘脑的室旁核,引起其中的神经内分泌细胞合成催产素。催产素进入血液循环,到达乳腺作用于靶细胞——围绕腺泡及导管的肌上皮细胞和乳头部平滑肌细胞,使其收缩,引起乳汁从腺泡、小导管进入输乳管和输乳管窦而喷出。

（2）泌乳的激素调节：乳腺分泌被复杂的神经-体液因素所调节，起重要作用的是腺垂体产生的催乳素。神经垂体产生的催产素同样对分泌乳汁起重要作用。此外，肾上腺皮质激素等也参与泌乳过程，它加强了催乳素的作用。虽然催乳素在整个泌乳过程中起主导作用，但需通过下丘脑-腺垂体—卵巢轴激素、下丘脑-腺垂体-肾上腺轴激素、神经垂体激素（主要为催产素）和其他激素（如生长激素、胰岛素等）的协调作用。此外，婴儿吸吮的机械刺激也使泌乳得以维持。

2.第二性征标志　乳腺是女性第二性征的重要标志。一般来讲，乳房在月经初潮前2～3年即已开始发育，先是乳头突出，继而乳腺逐渐发育丰满，在乳头周围形成较深的乳晕。一般历经约4年时间乳房发育完成，是最早出现的第二性征，为女性青春期开始的标志。

3.参与性活动　在性活动中，乳腺是女性除生殖器以外最敏感的器官。在触摸、爱抚、亲吻等性刺激时，乳腺的反应可表现为：乳头勃起，乳腺表面静脉充血，乳腺胀满、增大等。随着性刺激的加大，这种反应也会加强，至性高潮来临时，这些变化达到顶点，消退期则逐渐恢复正常。因此，乳腺在整个性活动中占有重要地位。

第二章　中医对甲状腺乳腺疾病的认识

中医外科古称"疡科",历来以"疮疡"为主要的研究对象,而"疮疡"之中又以"痈疽"类疾病论治最多,包括疮疡、乳房病、瘿、瘤、岩、肛门直肠疾病、男性前阴病、皮肤病及性传播疾病、外伤性疾病与周围血管病等。现在临床上的乳腺疾病与甲状腺疾病都属于中医外科的范畴。

《卫济宝书》首先将乳腺癌列为"疽"的范畴。元朝杨士瀛在《仁斋直指附遗方论》中,最早对癌的特征进行了叙述,认为"癌者上高下深,岩穴之状,颗颗累垂……毒根深藏,穿孔透里。男则多发于腹,女则多发于乳,或项或肩或臂,外证令人昏迷"。明朝薛己《外科枢要》又将五瘤列入痈疽研究的内容;王肯堂在《疡科证治准绳》中对瘿瘤进行了描述,并提出固定肿瘤不能用手术治疗的原则。清朝祁坤在《外科大成》指出失荣(颈部原发性恶性肿瘤和恶性肿瘤颈部淋巴转移,包括淋巴肉瘤、甲状腺癌、霍奇金病、鼻咽癌、喉癌的颈淋巴结转移和腮腺癌等)、舌疳(舌癌)、乳岩(乳腺癌)、肾岩翻花(阴茎癌)为疡科四绝症,均属于疽证范围;晚清王维德提出外科病证明确分阴阳,并主张治阴疽应"阳和通腠,温补气血",并创制治疗阴疽的名方"阳和汤"、"小金丸"等。至此阴疽的概念完全建立。

乳腺和甲状腺具有相似的生理特征,乳腺癌与甲状腺疾病的发病机制为气滞痰凝血瘀,与肝、肾、脾的生理功能密切相关。

一、中医对乳岩(乳腺癌)的认识

(一)中医对乳岩(乳腺癌)的证治发展

古时中医临床观察到恶性肿瘤质地坚硬固定,表面凹凸不平,宛如岩石一样,故称为"岩",加上"广"字旁就是"癌"。故中医的"乳岩"就是指乳腺癌。历代中医文献对乳腺癌的病症、病因病机、辨证论治、诊断预后等方面都有着丰富的记载,经过几千年的发展,中医治疗乳腺癌逐渐形成了较完整的理论体系。

1. **秦汉时期**　关于乳腺癌类似症状的记录最早见于《黄帝内经·灵枢·痈疽篇》,其指出"疽者,上之皮天以坚,上如牛领之皮"。此"牛领之皮"与现代临床描述的"橘皮样"改变相一致。秦汉时期乳岩被归于痈疽类疾病,没有专门的记载,仅有相关症状的描述。

2. **魏晋时期**　该时期的医家对乳腺癌的认识和治疗进行了比较深入的论述,该时期的古籍中已经有较完善的关于理、法、方、药等方面的记载。西晋时期皇甫谧在《针灸甲乙经》卷十二的"妇人杂病等第十"中记载了针灸治疗乳房疾病中的乳痈和妒乳。其中关于乳痈的记载有"乳痈,凄索寒热,痛不可按,乳根主之"、"乳痈太冲及复溜主之"、"乳痈有热,三里主之";关于妒乳的记载有"妒乳,太渊主之。"皇甫谧已经能够熟练地运用针灸治疗乳疾,并指出乳根、太冲、复溜、太渊、足三里等穴位可以治疗乳疾。

中医文献中有关乳腺癌的记载最早出现于公元 4 世纪东晋时期葛洪的《肘后备急方》。葛洪在"治痈疽炻乳诸毒肿方"篇中有"若恶核肿结不肯散"、"痈结肿坚如石,或如大核,色不变,或做石痈不消"、"若发肿至坚而有根者,名曰石痈"等描述,这里仍将其归入痈类疾病,文中描述了乳腺癌肿块的石样硬度。

南朝齐龚庆宣在《刘涓子鬼遗方》中记载了乳痈、发乳、妒乳等病的治疗方药。关于乳痈的记载有"治乳痈.已服生地黄汤,取利后服此淡竹叶汤方";关于发乳的记载有"治发背痈及发乳,兼味竹叶汤下"、"治痈疽,发背、乳,大去脓后,虚惫少气欲死,服此远志汤方";关于妒乳的记载有"治妇人妒乳,辛夷汤方"、"治妇人妒乳生疮,雌黄膏方";关于乳结肿的记载有"治妇人客热,乳结肿,或遗或作痈,内补黄芪汤方"。

3. **隋唐时期**　该时期医家开始注重对单病种的病因、病机分析及治疗,逐渐重视内外法并用治疗乳腺癌,并发展了经络学说,对后人用针灸治疗乳腺癌产生了影响。至隋朝,医家巢元方集自身经验所成撰写的《诸病源候论》,可以说是第一部较完整地介绍乳房疾病的书。书中记录了乳肿、妒乳、乳痈、乳疮、疽发乳、乳结核、乳石痈等乳房疾病,内容不仅局限于对病因病机的认识,关于临床特点也做了相应记录。他在书中的"乳石痈候"中详细描述了乳石痈的形态、临床表现及病因病机:"乳石痈之状,微强不甚大,不赤,微痛热,热自歇,是足阳明之脉,有下于乳者,其经虚,为风寒气客之,则血湿结成痈肿,而寒多热少者,则无大热,但结核如石,谓之乳石痈"。这里称"乳石痈"以区别于一般痈证,是我国医学文献中"奶岩"、"乳岩"、"乳癌"等命名的起源。在病因方面,巢氏已经认识到外邪"风寒气"和正气不足"经虚"两个方面的因素。在病机方面,他已认识到该病与其他痈疽不同,其病机为气滞血瘀和寒多热少,还提出了乳房归属足阳明胃经的论点。书中还载有"石痈者,亦是寒气客于肌肉,折于血气,结聚所成,其肿结确实,至劳有根,核皮相亲,不甚热,微痛,热时自歇,此寒多热少,坚如石",说明乳石痈的临床特点是乳房肿块坚硬如石,而且对肿块与皮肤粘连的表现特征做了准确又形象的描述,称之为"核皮相亲",反映了乳房肿块的性质,至今仍有重要的诊断意义。

唐朝"药圣"孙思邈编纂了我国最早的一部临床实用百科全书《备急千金要方》,该书对乳腺疾病的发展做出了贡献。书中所载妒乳症状、诊断及治疗有"妇人女子乳头生小浅热疮,痒搔之黄汁出,浸淫为长百种,治不瘥者,动经年月,名为妒乳……宜以赤龙皮汤及天麻汤洗之,敷二物飞乌膏及飞乌散佳。若始作者,可敷黄芩漏声散及黄连胡粉散并佳"。从"乳头浅热疮"和"痒骚之黄汁出"的症状描述及"百种治不差者"的预后来看,"妒乳"相当于现今的乳头湿疹样癌。

4.宋金元时期　进入宋代后,我国中医学发展进入了前所未有的高度,该时期医家对乳腺癌的认识进一步深化,对乳腺癌病因病机的分析、辨证论治、转移及预后有了更详细的记载,为后人创制了疗效显著的方药。

金朝窦汉卿在《疮疡经验全书》中提到青年妇女也有乳腺癌的发生,即"已嫁未嫁皆生",历史性地明确提出了"阴极阳衰"病机学说,认为乳岩的病机是阳气不足,导致阴寒过盛,寒痰凝聚而形成,"此毒阴极阳衰,奈虚阳结而与血无伤,安能散,故此血渗于心经,即生此疾"。同时,窦氏还提出了早治早愈的诊治思想,认为"早治得生,若不治,内遗肉烂,见五脏而死",这与现代"三早"方针防治肿瘤相一致。

5.明清时期　明朝龚廷贤所著的《寿世保元》中记载"妇人奶岩,始有核肿如鳖,棋子大,不痛不痒,五七年方成疮。初,便宜多服疏气行血之药,须情思如意则可愈"。龚氏已经开始注重对乳腺癌进行分期、分阶段的治疗,指出了乳腺癌初期治疗宜使用疏肝理气、活血之品,同时还应注意情志调理在治疗中的作用,并在书中记载了晚期乳腺癌的临床表现。

明朝陈实功是中医外科学趋于成熟时期的代表人物,也是将中医治疗乳腺癌理论推向完善的代表人物。在其代表作《外科正宗》中总结了明代以前中医外科的理论和临床实践,记述了多种外科疾病,以"例证最详,论治最精"见称。书中关于乳腺癌分列有"乳痈乳岩论"、"乳痈乳岩看法"、"乳痈乳岩治法"、"乳痈乳岩治验"等章节,详细论述了本病的症状、病因病机及治则治法,认为"夫乳病者,乳房阳明胃经所司,乳头厥阴肝经所属",指出了乳房的经络脏归属。

清朝王维德在《外科证治全生集》的"乳岩治法"一章中,继承了金代窦汉卿关于乳腺癌为"阴毒"的观点,认为"初起乳中生一小块,不痛不痒,证与瘰疬恶核相若,是阴寒结痰。此因哀哭忧愁,患难惊恐所致"。

(二)中医对乳岩(乳腺癌)病因病机的认识

1.肝与气滞　肝藏血,主疏泄。肝气主升,喜条达。肝脏疏泄正常,则气血通调,脏腑平和。中医学论"肝主疏泄",可能与肝经循行路线涉及多处内分泌腺有关。《灵枢·经脉》中记载"肝是厥阴之脉……循股阴,入囊中,绕阴器,抵少腹(性腺).挟胃,属肝络胆(脾、胰腺),上贯膈,布胁肋(胸腺、乳腺),循喉咙之后(甲状腺)……连目系,上出额,与督脉会于巅(松果体、垂体、下丘脑等)"。故中医概念中的肝,其生理功能和病理变化涉及人体多个系统;肝主疏泄的功能与西医学的神经-内分泌-免疫网络系统密切相关。气是人体生命活动的动力。气在正常情况下运畅无阻,升降出入,循行全身各部。人体各种功能的活动均依赖于气的运行。因肝主疏泄,调畅气机,故机体气滞病变,多与肝脏密切相关。气机郁滞影响到血和津液的运行,则可引起血瘀、痰聚,形成瘀血、痰饮等病理产物,而瘀血痰浊的形成,又可加重气的郁潴,终致瘀血、痰浊结于乳络,发为肿块。气滞为先导,渐致血瘀、痰凝等相兼为患,就成为乳岩、瘿瘤发生发展的关键。

2.脾、肾与痰浊　"痰"在宋代以前,写作"淡",是指人体水谷、津液与内外致病因素共同结合而形成的病理性产物。近代西方医学传入后,被借用为痰,指气管、支气管、肺泡所产生的分泌物。人体水液代谢离不开肺、脾、肾、三焦、膀胱的气化功能。《素问,经脉别论》认为"饮入于胃,游溢精气,上输于脾,脾气散精,上归于肺,通调水道,下输膀胱,水精四布,五经并行,合于四时五脏阴阳,揆度以为常也"。痰浊是津液代谢障碍、异常停留而成。津液赖气化以宣通,故痰之病变与气滞密切相关。若气机失调,则津液停积而为痰,又进一步阻碍气化功能。痰浊的形成,主要和脾、肾功能失常有关,肝、脾、肾三脏关系密切,故有"肝肾同源"、"见肝之病知肝传脾"一说。"行则为液,聚则为痰,流则为津,止则为涎,顺于气则安,逆于气则重",故脾肾阳虚,肾虚不能温化水湿,脾虚不能运化水湿,导致水液停留,聚而成痰,痰湿气血结于乳络、喉结,形成乳岩和瘿瘤。化痰散结法是中医痰证的主要治法之一,主要适用于因痰浊凝结所致的痰核留结证。

3.血瘀　血瘀是肿瘤发病的重要病理基础,是乳岩、瘿瘤的病机之一。寒热虚实皆可致瘀,主要与肝、肾有关。肾为气血之本。肾阳虚血失温煦,肾气虚运血无力,肾阴虚内热灼血,故肾虚可致血瘀;女子以肝为先天。肝藏血,主疏泄,肝气郁滞,气机不畅,气滞则血行瘀滞;若肝郁日久,蕴热化火,灼烁阴液,阴血凝聚,血行不畅也可致瘀。

4.热毒　《丹溪心法》记载"乳房,阳明所经:乳头,厥阴所属"。足阳明胃经运行路线多气多血。女性每多情志不畅，日久郁而化热生火，火热之邪，入于血分，蕴成火毒。血热搏结则运行失常，津液受灼则成痰热互结，气血痰浊热毒壅阻乳络，日久成积，发为乳岩。尤其乳岩的中晚期，热毒壅盛蕴结乳中，溃后流臭污血水，或翻花。

二、中医对"瘿瘤"（甲状腺疾病）的认识

（一）中医对"瘿瘤"的证治发展

"瘿瘤"属于中医学"瘿病"范畴。早在公元 3 世纪，战国时期的《淮南子·坠形篇》及《庄子·德充符第五》中记述"瓮盎大瘿说齐桓公，桓公说之，而视全人，其胆肩肩"，指出瘿病的临床表现。汉朝许慎在《说文解字》中注"瘿，颈瘤也"。《汉唐方书·小品方·卷第十-治瘿病诸方》记载"瘿病者，始作与瘿核相似。瘿病喜当颈下，当中央不偏两边也，乃不急腿然，则是瘿也"。因瘿与瘤病因和病理相似，故又称"瘿瘤"。瘿是甲状腺疾病的总称。至晋隋唐时期指出了瘿病的病因病机。隋朝巢元方在《诸病源候论-瘿候》中首提"瘿病"一名，将其区别为血瘿、息肉瘿和气瘿三种。唐朝孙思邈在《诸病源候论·卷之三十九·妇人杂病诸候三》中提到"瘿病者，是气结所成。其状，颈下及皮宽腿腿然，忧恚思虑，动于肾气，肾气逆，结宕所生。又，诸山州县人，饮沙水多者，沙搏于气，结颈下，亦成瘿也"。孙思邈提出石瘿、气瘿、劳瘿、土瘿和忧瘿五瘿的名称。宋代《太平圣惠方·卷第三十五·治瘿病诸方》中记载："瘤初结者，由人忧恚气逆，蕴蓄所成也。久饮沙石流水，毒气不散之所致也。皆是脾肺壅滞，胸隔痞塞，不得宣通。邪气搏于咽颈，故令渐渐结聚成瘿。"宋代《圣济总录·卷第一百二十五·瘿瘤门·诸瘿统论》中记载："陇恚劳气，郁而不散，若或婴之，此瘿所为作也。亦有因饮沙水，随气入脉，留连颈下而成，又山居多瘿颈，处险而瘿也。"在明清时期，体现出了气滞血瘀痰凝是其致病的重要因素。清朝陈实功在《外科正宗·卷之二-上部疽毒门·瘿瘤论》中记载："夫人生瘿瘤之症，非阴阳正气结肿，乃五脏瘀血、浊气、痰滞而成。"现代中医专家学者对本病进行具体分类，认为"瘿病"范围很广，皆以颈前逐渐瘿肿或结而成块为标志性临床症状。呈现"瘿囊"是以颈前肿块，块形较大，弥漫对称，其状如囊，触之光滑柔软为特征。

（二）中医对"瘿瘤"病因病机的认识

瘿瘤的病变以颈部两侧肿大或结节，或耳前后、锁骨窝、腋下甚至腹股沟等淋巴结肿为主要临床表现。这主要是足厥阴肝经、足少阳胆经循行路线。临床所见

本病多以情志因素所引起,且以局部病变为主,初为标实,日久正虚,虚实夹杂,而致本虚标实。现在认为石瘿相当于现代医学的甲状腺瘤、慢性纤维化性甲状腺炎;肉瘿相当于现代医学的甲状腺腺瘤、甲状腺囊肿;气瘿相当于单纯性甲状腺肿及地方性甲状腺肿或甲状腺功能亢进症等。而桥本甲状腺炎在不同阶段近似气瘿、肉瘿,甚至相当于石瘿。

1.中医对瘿瘤形成病因的认识

(1)肝与情志内伤:《济生方》中记载:"夫瘿瘤者,多由喜怒不节,忧思过度,而成斯疾焉。"中医学基础理论指出,多种情志反复或强烈的刺激均可伤肝,肝失疏泄则肝气郁结。"郁"在这里有两层含义,一指情志怫郁,二指气机郁滞。瘿瘤发病以情志所伤最为多见,是该病的发病主因。

(2)脾与饮食失宜:隋朝巢元方在《诸病源候论》中明确指出瘿瘤"由忧恚气结所生,亦曰饮沙水,沙随气入脉,搏颈下而成之"。因此,水土环境及肥腻厚味的饮食习惯易招致痰湿饮邪停积,进一步损伤脾胃,日久而形成瘿瘤。

(3)肾与先天体质:素体阴虚,肝肾不足,或先天禀赋不足,加上后天调摄不当,致肝肾阴虚,虚火妄动,煎熬津液而成痰,凝聚颈部成为瘿瘤。产后气阴虚弱,若有郁火,更易伤阴助火,则灼津成痰,搏于颈下也易形成瘿瘤。

2.中医对瘿瘤形成病机的认识 瘿瘤的形成机制,正气虚弱是内因,加上多种致病因素的作用,使肝郁不疏,脾运不健,脏腑功能失调,经络阻滞,导致气滞、痰凝、血瘀等病理变化,病理产物结于颈靥,日久而形成瘿瘤。病机演变过程中,气滞则痰凝血瘀,血瘀则碍气痰阻,痰阻则血瘀气滞,三者互结则病益深,若有渐化之征,则病有向愈之势。

三、乳病与瘿病共同发病的中医治疗

针对乳腺癌兼甲状腺疾病,中医的治疗方法分为外科手术和内科药物治疗。

1.中医治疗乳病 中医治疗乳病的经验是经过漫长的积累,逐步加强对乳腺癌的认识,形成完整的治疗理论体系。治疗手段非常丰富,可使用针灸、艾灸、外用膏药、内服药物治疗乳病。由于乳腺癌的病情复杂多样,证型也变化多端,不同医家的分型不尽相同。国家中医药管理局颁布的《中医病症疗效标准》(ZY/T01.2-94)将乳腺癌分为 3 型:肝郁痰凝证、冲任失调证、正虚毒炽证。

2.中医治疗瘿病 最早在三国时期就已出现手术治疗瘿病的外科方法,《三国志·魏书》中记载"贾逵与典农校尉争公事,不得理,乃发愤生瘿,后所病稍大,自启愿欲令医割之"。这个故事从侧面说明当时已进行过手术治疗瘿病的探索。而早期内科治疗药物多选用咸寒软坚散结的药物,以海藻、昆布等最常用。而随着研究的不断深入,疗法越来越多样化,出现了许多专药专方,疗效显著。隋唐时期有医家使用动物甲状腺组织(靥)治疗瘿病。唐朝王焘的《外合秘要》记载了羊靥、鹿靥用于治疗瘿病。现代医家对于瘿病辨证分型的认识各有差异,这里将甲状腺疾病主要分为3个证型:痰气凝滞型、肝郁脾虚型、阳虚寒凝型。

　　3. 中医治疗乳瘿并发　早期多数医家在认识和辨治"痈疽"时仅以具体疾病加以论治,只是对其发病机制与治疗方法有详细研究。到明清时期,中医外科医家开始认识到痈疽应分阴阳,但并未进行严格区分,直到晚清王维德在《外科证治全生集》中才将痈疽分为阴证、阳证和有阴有阳证,特别是对阴疽类的病证特点、主要疾病和辨治原则进行了讨论,并研制了治疗阴疽类疾病有效的方剂,开创了阴疽专治的先河。

　　阴疽类疾病是包括一类以虚寒证为主的外科阴性疮疡疾病的总称,病证范围广,主要包括附骨疽、脱疽类、瘰疬类、瘤瘿类、乳病类、流痰类、流注类、癌(岩)类、瘘(漏)类、臁疮类。其病因主要是在阳虚或气血不足的基础上,或内伤七情,或外感六淫,或饮食不节所致;病机是寒痰凝结,气血瘀滞,化为阴毒,内损筋骨、脏腑。临床特征为:①毒陷阴分,多发于肌肉、筋骨或内脏等深部组织;②早期患部皮色不变,肿痛不明显,肿势平塌,根盘散漫;③肿块较硬或柔软如绵,推之不移;④病程较长,不易成脓或成脓较晚,且不易溃破;⑤溃后脓水清稀,或流毒水,或夹杂败腐之物,且久溃难敛,疮口色暗,易成窦道漏管,并伴有全身反应。

　　对于阴疽的治疗,原则上以消为贵,兼用补托,禁用寒凉:①开腠以通阳和,阳气和则寒凝解;②温补以充气血,气血充则阳气布;③开腠与温补并行,观察病程及证候,灵活用药。

　　治疗阴疽类疾病的治疗方剂,多选自王维德《外科证治全生集》,如"阳和汤治鹤膝风,贴骨疽,及一切阴疽"、"小金丹(现为小金丸)治一应流注、痰核、瘰疬、横痃、贴骨疽、蟮拱头等证"、"犀黄丸治乳岩、横痃、瘰疬、流注、肺痈、小肠痈等证"等。

　　《外科证治全生集·部位论名》中认为"但论部位而名痈疽,虽未分辩虚实,然诸名色,后学亦应知之……失荣独在项间,夹疽双生喉侧……诸名由部位以推,治法凭白红而别。初起未溃,当观现下之形;已溃烂久,须问始生之色"。从整体的发展来看,中医外科对于乳病与瘿病的认识与治疗,早期是以具体所在部位论治,在发展过程中,对于病因病理的认识与研究不断加深,打破了两者的概念划分,认为两者均属于"阴疽类"疾病,具有相同或相似的治疗方式。

　　乳岩和瘿瘤的病变部位(乳腺和甲状腺)均位于足厥阴肝经所循行的线路。乳岩和瘿瘤的发生均与肝脾肾密切相关。气滞痰凝血瘀是瘿瘤、乳岩发生发展共同的病理基础。中医对乳岩和瘿瘤的辨证分型中,气滞痰凝型是最主要的证型。东汉名医张仲景倡导"同病异治"和"异病同治"的原则。不同的疾病,若病因病机或病位相同,决定其证候相同,治法也相同,即"证同治亦同",故针对乳岩和瘿瘤的辨证施治,适用于以上原则。

第三章　甲状腺乳腺肿瘤的临床诊断

第一节　甲状腺肿瘤的临床诊断

一、常见原发肿瘤的病理特征

（一）乳头状癌

甲状腺乳头状癌是甲状腺滤泡上皮分化的高分化恶性肿瘤,细胞核具有一组特征性表现。

大体标本特征

通常,乳头状癌标本表现为边界不清,外形不规则的单发结节。除滤泡亚型乳头状癌,一般无包膜。切面灰白色或黄白色,外形不规则,质地一般为中等硬度,或坚实较脆,颗粒状切面提示乳头状结构。常见不规则白色纤维化区域,偶见纤维性包膜。许多肿瘤可见多灶性囊性变,部分肿瘤有广泛囊性变。少见的弥漫硬化亚型病例中,甲状腺呈弥漫性改变,无明显肿块可见,偶见钙化。

【镜下特征】

乳头状癌多呈浸润性生长,具有不规则的浸润边界,有些呈推进性的边界。除滤泡亚型乳头状癌外,罕见真性包膜。

乳头状癌的典型镜下特征包括:

1.乳头状结构　在组织学诊断标准中,是国际上认同度较高的支持诊断的特征,是肿瘤细胞向滤泡上皮分化的组织学证据之一。然而,不是所有的乳头状癌都具有乳头状结构,也不是所有的甲状腺乳头状结构都是乳头状癌。滤泡亚型乳头状癌可以完全没有乳头状结构,而结节性甲状腺肿和滤泡型腺瘤都可以有乳头状增生。诊断乳头状癌的关键不在于所谓的乳头真假,而是在于覆盖乳头的滤泡上皮细胞是否具有乳头状癌核特征性。

2.肿瘤细胞　较附近的非肿瘤性甲状腺细胞大,通常具有丰富淡染嗜伊红性胞质,胞核呈现特征性改变,是诊断乳头状癌的核心要求。其核特征包括:核增大,核排列拥挤重叠,核轮廓不规则,核内假包涵体,核沟,毛玻璃样,"裸核仁"。尤其是核增大、核轮廓不规则这两项,是乳头状癌最常见、最特异的特征。

3.砂粒体　是可见于近半数乳头状癌的特征性钙化。砂粒体的形成被认为是以单个或小团的坏死肿瘤细胞作为钙质沉淀的核心,逐层钙化而成。

4.肿瘤纤维化　乳头状癌常见散在的纤维化区域。致密的嗜伊红性纤维化并不是乳头状癌特有的,但与其他肿瘤相比,乳头状癌的纤维化还是比较有特征性的。

【镜下亚型】

1.乳头状微小癌　2004 年 WHO 肿瘤分类中提出,甲状腺乳头状微小癌是指偶然发现的直径在 1cm 或以下的乳头状癌。在因良性甲状腺疾病而切除的甲状腺组织中,乳头状微小癌可见于 5％～17％的病例。

2.滤泡亚型　是乳头状癌一个常见的亚型,占 15％～20％。其滤泡结构超过50％,完全没有典型乳头状结构,具有乳头状癌的典型核特征。

3.高细胞亚型　高细胞亚型乳头状癌以高柱状肿瘤细胞占优势(超过 50％)为特征,细胞高度至少是其宽度的 3 倍。

4.实体亚型　这一类乳头状癌全部或大部分瘤体(>50％)呈实体、梁状或巢状(岛状)生长。实体亚型占成人乳头状癌的 1％～3％,年轻人发病率较高,尤其是那些受到电离辐射的儿童。成人实体亚型预后稍差,更常伴有远处转移,尤其是转移到肺。

5.弥漫硬化亚型　一般见于儿童和青年人.以甲状腺单叶或双叶被肿瘤组织弥漫性累及为特征。

6.柱状细胞亚型　是乳头状癌的罕见亚型,其特征是以显著核复层的柱状细胞为主。

7.嗜酸细胞亚型　本型乳头状癌罕见,瘤细胞具有乳头状癌核的特征,同时具有胞质丰富、致密红染、颗粒状等嗜酸细胞特征。

8.透明细胞亚型　此种罕见亚型主要有胞质透明、核具乳头状癌特征的细胞构成,此型透明细胞必须占所有肿瘤细胞的 50％以上。

9.筛状-桑葚状亚型　一般表现为多个境界清楚的或有包膜的肿瘤结节,结节呈筛状、梁状、实体、乳头状、滤泡状混合的生长方式,伴梭形细胞形成旋涡状或桑葚状,桑葚状细胞无角化特征,显著的筛状结构核桑葚状是此亚型最独特的标志。

10.乳头状癌伴筋膜炎样间质　此罕见亚型的特征是出现大量类似结节性筋膜炎的富细胞性间质。

【免疫组化特征】

诊断甲状腺乳头状癌常用的免疫组化抗体:

1.甲状腺球蛋白(Tg)　向甲状腺滤泡细胞分化的最特异性标志物。

2.甲状腺核转录因子(TTF-1)　几乎所有乳头状癌病例呈弥漫性核强阳性。

3.甲状腺转录因子(PAX8)　乳头状癌显示强而弥漫的核阳性。

4.甲状腺转录因子(TTF-2)　乳头状癌亦显示强而弥漫的核阳性。

5.细胞角蛋白(CK)　在乳头状癌中表达与正常甲状腺相同的有 CK7 阳性,CK20 阴性。

6.波形蛋白　这是一个很熟悉的间叶组织抗原,但甲状腺乳头状癌几乎总是阳性。

7.降钙素、CEA 及神经内分泌标记物　重要的阴性标志物。

【分子诊断】

1.BRAF　BRAF 突变是乳头状癌或相关恶性肿瘤的可靠标志物。V600EBRAF 突变占甲状腺全部检测到的 BRAF 突变的绝大部分,可见于约 45% 的乳头状癌,而源于乳头状癌的低分化癌和未分化癌中检出率较低。而良性甲状腺病变中未能检出此种突变,因此检出 V600EBRAF 突变实际上可以做出恶性的诊断。

2.RET/PTC　RET/PTC 重排可作为乳头状癌的另一个诊断性标志物。在常规病理标本中,RET/PTC 检测的诊断价值相对有限,因为大部分 RET/PTC 阳性的肿瘤是经典的乳头状癌或弥漫硬化亚型乳头状癌。然而,它对甲状腺细针穿刺标本具有较高的诊断价值。

3.RAS　RAS 突变并不限于乳头状癌,其检测不能确定恶性的诊断,但提供了肿瘤的强有力证据。RAS 突变检测的重要性在于它是滤泡亚型乳头状癌的标志物。

(二)滤泡癌

滤泡癌是一种缺乏乳头状癌诊断性核特征的甲状腺滤泡细胞高分化恶性肿瘤。

【大体标本特征】

滤泡癌大体标本一般为卵圆形或圆形有包膜的结节。大部分为 2～4cm 大小。瘤体多呈灰白色,嗜酸细胞性滤泡癌一般为棕褐色或红褐色。肿瘤常有一层厚的纤维包膜包裹,包膜越厚肿瘤恶性的可能性越大。

【镜下特征】

滤泡癌一般具有境界清楚的完整包膜,较厚。与滤泡性腺瘤的结构类型相似,仅依据生长方式、包膜厚薄、细胞学特征,常难区分。对于滤泡癌唯一的诊断标准是包膜侵犯和(或)脉管侵犯。典型的包膜侵犯为癌细胞侵犯并突破包膜,然后呈流沙样散开。

【镜下亚型】

1.嗜酸细胞亚型滤泡癌是常见亚型,占 20%~25%。

2.透明细胞亚型滤泡癌罕见亚型。

3.黏液亚型滤泡癌。

4.滤泡癌伴印戒细胞。

【免疫组化】

通过免疫组化,诊断滤泡癌有两方面作用:①做出恶性诊断;②证实远处转移灶或具有不常见表现的原发甲状腺肿瘤的甲状腺滤泡细胞起源。

针对后一种情况,一般用甲状腺球蛋白核 TTF-1 的免疫组化染色。另外,两种甲状腺转录因子 PAX8 及 TTF-2 也可用于证实滤泡细胞起源。角蛋白在滤泡癌中的表达类似于正常甲状腺细胞。重要的阴性标志物有降钙素、CEA 及神经内分泌标记(嗜铬粒蛋白、Syn、CD56、NSE)。

【分子诊断】

PAX8/PPAR,y 重排可见于约 35% 的常见类型滤泡癌。查见 PAX8/PPAR,y 重排则对诊断恶性提供了强有力的证据。经过彻底检查无侵犯的重排阳性肿瘤仍然视为滤泡性腺瘤。在生物学行为上极有可能代表了侵犯前期或原位滤泡癌。

RAS 突变对恶性缺乏特异性,其检测主要用以提高 FNA 细胞学诊断的准确性。此外,由于 RAS 突变可能使滤泡性腺瘤更易转变为滤泡癌,且可使肿瘤进一步去分化,因此外科切除 RAS 突变阳性的腺瘤以阻止其进展也是合理的。

(三)低分化癌

甲状腺低分化癌是滤泡细胞起源的侵袭性、恶性肿瘤,其特点是部分丧失甲状腺分化、形态学及生物学行为上介于高分化的乳头状癌/滤泡癌核全部去分化的间变性癌之间。

【大体标本特征】

低分化癌常为突破甲状腺包膜的明显浸润性肿物。切面实性,褐色或灰褐色,常呈多彩外观,伴局灶性出血坏死。

【镜下特征】

低分化癌的肿瘤细胞呈实片状生长,其镜下诊断取决于肿瘤部分去分化的检出。诊断标准包括:①实性/小梁状/岛状结构;②缺乏乳头状癌的高分化核的特征;③以下几点之一,卷曲的核、肿瘤坏死、每个高倍视野 3 个或以上的核分裂。

【免疫组化】

免疫组化可用来证实低分化癌的甲状腺滤泡上皮起源。肿瘤常呈甲状腺球蛋白阳性,但其阳性不是弥漫性的。TTF-1 阳性为弥漫性,且可出现在几乎所有的低分化癌。PAX8 和 TTF-2 也可见弥漫性表达。CK 的表达为弥漫性强阳性。低分化癌细胞的 Ki-67 标记指数一般在 $10\%\sim30\%$。

(四)未分化癌

甲状腺未分化癌(UTC)又称甲状腺间变性癌,是指大部分或全部由未分化癌细胞构成的高度恶性肿瘤。它来源于甲状腺滤泡上皮,在组织形态、免疫组化及超微结构上一定程度显示上皮样分化,却没有明显的甲状腺滤泡上皮的形态学及免疫表型特征。

【大体标本特征】

肿瘤一般体积较大,多数大于 5cm。大体呈现多种外观,质地较硬、脆或鱼肉状,灰白色至棕褐色或多彩,常伴有出血坏死。

【镜下特征】

UTC 的基本组织学特征就是病变由未分化的肿瘤细胞构成,组织学改变复杂多样,但多数具备以下共同的组织学特点:

1.显著的结构及细胞异型性。

2.明显浸润性生长。

3.广泛肿瘤性坏死。

4.核分裂象多见(核异型性明显,可见核仁和病理性核分裂象)(图 1-1-16)。

【免疫组化】

免疫组化主要是用来证实 UTC 的上皮分化,但是上皮标记阴性不能排除 UTC 的诊断。CK 是 UTC 最常见的阳性上皮标记,超过 80% 的 UTC 表达 CK,并经常为局灶性弱阳性。当出现弥漫性 CK 强阳性一般提示为分化型癌。另外,UTC 可以出现灶状 EMA 阳性,但程度较低。甲状腺球蛋白的免疫标记结果尚存争议,UTC 的肿瘤细胞不应该表达 Tg,但报道的阳性率平均达 18%,现在认为,这种阳性可能是由多种因素造成的：①肿瘤中残存分化型癌成分；②肿瘤浸润性生长，包裹了正常甲状腺；③周围甲状腺实质的 Tg 弥散。大部分 UTC 有肿瘤基因 p53(TP53)基因突变，TP53 在过半的 UTC 病例中呈强表达。β-catenin 在大部分未分化癌表达。UTC 细胞的高增殖率可用 K1-67 检测，其增殖指数约为 50％。

（五）髓样癌

甲状腺髓样癌显示 C 细胞分化的甲状腺恶性肿瘤。

【大体标本特征】

髓样癌一般境界清楚，但无包膜，但极少数病例也可有清楚的纤维包膜。髓样癌通常质地坚实，切面可有砂粒感。颜色从白色至淡灰色或黄褐色。

肿瘤直径＜1cm 者称为微小癌。

髓样癌通常发生在两侧叶的中部，此部位所含 C 细胞密度最大。除非肿瘤很大，否则很少累及侧叶的两极和峡部。

【镜下特征】

髓样癌在生长方式和细胞学两个方面可能呈现范围广泛的组织学特征。最常见的是被纤维脉管间质分隔呈片状或巢状细胞的实体性生长，癌巢大小和形态各异。

髓样癌细胞一般呈圆形、卵圆形或多边形，但也常有成角或梭形外观，这些细胞形态常混杂出现。细胞核在特定的肿瘤内形态较一致，胞核常呈斑点状或"胡椒盐样"外观，这是神经内分泌肿瘤共有的特征，双核细胞常见，核仁不明显，核质比较低。

髓样癌的间质呈淀粉样变，间质中可见残存的滤泡。灶性钙化常见，常和淀粉样沉着物有关，最近的研究显示淀粉样物来自降钙素。周围甲状腺组织中可见明显的淋巴管和血管侵犯。

【镜下亚型】

1.微小髓样癌定义是最大径＜1cm 的肿瘤。相对较大的肿瘤预后较好。约 10％～30％的患者有淋巴结转移，约 5％可能有远处转移。

2.梭形细胞亚型在髓样癌中很常见，约占所有病例的 20％。

3.乳头状或假乳头状亚型。

4.嗜酸细胞亚型。

5.透明细胞亚型。

6.腺性/梁状/滤泡样亚型。

7.双重分泌亚型。

（六）伴胸腺样分化的梭形细胞肿瘤

是一种非常少见的甲状腺恶性肿瘤,其特征是周边分叶状,轻度腺样结构的梭形上皮细胞具有双向分化。

（七）透明样小梁状肿瘤

是一种少见的、非侵袭性的、滤泡细胞来源的甲状腺肿瘤,伴特征性的小梁状生长方式和小梁内透明样变。此肿瘤的恶性潜能很低。

（八）原发性甲状腺血管肉瘤

是一种呈血管内皮细胞分化的恶性肿瘤。主要临床表现为长期的甲状腺肿突然迅速增大,可伴压迫症状及咳嗽、声音嘶哑、放射性疼痛等。镜下甲状腺血管肉瘤与软组织相应肿瘤相似,不同病例或同一病例的不同区域形态可以有很大的差异。是从高分化到低分化形态的一个动态形态学谱系。

（九）畸胎瘤

颈部畸胎瘤有如下特点:①肿瘤占据部分甲状腺;②与甲状腺直接相连或有紧密的解剖学关系;③伴甲状腺完全缺失。这三种情况可视为甲状腺畸胎瘤。在成人患者中,50%为恶性畸胎瘤。镜下,必须在肿物中见到甲状腺实质,但在恶性畸胎瘤中,残余的甲状腺滤泡常萎缩或消失。存在胚胎性癌或卵黄囊瘤成分者可直接诊断为恶性。

（十）平滑肌肉瘤

甲状腺原发性平滑肌肉瘤是显示平滑肌分化的或来源于平滑肌的恶性肿瘤。由于极为罕见,其明确诊断需要免疫组化证实。平滑肌肉瘤展现了一般肉瘤的特征,即杂乱的束状生长方式,细胞丰富,显著非典型性及多形性,核分裂增多,非典型性核分裂易见及肿瘤性凝固性坏死。

（十一）恶性外周神经鞘瘤

发生于甲状腺内、来源于外周神经及显示神经鞘细胞或神经束衣细胞分化的恶性肿瘤。镜下显示肿瘤侵犯周围甲状腺实质,包裹并破坏滤泡。此外,出血、坏死及脉管浸润均为其典型特点。

（十二）原发性甲状腺淋巴瘤

甲状腺淋巴瘤几乎全是 B 细胞性淋巴瘤。最常见的两种类型是:弥漫性大 B 细胞淋巴瘤(DLBCL)和黏膜相关淋巴组织型结外边缘带 B 细胞淋巴瘤。发生于甲状腺的滤泡性淋巴瘤很少见,Hodgkin 淋巴瘤就更罕见。

【镜下特点】EMZBCL 中的异质性 B 细胞呈境界不清的结节状、滤泡状,直至弥漫性浸润性生长。被肿瘤细胞克隆化的反应性生发中心是经常出现的。常见的特征是淋巴上皮病变,即肿瘤性 B 细胞浸润甲状腺滤泡。淋巴上皮病变可特征性地表现为圆形小球或小体,充满滤泡或使其扩张。②DLBCL,其特征性表现为均匀一致或多形性的大淋巴细胞在甲状腺组织中呈弥漫浸润性生长。常见残存甲状腺组织的萎缩和纤维化,有时肿瘤组织完全破坏残余的甲状腺滤泡。

二、甲状腺细胞学基础和针吸涂片诊断

(一)甲状腺细胞学特点

1.甲状腺的正常结构　　滤泡是构成甲状腺的结构单元,甲状腺滤泡是闭合的球形结构,其上皮形态从扁平到柱状不等。甲状腺滤泡上皮细胞的形态反映了其功能活性。有活性的甲状腺上皮细胞一般呈立方状或柱状,如甲状腺功能亢进时其细胞结构为高柱状,无活性的滤泡则为扁平状。甲状腺滤泡充满胶质,为均质嗜伊红物质,其着色特点也与其功能性密切相关,稀薄的嗜酸性胶质多为有功能活性的甲状腺滤泡结构,而稠密的嗜酸性胶质多为非功能性滤泡以及一些甲状腺恶性病变。

另外,甲状腺中还存在有常规 HE 染色不易识别的 C 细胞,其存在于甲状腺组织中,是分泌降钙素的内分泌细胞,单个嵌在甲状腺滤泡壁上,贴近基膜,或成群散在滤泡间组织中,又称滤泡旁细胞。

2.甲状腺细胞学的基本概念　　细针穿刺活检是获得甲状腺微小组织的主要方法,其细胞学标本中胞质的分化程度以及细胞核的病理学形态都能被细致地观察,而细胞病理学检查包括对标本组织的结构以及单个细胞或成簇细胞的形态进行观察分析。

(1)组织碎片的结构:甲状腺组织的排列结构对其病理诊断至关重要,甲状腺细胞学标本一般分为单层细胞片、合胞体样组织碎片、伴异常血管的细胞簇、微滤泡结构以及乳头状结构 5 种类型。

单层细胞片为甲状腺细胞学标本最常见的排列结构,在标本制备中单层细胞片可能发生折叠但折叠厚度一般为 1～2 层,一般比较容易与合胞体细胞碎片鉴别。甲状腺细胞学标本中单层细胞片代表了甲状腺的大滤泡结构,但它并不限于大滤泡,乳头的上皮层脱落同样也能产生单层细胞片,故单层细胞片也常见于甲状腺乳头状癌,鉴别两者的关键点在于有无核的特征性,甲状腺乳头状癌的细胞核排列拥挤,细胞之间边界不清,结构混乱。

合胞体样组织碎片中的细胞之间排列紊乱,细胞边界不清晰,细胞核聚集,合胞体样结构有助于区分组织的肿瘤成分和正常成分。

伴异常血管的细胞簇主要见于嗜酸细胞肿瘤,镜下可见肿瘤性新生血管形成。嗜酸性细胞组织碎片中可见异常血管是嗜酸性细胞肿瘤的特征之一。

微滤泡结构见于任何的甲状腺病变,少量的微滤泡结构不足以诊断肿瘤,只有当微滤泡结构在细胞学标本中占优势时才有诊断意义。

乳头状结构与甲状腺乳头状癌联系紧密,其表现为细长的手指样碎片,轴心伴有纤维血管组织,若缺乏纤维血管组织轴心则为乳头样结构。

(2)细胞核特征:细胞核的特征包括细胞核的大小、形状、核染色质类型、核膜、核仁、核沟、核内假包涵体及核分类象等。乳头状癌细胞核有核大小不一、异核的特征,一般为圆形或椭圆的毛玻璃样结构,其中可见核沟或假包涵体。

(3)形态学判读:由于大多数甲状腺癌分化良好,典型的异型细胞较为少见,其判读不如间变性癌容易,只能通过组织的结构类型及细胞的形态学特征来鉴别。

(二)甲状腺穿刺诊疗技术

根据使用不同的穿刺针种类,将甲状腺穿刺术分为细针和粗针穿刺术,目前应用较多的是甲状腺细针穿刺术。根据实际情况,可在超声引导下进行该操作或者徒手进行,细针穿刺术分为细针穿刺细胞学(FNAC)检查以及单用细针穿刺法(FNS)两种。

1.细针穿刺细胞学检查　甲状腺细针穿刺细胞学检查作为一种微创诊断技术,具有安全、创伤小、可重复性等诸多优点,对甲状腺结节诊断和鉴别诊断具有重要价值。同时由于只有获取高质量的细针穿刺标本才能做出准确的诊断,因此该操作具有一定难度,超声引导下穿刺有助于提高穿刺的成功率。

(1)穿刺的适应证:根据 2012 年我国甲状腺结节和分化型甲状腺癌诊疗指南的建议,凡是直径＞1cm 的甲状腺结节均可考虑行细针穿刺细胞学检查,但对于以下情况,FNAC 检查不作为常规检查:①经甲状腺核素显像证实为有自主摄取功能的"热结节";②超声提示为纯囊性的结节;③根据超声影像已高度怀疑为恶性的结节。

而对于直径＜1cm 的甲状腺结节,不推荐常规行 FNAC 检查。但如果存在下述情况,可考虑超声引导下 FNAC 检查:①超声提示结节有恶性征象;②伴颈部淋巴结超声异常;③童年期有颈部放射线照射史或辐射污染接触史;④有甲状腺癌或甲状腺癌综合征的病史或家族史;⑤[18]F-FDG 显像阳性;⑥伴血清降钙素水平异常升高。

（2）穿刺的禁忌证：对于有以下情况的患者，应避免行 FNAC 检查：①有出血倾向的患者；②高度焦虑，不能配合的患者；③全身情况较差，不能耐受检查者；④拟穿刺部位有急性炎症反应者；⑤结节部位过深，与周围神经、血管或重要组织毗邻者；⑥结节过小，不易穿刺成功者。

（3）穿刺前的准备工作及操作步骤：穿刺前患者或相关人员需签署该诊疗的知情同意书，包括 FNAC 检查的意义及其优势和缺点，操作的风险及并发症，并告知患者在穿刺过程中配合医生的操作，避免穿刺过程中说话、吞咽和咳嗽。

准备物品包括 10ml 一次性无菌注射器，8 号（21G）穿刺针，无菌纱布、消毒巾、75％和 95％乙醇、消毒棉签、载玻片，若为超声引导下穿刺还需准备超声机。一次性无菌探头套、杀菌性耦合剂等。

【操作步骤】

患者一般取仰卧位，肩颈部垫高，头部偏向对侧以充分暴露穿刺部位，将一次性无菌消毒巾铺在患者颈胸部，用 75％乙醇消毒穿刺部位，在超声引导下通过横向和纵向两个方向确定好最佳穿刺点，操作者右手拇指和示指持接好 21G 穿刺针的 10ml 注射器在超声引导下在事先确定好的穿刺点将针快速地经皮肤刺入结节内，确定针尖在理想位置后保持注射器负压，然后在结节内以每秒 2～3 个来回的频率连续前后提插针头 10 次左右，针头方向不要有明显的改变，以免损伤周边组织。穿刺完成后用无菌纱布按压穿刺部位 5～10 分钟。

足量的标本对甲状腺细针穿刺的细胞学诊断是绝对重要的，研究表明，选择的穿刺针道越多，越容易获得满意的标本（满意的标本应含有至少 6 组滤泡上皮，每组应含有 15—20 个滤泡细胞，呈片状或滤泡样结构），能否获取满意的穿刺标本受操作者经验、所取到的标本质量、病灶大小和性质等因素相关，大多数穿刺者选择 2～5 个针道就能获取满意的标本，一般情况下推荐对每个结节穿刺 1～3 次，穿刺的次数主要依据获得的标本量而定，多次穿刺的好处是能从结节的不同区域获取标本，提高获取有效标本的几率，但更多次的穿刺后抽吸出来的标本多为血性成分，诊断价值较低，且穿刺次数越多，患者的耐受性越差，同时出现并发症的几率越高。

（4）甲状腺细针穿刺的并发症：FNAC 检查并发症一般较少，最常见的是穿刺后血肿，大多数明显的血肿是由腺体被膜的撕裂引起的，患者在穿刺过程中说话、吞咽或者咳嗽会增加被膜撕裂的风险。较少见的风险是颈部血管、迷走神经、喉返神经、气管、食管损伤的偶发事件。

（5）标本制备：甲状腺穿刺标本的常用制备方法包括直接涂片、薄层制片、细胞块和离心涂片。选择哪种方法根据穿刺者的技能、病理医师的诊断经验以及实验室条件来决定。

（6）甲状腺细胞学检查报告系统：甲状腺细胞病理学 Bethesda 报告系统（TB-SRTC）已在美国广泛使用，并逐渐在世界各地被广泛采纳，介绍见表 3-1-1、表 3-1-2。

表 3-1-1　甲状腺细胞病理学 Bethesda 报告系统推荐的诊断总体分类

Ⅰ.标本无法诊断或不满意

　仅有囊液

　标本几乎无细胞

　其他（血液遮盖、凝固假象等）

Ⅱ.良性病变

　符合良性滤泡性结节（包括腺瘤样结节、胶质结节等）

　符合淋巴细胞性（Hashimoto）甲状腺炎（在恰当的临床背景下）

　符合肉芽肿性（亚急性）甲状腺炎

　其他

Ⅲ.意义不明确的细胞非典型病变，或意义不明确的滤泡性病变

Ⅳ.滤泡性肿瘤或可疑滤泡性肿瘤

　如为 Hurthle 细胞（嗜酸细胞）型，需注明

Ⅴ.可疑恶性肿瘤

　可疑乳头状癌

　可疑髓样癌

　可疑转移性癌

　可疑淋巴瘤

　其他

Ⅵ.恶性肿瘤

　甲状腺乳头状癌

　低分化癌

　甲状腺髓样癌

续表

未分化(间变性)癌

鳞状细胞癌

混合细胞癌(注明成分)

转移性癌

非霍奇金淋巴瘤

其他

表 3-1-2　甲状腺细胞病理学 Bethesda 报告系统：恶性风险程度和推荐的临床处理

诊断分类	恶性风险(%)	通常处理[a]
标本无法诊断或不满意-超声引导下重复穿刺		
良性	0~3	临床随访
意义不明确的细胞非典型性病变，或意义不明确的滤泡性病变	5~15	重复细针穿刺
滤泡性肿瘤或可疑滤泡性肿瘤	15~30	甲状腺腺叶切除术
可疑恶性肿瘤	60~75	甲状腺近全切除术或腺叶切除术[b]
恶性肿瘤	97~99	甲状腺近全切除术[b]

注：a.除了细针穿刺外，实际处理可能还取决其他因素(包括临床表现、超声表现、术中冷冻切片结果等)；b.如诊断为"可疑转移性肿瘤"或提示转移性而非甲状腺原发的"恶性肿瘤"，可能无需手术

　　甲状腺细针穿刺具有方便操作、价格低廉、创伤小、成功率高、可重复操作等优点。穿刺操作可在触诊下直接进行或在超声引导下进行，前者一般适用于能触诊到的较大的甲状腺结节的穿刺，后者一般适合触及不到的甲状腺肿块的穿刺。在甲状腺癌的诊断中，FNAC 检查的敏感性和特异性都比较理想，分别为 65%~98%(平均值 83%)和 72%~100%(平均值 92%)。患者检查出有甲状腺结节后，面对的一个重要的临床抉择就是是否需要行 FNAC 检查，按照美国甲状腺学会(ATA)指南的建议，除了超声显示为纯囊性或核素显像证实为"热结节"之外，凡直径>1cm 的甲状腺结节，均可考虑 FNAC 检查，对于直径≤1cm 的结节，超声提示有恶变征象、颈部有射线暴露、有甲状腺乳头状癌(PTC)家族史时可行超声引导下细针穿刺抽吸活检(US-FNAC)。穿刺时尽量选择有钙化灶、边界不清的部位进

行取材,以提高 PTMC 的早期诊断率。但目前国内甲状腺结节术前穿刺检查率较低,可能与该操作有创伤以及患者对细针穿刺检查的认知有限有关,需要医务工作者对患者多进行宣教以促进该工作的开展。另外,近年来有学者提出 FNAC 检查的穿刺液进行免疫组化分析,可提高甲状腺乳头状癌的检出率、减少误诊及漏诊,目前常用的标记物为 BRAF、半乳凝集素-3、CK19、TPO 等。在今后的研究中可能会寻找更多特异性免疫组化抗体来提高甲状腺乳头状癌的细胞学诊断水平。

2.甲状腺粗针穿刺术　目前甲状腺细针穿刺细胞学检查已被广泛应用于甲状腺疾病诊断,但细针穿刺获取的标本仅供细胞学检查,无法反映组织学特点,对于甲状腺疾病的诊断具有一定的局限性。而近期国内外均有较多研究比较 FNAC 检查和粗针组织学穿刺活检(CNB)对于诊断甲状腺结节的敏感性及准确性,认为 CNB 较 FNAC 检查有较高的准确性,对于恶性结节有更高的敏感性。但是由于 CNB 需要局麻、创伤相对较大、患者耐受较差、操作更复杂、培养周期较长、对结节要求更加苛刻,所以其应用受到了明显限制。

(1)粗针穿刺术的适应证与禁忌证:粗针穿刺适合于甲状腺Ⅱ度以上甲状腺或肿块直径大于 1.5cm,对于甲状腺位置过低者,或者不到Ⅱ度肿大者、有出血倾向者、一般情况较差者不适合行甲状腺粗针穿刺术。

(2)穿刺前准备:包括物品准备和患者准备。行甲状腺粗针穿刺需要准备的物品有 2%利多卡因,无菌纱布,活力碘,穿刺包,穿刺针一般选用 Tru-Cut 针和 Silverman 针。患者准备基本同细针穿刺。

(3)操作方法:患者一般取平卧位,肩颈部垫高,头后仰,颈部过伸 20°～30°,暴露穿刺部位后常规消毒皮肤,2%利多卡因行局部浸润麻醉,用刀片刺破穿刺点皮肤。助手将甲状腺从头侧固定,术者将穿刺针管推向针芯尖端与甲状腺呈 20°～30°角,从穿刺点刺入约 1～2cm,通过肌层达甲状腺表面。固定套管部,再将针芯推入甲状腺组织内约 1.5～2.0cm,使甲状腺组织嵌入标本槽内。固定针芯,将套管向前推进,此时套管端将已嵌入标本槽内的组织切下。拔出穿刺针,推出针芯可见甲状腺组织,送光镜病理检查,拔针后,无菌纱布覆盖并局部压迫止血,观察 30 分钟后方可离开。一般建议在超声引导下行该操作,这样穿刺更加精准和安全。

3.甲状腺穿刺术的治疗价值　甲状腺穿刺术除了对甲状腺结节的诊断有着重大意义之外,它对甲状腺结节的治疗也有一定的意义。通过穿刺来治疗甲状腺结节的方法主要包括经皮无水乙醇消融治疗(PEIT)和经皮热消融治疗。

(1)甲状腺结节的经皮无水乙醇消融治疗:早在 20 世纪 80 年代,PEIT 就已开始应用于甲状腺结节的治疗。根据国内外文献报道,超声引导下的 PEIT 治疗良性的甲状腺结节有效率在 80% 左右。PEIT 主要的适应证包括：甲状腺囊肿、甲状腺囊性腺瘤、功能自主性甲状腺结节、良性孤立实质性甲状腺冷结节。其中，FNAC 检查已排除恶性的复发的囊性结节是首选，对于较大的(体积大于 5ml)的结节或者 FNAC 检查不能排除恶性的结节仍以手术治疗为主。另外，有文献报道应用 PEI 治疗甲状腺乳头状癌转移性淋巴结并取得有效成果。

（2）甲状腺结节的热消融治疗：甲状腺热消融治疗主要包括射频消融(RFA)、微波消融(MWA)和激光消融(LA)。RAF 于 2006 年首次用于治疗甲状腺结节，近些年来备受关注。RAF 主要用于良性结节的治疗，也可用于手术风险较高而不宜手术的复发的甲状腺癌患者。行 RAF 治疗前，需行 FNAC 检查确定为良性结节，对于 FNAC 检查结果为良性，但超声提示恶性征象的结节应谨慎处理。作为一种新的技术，RFA 仍有许多问题有待探讨，包括它的适应证以及治疗效果，这些都需要在临床工作中进一步去探索。

第二节　乳腺肿瘤的临床诊断

一、概述

近年来，乳腺肿瘤尤其是乳腺癌的临床诊断技术进展很快，一系列新的乳腺癌影像诊断方法，包括数字乳腺 X 线摄影、三维立体超声显像及乳腺核磁共振成像目前已经在临床广泛应用。这些比较新的影像诊断技术的应用不仅对临床可触及的乳腺肿物的良恶性诊断有了很大的帮助，甚至对以前临床查体不能触及的乳腺隐匿性病变予以检出。

新的影像技术比如 PET-CT 的应用，能够同时发现乳腺生理和乳腺病理解剖结构变化，进一步提高了肿瘤的定性和定位诊断，这些都对乳腺肿瘤的早期诊断，提高治疗效果提供了重要作用。因此，我们对乳腺肿瘤的临床诊断，目前不单是依靠临床病史的采集、体格检查及影像学表现，部分患者甚至还需要通过实验室检查进行明确诊断。

1.病史采集　通过了解患者的详细病史，不仅能够得到患者的全面信息，有时病史的采集就能够对患者乳腺肿瘤诊断提供帮助。对乳腺疾病患者，我们应从下面几个方面详细了解患者的既往史（表 3-2-1）。

表 3-2-1　乳腺病史采集

所有女性	绝经前女性	绝经后女性
初潮年龄	最近月经期	绝经时间
怀孕次数	月经周期	是否应用激素替代治疗
生育次数		
初次生育年龄		
乳癌家族史		
乳腺活检病史		

2.体格检查　虽然随着医学技术的进步,影像学检查和病理学检查能快速准确地对乳房肿块作出诊断,但体格检查仍然是不可替代的常规体检项目。通过体格检查能使一些正常的乳腺组织和乳腺病变得到鉴别,同时避免进一步的检查以节约医疗费用;同时体格检查还能获得乳房肿块的初步信息,对确定病变位置以及选用合适的影像学检查方法是非常有帮助的。

乳房肿块可以是正常结构,常见的有正常乳腺结节,不常见的有突出的脂肪结节、突出的肋骨、活检伤口的边缘,少见的有副乳腺和乳腺内的淋巴结。虽然乳房肿块可能由多种原因引起,但常见的疾病只有少数几种(表 3-2-2)。

表 3-2-2　乳腺肿块的类型与疾病

类型	疾病	发生概率
乳腺发育及退化	囊肿	常见
良性疾病	硬化性乳腺病	不常见
间质纤维化	少见	
感染性疾病	慢性感染性脓肿	少见
脂肪坏死	少见	
异物引起的肉芽肿	少见	
良性肿瘤	纤维腺瘤	常见
	导管内乳头状瘤	常见
	脂肪瘤	少见
交界性肿瘤	叶状肿瘤	少见

续表

类型	疾病	发生概率
恶性肿瘤		
原发性恶性肿瘤	常见	
转移性肿瘤	少见	
乳头乳晕区病变	鳞状上皮乳头状瘤	不常见
平滑肌瘤	少见	
乳汁潴留性囊肿	少见	
乳头状腺瘤	少见	
皮肤来源的病变	皮脂腺囊肿	不常见
汗腺炎	少见	
良性或恶性的皮肤肿瘤	少见	

二、临床表现

乳腺肿瘤的临床表现有多种形式,如乳腺出现肿块、乳头溢液、乳头疼痛、乳头糜烂或皮肤凹陷等,当然有些症状的出现可能已不是早期的病变,因而了解各种乳腺肿瘤的症状,提高识别能力,有助于肿瘤的早期发现。常见乳腺肿瘤的临床表现有以下几种。

1.乳腺肿块　是乳腺癌最常见的症状。80％以上的乳腺癌患者是因乳腺肿块为首发症状而来就诊的。在出现乳腺肿块后应了解肿块出现的时间、生长速度,肿块的质地、活动度、生长方式,是单发或多发,以及是否伴有区域淋巴结肿大等,同时亦应了解患者的年龄、月经史、生育史、既往史以及家族史等,结合体格检查作出比较正确的诊断。乳腺癌的肿块大多为单个性,少数亦可以为多发性,早期肿块常较小,有时与小叶增生或一些良性肿瘤不易区分,但亦有少数病灶即使在很小时已累及乳腺的悬韧带,而引起局部皮肤的凹陷或乳头回缩等,可以早期即诊断为乳腺癌。乳腺癌的生长方式绝大多数呈浸润性生长,而少数亦可以呈膨胀性生长;大多肿瘤实质较硬,而少数肿块其周围有较多的脂肪组织包裹,而相对有柔韧感。随着肿瘤的发展,肿块逐渐长大,可侵犯悬韧带,引起乳头回缩、皮肤粘连,逐步可引起皮肤水肿、橘皮样,肿块周围出现卫星结节、皮肤溃疡等症状。乳腺的良性肿瘤中最常见的是纤维腺瘤,多见于年轻妇女,40岁以上时发病率明显减少。肿瘤常为实质、韧性,如橡皮样,有完整的纤维包膜,表面光滑,摸时有滑动感,一般与皮肤无粘连,亦不会引起乳头回缩等。乳腺导管内乳头状瘤肿块常很小,有时仅米粒大小,临床不易扪及,偶尔稍大者可在乳晕周围扪及小结节,临床常以乳头溢液为主要症状,脱落细胞检查、乳腺导管镜或乳腺导管造影等可作出明确诊断。乳腺小叶增生很少形成清晰的肿块,而是以局部乳腺组织增厚为主,质地较韧,呈橡皮状,无包膜感,极少有皮肤粘连。

2.**乳头溢液**　按溢液乳管分类,分为单孔溢液、多孔溢液;按溢液性质分类,分为血性(呈红色或褐色)、浆液血性(呈粉红色)、浆液性(呈稀薄透明微黄色)、清水样(稀薄无色如清水)、乳汁样、多色黏稠(质黏稠、多色混杂)、脓性(绿色或乳黄色);按溢液量的多少分类,分为量多(不用挤压,自然流出或轻压时呈丝状喷出)、量中(挤压后溢出数滴)、量少(强压时勉强可见)、无(压迫亦不见溢液)。从乳头溢液病因学方面,乳头溢液可分为生理性和病理性两种。生理性乳头溢液临床表现为溢液乳管一般以双乳多乳管为主,也可表现为单乳管,溢液性质多为乳汁样或浆液性,一般不伴有乳房肿块。常见生理性乳头溢液包括妊娠期乳头溢乳、哺乳期分泌乳汁,绝经前后激素变化引起的乳头溢液、乳腺乳头机械刺激引起的乳头溢液以及不明原因的乳头溢液。病理性乳头溢液临床表现多样,根据病因不同而表现不同,可以为单乳管,也可表现为双乳多乳管,溢液性质可以为清水样、乳汁样,也可表现为血性、浆液血性等,可以伴有乳腺肿块、局部皮肤异常等。常见病理性乳头溢液包括:乳腺疾病引起的乳头溢液,乳腺导管上皮增生、炎症、出血、坏死及肿瘤等病变都可能发生乳头溢液。从临床统计资料来看,乳腺疾病引起乳头溢液的比例从大到小依次为:乳腺导管内乳头状瘤(40%)、乳腺囊性增生病(25%)、乳腺导管扩张症(10%～15%)、乳腺癌(5%～10%)、乳腺炎、乳腺纤维腺瘤。非乳腺疾病引起的乳头溢液,包括垂体肿瘤、药物或邻近颅内肿瘤干扰下丘脑内分泌功能,甲状腺功能亢进或甲状腺功能减退,慢性肝病等。

3.**乳腺疼痛**　据统计,目前在乳腺专科门诊患者中,约2/3因乳痛就诊,其中21%自诉疼痛严重。事实上,月经前1周左右的乳腺压痛是正常的,超过1周的乳腺痛才需要就诊。

乳腺疼痛基本是由良性乳腺病变引起,最常见为腺叶增生,发病高峰年龄为30～40岁,就诊时主诉乳房疼痛,体检可发现大多数患者乳房内摸不到明显的孤立肿块,但可以摸到片状、大小不一、结节状颗粒,或界限不清的条索状肿物,或局部腺体增厚,质地不硬。疾病发展过程中具自限性和反复性的特点。有一定的自限性,属于生理性变化范畴,可以在结婚、生育、哺乳后症状明显改善或消失。乳腺癌大多是无痛性肿块,但少数患者可出现乳腺牵扯感或轻微的疼痛;晚期病例肿瘤直接侵犯胸壁神经可引起疼痛。再者,文献报道约有 1/3 的亚临床乳腺癌及小叶癌的早期有乳腺疼痛,故乳腺疼痛对亚临床乳腺癌及小叶癌的早期诊断有意义,诊断时应注意鉴别。乳腺炎症也可引起乳腺疼痛,临床上需对急性乳腺炎和炎性乳腺癌进行鉴别(表 3-2-3)。

表 3-2-3　急性乳腺炎与炎性乳腺癌鉴别

项目	急性乳腺炎	炎性乳腺癌
好发人群	哺乳期女性	任何年龄女性
全身反应	发热、寒战,可并发败血症	无
乳腺局部情况	红、肿、热、痛	红、肿、热、痛
腋窝淋巴结肿大	有	有
血常规	白细胞数及中性粒细胞数增高	无
抗感染治疗后	皮肤红肿消退	皮肤红肿不消退

4.乳头和乳晕异常　乳头糜烂是乳头湿疹样癌的典型症状,早期时常先感乳头瘙痒或烧灼感,后出现乳头变粗糙、高低不平、脱屑,逐步糜烂如湿疹状。其病程进展缓慢,乳房内可能摸不到肿块,逐步可形成溃疡,经久不愈。当整个乳头受累后可逐步侵犯乳晕部及周围皮肤,形成大片糜烂,整个乳头可被肿瘤侵袭而消失,晚期腋窝淋巴结肿大变硬,容易误诊为乳头湿疹,临床上需进一步检查明确诊断。

乳头内陷是女性乳腺常见的畸形,临床表现为乳头埋没于乳晕之下,乳头内陷常为双侧性,两侧凹陷程度可相同或不同,也可单侧发生。乳头内陷不仅妨碍女性乳房美观和哺乳功能,而且内陷乳头易藏污纳垢,造成感染、糜烂、异味等,影响患者的生活并造成自卑心理,多数为先天性。据 Schwager 研究,先天性乳头内陷是乳头中胚层发育障碍,纤维组织及乳腺导管短缩,乳头下缺乏组织支撑,致使乳头不能突出,其发生率约为 2%。后天性者多继发于外伤、炎症、肿瘤及手术后乳头乳晕下方组织瘢痕牵缩等。当乳腺癌侵犯乳头或乳晕下区时,乳腺的纤维组织和导管系统可因肿瘤侵犯而缩短,牵拉乳头,使乳头偏向、回缩、凹陷,直到完全缩入乳晕后方。在临床乳腺内扪及肿瘤而引起乳头逐步凹陷者常以恶性肿瘤或炎症可能性较大;两侧乳头不对称,有肿瘤侧的乳头位置较对侧高,乳头向外突出者则以良性肿瘤可能性为大。

5.晚期乳腺癌的局部表现 乳腺癌侵犯皮肤后,受侵皮肤可逐步变薄呈暗红色或发红、发亮,逐步可以形成破溃,溃疡边缘隆出皮面,基底因坏死而凹陷,常覆盖有腐烂组织形成恶臭。肿瘤向深部侵犯,可直接浸润到胸大肌筋膜、胸肌或前锯肌及肋间肌。肿瘤侵犯胸肌时乳房与胸壁呈相对的固定,在乳房松弛时肿瘤可以推动,而当挺胸、用手叉腰使胸肌收缩时则肿瘤呈完全固定。前锯肌、肋间肌受累时肿瘤与胸壁呈完全固定。肿瘤细胞若侵犯皮下淋巴管时,癌细胞可在管内或直接侵犯到皮肤,形成皮下的卫星结节。这种卫星结节常为多个,在原发肿瘤周围较多,分散或可逐步融合,有卫星结节的出现常表示肿瘤周围的皮下淋巴管内已有癌细胞的侵犯,常是手术治疗的反指征。

6.腋窝淋巴结肿大 乳腺肿瘤逐步发展,可侵犯淋巴管,逐步转移到腋淋巴结。淋巴结常由小逐步增大,淋巴结数由少逐步增多,最后可以相互融合。转移的淋巴结如果侵犯压迫腋静脉,常可使同侧上肢水肿,如侵犯臂丛神经时则可引起肩部酸痛。检查时,检查者用右手检查患者左腋部,左手检查右腋部,同时将患侧上肢尽量松弛,这样可以扪及腋部的最高位。如果乳房内未出现肿块,而以腋淋巴结肿大为第一症状而就诊是比较少见的,有时原发病灶很小未能被发现,而主要表现为腋淋巴结肿大者即所谓的"隐匿性乳腺癌"。当腋淋巴结有肿大,病理证实为转移性癌,而未能发现原发病灶时,应仔细检查其引流区域,包括乳腺的检查。偶尔肺或消化道的肿瘤也有向腋淋巴结转移的,因而检查时亦应包括这些部位。如以上部位检查未发现原发病灶时,即使乳房未发现肿块亦应考虑乳腺癌的可能。病理学检查有时可能提供组织来源,乳房的钼靶摄片亦有助于诊断。如果病理检查提示转移性腺癌、激素受体测定阳性,即使乳腺摄片未见明显病灶时,亦应考虑可能来自乳腺。

7.乳腺癌远处转移的临床表现 乳腺癌引起的远处转移以骨、肺、肝、胸膜、脑、肾上腺等部位较多,不同的转移部位常引起不同的相应的症状,骨转移最常见的部位是盆骨、脊椎、肋骨、股骨、肱骨及颅骨等,主要症状为疼痛,疼痛的出现较 X 线片显示得早,可建议患者进行全身骨扫描检查。肺及胸膜转移可引起痰血、咳嗽、胸腔积液等,肝、脑等部位转移可以出现相应的症状。

三、乳腺肿块的临床评价

对乳腺肿块的临床评价,首先确定"乳房肿块"是正常结构还是异常结构;其次,如果是异常结构,则鉴别其良、恶性。过去,外科医生往往对所有的"乳房肿块"

进行开放性活检。有研究统计,经手术活检后大约有 75% 的"乳房肿块"术后病理为正常的乳腺组织。所以,如何合理地应用"三步诊断法",正确地诊断"乳房肿块",避免不必要的手术活检,是每个外科医师都需要注意的问题。

(一)临床评价方法

1.病史　乳腺肿块的病史包括发现肿块的时间、肿块大小的变化、是否与月经周期相关以及是否伴有疼痛等。在采集病史时应详细询问以上的每一个细节,综合评价后得出对疾病的初步印象;切忌根据某一病史特点就仓促作出诊断,这往往会误诊。

随月经周期而变化的疼痛是小叶增生的典型症状,所以根据以往的经验,伴有疼痛的乳腺结节可以排除恶性,但是有研究显示大约有 6% 的乳腺癌首发症状表现为疼痛,但这种疼痛不随月经周期而变化。

2.视诊　虽然随着医学科学技术的发展,大大提高了乳腺疾病的准确性,但是对绝大多数乳腺疾病仍是女性自己首先发现,而且首次诊断几乎都是由医生靠视诊和触诊来进行。因此,规范的乳腺检查对乳腺肿瘤的初次诊断十分重要。

乳腺检查应选择在乳腺相对静止的状态进行,最佳检查的时间一般选择月经来潮后的 9～11 天,这个时段雌激素对乳腺影响最小.乳腺处于相对静止状态,容易发现小的乳腺肿瘤。视诊时首先观察乳房外形,双侧乳房是否对称,大小是否相似,双侧乳头是否在同一平面,皮肤表面的色泽有无发红、凹陷、水肿及橘皮样变等,在浆细胞乳腺炎、乳腺癌时,皮肤可以有红肿。同时注意浅静脉有无扩张,在巨纤维腺瘤或分叶状囊肉瘤时可以有浅表静脉的怒张。此外,需注意两侧乳头是否有糜烂、脱屑等。有时乳头可有先天性凹陷,但如近期逐步出现单侧性凹陷,需引起注意。皮肤的酒窝征比较容易观察到,但早期的皮肤改变有时易被忽略,在良好的光照下,用手将乳房轻轻托起,有时可看到轻微的皮肤皱缩、牵拉。

乳腺视诊要注意以下几个方面:①外形轮廓,双侧乳腺是否对称,如果不对称,是否由于先天性原因所致。乳腺的外形轮廓隆起和凹陷都提示有乳腺肿瘤的可能。②乳腺皮肤:乳腺皮肤的红、肿、热、痛,除了常见的乳腺炎症,炎性乳腺癌也也可以出现类似表现。乳腺浅表静脉扩张除了生理性哺乳期和妊娠期可以出现,也可以见于较大的乳腺分叶状肿瘤。至于乳腺皮肤橘皮样改变和局部皮肤"酒窝"征,排除炎症和手术瘢痕后应考虑乳腺癌的可能。③乳晕:正常乳晕虽然大小和皮肤色素沉着不一,但是应该双侧对称。④乳头:正常乳头应位于乳房圆顶中央的最高点,双侧对称。一侧乳头偏斜或者乳头回缩提示乳腺癌的可能。

对于发现恶性乳腺疾病的早期体征是非常重要的,但一些常见于乳腺癌的体征也会出现于乳腺良性疾病,例如皮肤粘连和乳头凹陷。某些慢性的炎症会引起乳腺大导管周围的炎症,这会导致大导管的收缩和乳晕区的水肿,从而表现为乳头凹陷。位于乳腺中央区域的较大的囊肿或纤维腺瘤也会引起大导管的收缩,导致乳头凹陷。

当囊肿或纤维腺瘤较大时,也会挤压 Cooper 韧带并引起皮肤的固定和扭曲。慢性脓肿也会因为病灶周围的炎症而导致与皮肤粘连,有时甚至会出现皮肤水肿和橘皮征,很难与乳腺癌鉴别,这时只能依靠细胞学或病理学检查来明确诊断。

3.触诊　触诊前应该详细询问病史,因为有时会把人工植入物误作"乳房肿块",例如乳房假体或心脏起搏器等。如果不详细询问,患者有时会忘记告诉医生,从而增加误诊的机会。

乳腺触诊的目的是为了明确乳腺有无可以触及的肿块与肿块的临床特征,其次了解乳腺的移动度及有无乳头溢液。

(1)一般方法:采用坐位或卧位时,对双侧乳腺做全面的检查。首先自健侧开始,然后检查患侧乳腺。检查时应用指腹平行按压乳房的各象限,切忌抓捏,不要遗漏任何乳腺组织,对下垂的乳房可用一手托起,另一手作触摸。在触诊时要辨清是否是肿块,还是增厚或正常的乳腺。正常乳腺常有一定厚度、韧感或小结节感;增厚常是局限性的腺体,较正常为厚,边界不清,有时有触痛。乳腺肿瘤中纤维腺瘤的边界较清,有包膜,扪诊时活动度较大;而乳腺癌的肿瘤边界有时不太清、活动度较差,有向周围乳腺组织或胸肌浸润感。有乳头溢液的患者应在乳晕及其周围按顺时针方向仔细检查,有时可在乳晕旁扪及 1cm 左右的结节;有时在压到某一部位时可以有乳头溢液,这种情况大都为导管内乳头状瘤。发现乳腺内有肿块时应记录肿块的部位、大小、性状、边界及表面情况、肿瘤单个或多个、硬度、活动度、是否与皮肤及胸肌有粘连等。腋下及锁骨上区淋巴结是常规需要检查的部位,患者常取坐位。检查右腋区时,检查者可用右手托起患者右手,使上肢松弛,用左手作扪诊,注意腋下淋巴结的大小、质地、活动度以及与周围组织的关系等。锁骨上区淋巴结多为颈深淋巴结,常在胸锁乳突肌二头之间或其外侧,在颈后三角部常较少见,偶尔可以有转移。检查同时亦应做对侧乳腺的检查,比较两侧有无不同。通过以上检查,有经验的医师常可以对肿瘤的良性和恶性以及区域淋巴结有无转移作出正确判断并进行分期。

(2)腋窝淋巴结:腋窝淋巴结数目较多,根据其解剖位置一般分为 5 组:前侧组、内侧组、外侧组、后侧组、中央组。①检查前侧组和内测组时,检查者坐于患者的对面,左手检查患者的右侧,右手检查患者的左侧。检查者手指尽量深入患者的腋顶,患者上肢自然放在检查者的前臂上,自上而下沿着胸壁滑动检查内测组,沿着胸大肌外缘检查前侧组。②检查外侧组时,检查者一手托起患者的上肢,另一手由同侧腋顶部沿着上臂向下滑动检查。在进行上述三组检查时均可同时在腋顶触摸中央组。③检查后侧组时,检查者位于患者的背后,患者前臂平举稍外展,检查者手指沿着肩胛下肌表面滑动触诊。

(3)锁骨上淋巴结:①检查者位于患者的身后,拇指放在患者肩上,用示指、中指和无名指对锁骨上窝进行触诊;②淋巴结检查主要注意有无肿大的淋巴结,如果有肿大淋巴结应注意淋巴结的数目、位置、大小、质地、表面状况及活动度等。

(4)注意事项:注意乳房肿块的质地、表面情况以及活动度等情况:肿块的体征不仅取决于肿块本身的生长特征,而且也受到肿块周围正常乳腺组织的影响,所以由于乳腺组织随患者年龄的变化而具有不同的特征,同一种疾病在不同年龄阶段会表现为不同的体征。以纤维腺瘤为例,肿块的质地往往具有弹性,表面光滑,有时有分叶,活动度非常大,根据这种典型的体征作出诊断并不困难。但是,这些体征往往发生于青年患者中,而老年患者由于乳腺组织的退化和纤维化,纤维腺瘤将丧失其典型的体征,这会给诊断带来困难,这时就需要依靠超声波检查来协助诊断。

囊肿的质地取决于其囊内的张力。其张力变化范围很大,从而使囊肿的体征具有多样性,张力较小时囊肿质地柔软,容易与正常乳腺组织混淆,张力大时囊肿的质地非常坚硬,很难与乳腺癌鉴别。所以囊肿的诊断单凭体检很难得出,但是借助超声波检查则能快速地对其作出诊断。

不同性质的肿块具有不同的活动度,根据其生长方式以及与周围组织的关系,可分为以下 3 类:①呈膨胀性生长,与周围乳腺组织没有粘连,活动度最大,如纤维腺瘤;②虽包块的界限清楚,形状规则,但其与周围乳腺组织有融合,活动度中等,如囊肿;③包块呈浸润性生长,边界像蟹足一样伸入周围乳腺组织,固定而活动度差,如乳腺癌。但有少数乳腺癌(如髓样癌和黏液腺癌)当在病灶较小时往往呈膨胀性生长,与周围乳腺组织分界清楚,存在一个假性"包膜",体检时肿块的活动度非常大,常被误认为良性肿块。另外,在年龄较大的患者中,正常乳腺组织由于退化而疏松,一些生长缓慢且肿块较小的乳腺癌病灶往往活动度非常好,也经常容易误诊。因此,在进行临床评价时应综合考虑患者的各方面因素。

纤维腺瘤好发于年轻妇女,在老年妇女中罕见,所以在给老年妇女体检时发现"纤维腺瘤"一定要提高警惕。另外,有一些交界性肿瘤以及间叶来源的恶性肿瘤也为膨胀性生长,肿块长到很大时也不会发生胸肌与皮肤的粘连,但这类病灶生长迅速,手术时如果切除不够彻底,术后容易复发,诊断时也需与纤维腺瘤鉴别。

触诊还需注意的问题是检查范围要广泛,不能有遗漏,特别是乳晕周围和腋尾部,如果被检查者存在副乳,副乳也要仔细检查,因为发生于乳腺的疾病同样也会发生于副乳。腋下和锁骨上也要详细检查,特别是怀疑恶性肿瘤的患者。

(二)乳房肿块的鉴别诊断

在乳腺科门诊中,最多见的"乳房肿块"其实是正常的乳腺结节,特别在育龄妇女中,乳腺组织伴随月经周期的改变往往被当作"乳房肿块"而就诊,其中尤以外上象限的增厚和疼痛为多见。所以,我们最常遇到的问题是如何鉴别正常的乳腺组织和真正的病灶,一方面避免不必要的手术,另一方面不能漏诊早期的乳腺疾病,特别是恶性疾病。当常规的体格检查无法鉴别正常乳腺组织和乳腺病变时,可以按以下的步骤来进行进一步检查:①同时检查对侧乳腺的同样部位,如果为对称,则为正常乳腺组织的可能性大;②在患者月经结束5天后进行体格检查,这时乳腺的生理性增生结节常会"消失";③对可疑部位进行超声波检查,大部分情况下可以鉴别正常乳腺和病变;④如果必要,可以应用细针穿刺或空心针穿刺以明确诊断;⑤可以在2~3个月后再次进行乳腺检查,如果仍然无法排除病变,则建议进行开放性活检以明确诊断。

(三)临床评价中的特殊问题

1.术后复发的临床处理　乳腺肿块术后复发原因复杂。很多乳腺疾病,例如纤维腺瘤和囊肿有可能为多发性,会导致手术后的"复发"。然而"复发"病灶也有可能为新发的恶性病灶,所以每个"复发"病灶都应作为原发病灶来重新评价,但由于既往接受过手术,所以也要考虑到与手术相关的因素。复发的纤维腺瘤往往由于原发病灶切除不彻底或多发性病灶而引起,再次切除时需要重新评价以明确手术的范围。叶状肿瘤往往会被误诊为"纤维腺瘤",由于手术范围不够而容易复发,所以对于复发的"纤维腺瘤"建议对原发病灶的病理切片进行复查以明确诊断。囊肿的多发性病灶较常见,术后复发如确诊仍为囊肿,可采取穿刺抽液或开放性手术。

良性乳房肿块手术后"复发"可以有以下几种情况:①活检伤口的边缘;②瘢痕;③线结引起的肉芽肿;④原发病灶的残余或复发;⑤新的病灶;⑥初次活检的病理诊断不明。上述①、②两种情况可通过影像学检查(B超等)确诊,避免不必要的活检。情况③通常无法能过穿刺细胞学检查来确诊,所以仍需进行开放性活检。情况④、⑤两种情况需要重新进行评价以决定是否再次手术以及手术方式。情况⑥常发生于外院转诊的患者,处理此类情况时尤其要谨慎,尽可能获得首次手术的病理切片,并详细了解手术到复发的间期以综合考虑,通常都须接受再次手术。

2.年龄因素　不同年龄阶段乳房肿块的发病有其特点。青春期女性的乳房处于发育阶段,有研究者统计了数百例青春期的乳房肿块,发现70%为纤维腺瘤,5%左右为囊肿,10%左右为乳腺的小叶增生,其余为导管扩张和乳管内乳头状瘤等,乳腺癌在这一年龄阶段非常罕见。

妊娠期和哺乳期的乳房增大并组织致密,这给乳房肿块的诊断带来一定的困难。这一阶段最多见的乳腺疾病是乳腺炎症和脓肿,尤以哺乳期多见。在妊娠早期,纤维腺瘤有可能快速增大,这应与恶性肿瘤进行鉴别。妊娠期和哺乳期乳腺增生活跃,此时穿刺细胞学检查有可能出现假阳性结果。另外,该阶段进行乳房手术有可能会损伤乳腺导管并导致乳瘘,所以应酌情进行手术活检。

有研究者统计了500余例老年妇女(超过55岁)的乳房肿块,其中绝大多数为非特异性的乳腺组织,8%左右为囊肿,纤维腺瘤不到2%。该阶段良性乳腺疾病的发病率显著低于育龄妇女,但乳腺癌的发生率增高了。

3.影像学和病理学检查　过去体格检查往往是乳房肿块手术前唯一的诊断性检查,所以很多恶性肿瘤被漏诊。有研究发现,4名不同的外科医师通过体格检查诊断乳腺癌的准确率只有73%。所以,术前的影像学检查和病理学检查是非常重要的。目前,对于乳房肿块常用的影像学检查方法有超声和钼靶,年龄<35岁者应用超声波,年龄>35岁者应用超声波和钼靶。另外,MRI也越来越多地应用于乳房肿块的诊断,并显示出其独特的优势。

对于某些乳房肿块的病理学检查能避免开放性手术活检。常用的检查方法有细针穿刺活检术和空心针穿刺活检术,真空辅助切取活检技术(麦默通)的出现大大提高了微创活检术的准确率。

(四)乳腺肿瘤的辅助检查

【近红外线检查】

应用近红外波成像,这些较长的波易穿透软组织,其穿透程度与物质密度有关。血红蛋白对近红外线有一定的吸收作用,因而阴影范围和灰度将反映局部血红蛋白量的多少。近红外线穿透性和选择性成为近红外线成像的原理。近红外线可作为临床辅助诊断之用,但对鉴别良、恶性肿块有时尚有困难。

【超声波检查】

因超声波检查具有简便、灵敏度较高、无创、可重复性强等优点,已成为乳腺检查的一项常规手段。与普通的腹部超声检查不同,乳腺超声检查必须配备高频、高分辨力的超声诊断仪及探头。乳腺肿块的高分辨力超声声像图可以显示肿块的形态、边界、包膜、内部回声、后方回声、微钙化等征象,为其良、恶性鉴别诊断提供了重要依据。近年来彩色多普勒血流显像、超声造影剂增强显像、超声弹性成像、三维超声等新技术不断应用于临床,为乳腺肿块的检测和鉴别诊断提供了更多有价值的信息。例如,超声造影增强技术可以清楚显示患者腋淋巴结状态,分辨出增大的腋淋巴结,并可提供淋巴结的形态、长与厚径之比、皮髓质厚度比、多普勒血流信号等诸多信息,直接影响到临床治疗。对于一些腺体组织较致密的女性,超声检查较其他影像学检查手段敏感性更高。超声的实时动态显像特点在乳腺疾病的治疗中亦显示出极大的优势,如乳腺纤维腺瘤微创旋切术、乳腺囊肿穿刺硬化治疗、乳腺隐匿性病灶细针穿刺定位切除等都离不开超声的实时动态引导。超声波检查的缺点是敏感性不够高,特别是对于临床的一些微钙化病灶,不易显示。此外,超声波检查的可靠性受经验影响较大。

【钼靶 X 线检查】

目前,临床上广泛应用的钼靶 X 线检查技术,诊断乳腺良恶性肿瘤的正确率达85％以上,且具有照片图像清晰、对比度适宜等优点,可清楚显示乳房内直径＜1cm 的结节性病灶,并可准确定位。亦可用于普查以及早期诊断。乳腺癌的钼靶片征象有因肿瘤本身所成的影像及肿瘤周围继发性改变所形成的影像,前者称直接征象。

1.肿块影:是乳腺肿瘤中最常见的征象,85％～90％的病例有肿块影。肿块边缘常不规则,有毛刺状,密度较正常周围腺体为高,X 线片上表现的肿块大小常较临床触及的肿块小。

2.钙化点:X 线表现为钙化点的占 30％～40％,乳腺癌的钙化点常为细小泥沙样的钙化点,钙化点可从几个到数百个不等,常聚集在一个区域内,在每平方厘米中有 15 个以上细小钙化点时常需考虑为乳腺癌。在普查时常因发现细小钙化点而发现早期乳腺癌。肿瘤周围继发改变所成的影像称为间接征象:

1.肿瘤的血供较多而引起肿瘤周围血管影的增粗增多。

2.肿瘤周围水肿、渗出而在肿瘤周围形成透亮环。

3.乳头受肿瘤牵连内陷,在 X 线片上形成"漏斗征"。

4.肿瘤侵犯皮肤及皮下淋巴管,引起皮肤充血、水肿、增厚而形成"橘皮征"。

5.乳腺导管变粗。

6.乳腺后间隙受累时造成后间隙透亮度消失。

7.乳腺的形态改变。乳腺摄片的结果与年龄、乳腺发育情况、是否已哺乳等有密切关系。年轻、乳腺发育良好者,乳腺组织较致密,即使有肿块,但与周围组织对比度不大,因而不易鉴别;同时由于射线对人体有一定危害,因而 35 岁以下者常不适合 X 线检查。

除作为普查外,X 线摄片常用于以下情况:①有乳腺肿块者;②有乳头溢液者;③有一侧乳腺癌者;④有家族乳腺癌病史者;⑤有良性乳腺肿瘤手术治疗史者;⑥月经初潮在 16 岁以前,停经于 55 岁以后,第一胎足月生产在 30 岁以后或未婚未育者。检查时应尽量避开经期,因此时乳房充血,影响摄片质量,也会加重患者疼痛;不建议年轻未婚育女性进行此项检查;2 次钼靶 X 线检查间隔时间应＞3 个月。

(五)CT 及 MRI 检查

乳腺的 CT 检查并不常用,原因是 CT 的检查费比较昂贵,虽有较高的密度分辨率,但所获得信息并不比钼靶 X 线片多。对微小钙化这一重要征象 CT 尚不如钼靶 X 线片明确可靠,但在致密型或有结构不良的乳房中,钼靶 X 线检查病变常被掩盖,而 CT 检查则有利于发现被隐蔽的病灶。CT 检查还可以进行动态增强扫描,进一步区分良恶性肿瘤。位于乳腺高位、深位或腋尾部的病变,用加压钼靶 X 线摄影常难以使病灶被投影在胶片上,或仅有病灶部分边缘被投影在胶片上,造成诊断上的困难,此时宜行 CT 检查,可使病变被完整地显露。乳腺 MRI 检查具有较高的敏感性,可以发现多灶性或多中心的病灶,特别是对于一些致密型腺体,MRI 的检出率高。研究表明,MRI 检查可以使乳腺隐匿性病灶的检出率提高 16%,但是,尚没有强有力的证据支持乳腺通过 MRI 检查可以改善患者的预后,昂贵的费用也限制了 MRI 检查的广泛开展。

(六)乳管镜检查

乳管内视镜对乳头溢液患者的检查始于 20 世纪 80 年代末,它对乳管内病变有较高的辅助诊断价值。以往检查方法不能直观病变部位,其阳性率低、敏感性较差,而乳管内视镜的临床应用,使术者能在电视屏幕上直观患者乳腺活体细微组织结构和各种乳管内病变部位及特征,解决了乳管内疾病不能直观诊断的难题,极大提高了乳头溢液病因诊断的准确性,更有利于提高 T_0 期乳腺癌和乳腺癌前期病变的诊断,尤其对无肿块乳头溢液诊断明显优于细胞学涂片、B 超、乳管造影检查。在治疗上为需要手术的患者提供明确的病灶定位,修改了手术指征,使部分乳管炎或乳管扩张患者避免不必要手术,同时摒弃了单纯乳房切除和扩大范围的手术治疗,改变为精确小范围乳腺病变导管切除手术。对无肿块乳头溢液患者进行乳管内介入治疗,能改善乳管内病变的转机,降低乳腺癌发病率。总之,乳管镜是一种微小的内镜,它不仅用于乳头溢液病因诊断,也可用于导管炎、导管扩张症的介入治疗,有助于对乳管内病变发生、发展演变过程的动态观察,尤其对乳管内微小病变诊断率高,可反复检查,具有操作简单、微创、直观性强等特点,乳管镜的应用推动了乳腺疾病诊疗技术的发展。但在乳管镜治疗方面目前缺乏统一疗效标准,操作技术上存在局限性等,这些由乳管镜引出的临床和基础研究课题有待于进一步探索。

(七)^{18}F-FDGPET/CT 显像

^{18}F-FDG 是葡萄糖的类似物,可以反映体内葡萄糖的利用情况,绝大多数恶性肿瘤细胞具有高代谢的特点,其异常增殖需要葡萄糖的过度使用,导致肿瘤细胞内能大量聚集^{18}F-FDG,同时其转移灶与原发灶具有相似的代谢特点。因此,将患者注入该示踪剂并进行 PET/CT 扫描后,对肿瘤的诊断和治疗均有重要的临床应用价值。^{18}F-FDG 对原发性乳腺癌灵敏度为 80%～96%,特异度为 83%～100%,PET-CT 影像学是判断腋窝淋巴结分期一个较敏感和特异的检查方法,有助于术前判断是否需要行淋巴结清扫术和加用辅助治疗,同时对乳腺癌远处转移与局部复发,监测乳腺癌治疗效果具有临床价值。

(八)血清肿瘤标志物

以静脉血为标本,可做一种动态观察指标,在患者筛选、诊断、病情判断预后估计、监测治疗效果、复发与否、有无转移均具有潜在的临床价值。缺陷是灵敏度及特异性较低。它主要分 3 类:①肿瘤相关性抗原(TAA),例如癌胚抗癌(CEA)、组织多肽抗原(TPA)、黏蛋白抗原类(CA)、黏蛋白癌相关抗原(MCA);②激素类:目前公认乳腺癌属于一种性激素依赖性肿瘤,在这方面研究得较早、较广泛,例如雌二醇(E_2)、睾酮(T)、泌乳素(PaL)、孕激素(P)、降钙素;③酶类及代谢产物,例如 B2 微球蛋白、铁蛋白、碱性磷酸酶。目前临床上常用的血清标志物有以下几种。

1.CEA　是位于细胞表面的糖蛋白,1965 年由 Gold 和 Freeman 在人胎儿结肠组织中发现,应用于乳腺癌已近 30 年。CEA 种酸性糖蛋白,基因编码于 19 号染色体上,相对分子质量为 150000～300000。早期认为是结肠癌的标志物(60%～90%患者升高),但以后发现胰腺癌、胃癌、乳腺癌(60%)也有较高表达。CEA 水平可反映乳腺癌的进展程度。Ⅰ、Ⅱ期乳腺癌阳性率为 13%～24%,而Ⅲ、Ⅵ期乳腺癌阳性率则为 40%～73%,有转移的患者尤其是有骨转移的乳腺癌,CEA 明显升高。CEA 水平尚可反映治疗效果但还没有形成常规。因其灵敏件和特异性不高,不适宜用于筛选和诊断。

2.TPA　是一种中相对分子质量糖蛋白,1957 年由 Bjork-lund 从癌组织中发现。TPA 水平可反映细胞的增殖活性,乳腺癌 TPA 的灵敏性在Ⅰ、Ⅱ期为 0～57%,Ⅲ、Ⅵ期为 35%～82%,与病程进展呈正相关。TPA 与 CA153 联合应用于监测乳腺癌的病情。

3.CA153　为乳腺细胞上皮表面糖蛋白的变异体,并由癌细胞释放在血液循环中,相对分子质量 400000 的多形上皮黏蛋白,由抗人乳腺球膜、MeAb115D8 与抗转移乳腺癌膜成分的 McAbDF3 所识别,存在于多种腺癌中。乳腺癌患者 I、II期阳性率为 0～36%,III、VI 期阳性率为 29%～92%,对乳腺癌特异性为 85%～100%。总之,其血清水平与乳腺癌的进展呈正比,与治疗效果呈反比,可作为监测指标,因其灵敏性及特异性相对较高,有取代 CEA 的趋势。

4.CA125　1984 年由美国学者 Bast 发现,是从卵巢癌中提出的一种高分子糖蛋白抗原对卵巢癌较为特异。CA125 单独不能适用于早期诊断和反映病程,但与CA153 联合,或再加上 CEA 显著提高灵敏性,但特异性下降,三者均阳性者可视为晚期乳腺癌,对选择必要的辅助治疗有应用价值。

5.CA549　是一种酸性糖蛋白,1987 年被发现,对乳腺癌,I、II 期阳性率为 0～13%,III、IV 期阳性率为 50%,术后复发患者阳性率为 42%～88%,对乳腺良性疾病及正常女性,特异性为 95%～100%。与 CA153 一样,CA549 可反映乳腺癌的进展,对监测治疗及病情有一定应用价值。

6.CAM26 和 CAM29　这两种糖蛋白发现于 1998 年,I、II 期乳腺癌阳性率CAM26 为 0～15%,CAM29 为 0～9%,III、N 期阳性率 CAM26 为 23%～7s%,CAM29 为 29%～80%,复发病例 CAM26 为 67%,CAM29 为 71%,说明均可反映治疗效果及病情进展。

7.MCA　发现于 1985 年,在乳腺癌早期阳性率为 0～20%,晚期阳性率为35%～67%,在接受治疗的患者中,MCA 阳性率可很好反映肿瘤进展及治疗效果。

(九)病理学检查

乳腺疾病的检查方法包括体检、乳腺 X 线片、超声波、乳腺导管内镜等都存在一定的假阳性和假阴性结果,所以病理学诊断依然是最终诊断的"金标准",术前获得病理诊断最常用的方法包括细胞学诊断和活组织检查。

1.细针穿刺细胞学检查　细针吸取是利用肿瘤黏附力低的特点,利用细针将肿瘤细胞吸出做涂片检查,准确率较高,目前已被广泛采用;但细针吸取细胞学检查偶有假阳性和假阴性结果,而且不能进行病理分型,故不能代替组织学活检。对有乳头排液的病例,也可做溢液涂片细胞学检查,对导管内癌有时尚未扪及肿块而有乳头排液时,细胞学涂片的阳性率可达 50%。乳头糜烂时可做糜烂部位的刮片或印片做细胞学检查,阳性率为 70%～80%。

2.空芯针穿刺组织学检查　与细针穿刺活检比较,空芯针活检的优点是可以取到病理组织标本,其损伤比手术活检相对要小,并发症少,其诊断准确率较细针穿刺活检高,一般在90％以上,是目前最常用的穿刺活检方法。

3.麦默通真空辅助乳腺微创旋切检查 是在超声定位引导下通过计算机控制的真空辅助装置高速旋切乳房组织的治疗性诊断设备,对乳腺可疑病灶可进行重复切割,以获取乳腺的组织学标本,为乳腺癌发现和诊断提供了更多更好的方法,而且一次进针可连续获得不同点的组织标本,不必多次进针,获得的标本量相对较多,病理诊断的准确率几乎达100％;活检同时因有真空抽吸,不易形成血肿及瘢痕,对乳房外观影响小。麦默通活检针具有双管道,所切割下组织于管道包裹的情况下拉出体外,不会接触到针道以外组织,故理论上在活检过程中发生针道转移可能性极小,故具有较高的的安全性。因麦默通活检装置及检查费用均较高,基层医院及患者的经济能力难以承担,故不易于广泛普及和开展。

第四章　甲状腺乳腺肿瘤的影像学检查

第一节　甲状腺肿瘤影像学检查

一、超声显像在甲状腺癌诊疗中的应用

甲状腺疾病是内分泌系统最常见的疾病,甲状腺疾病发病率较高,并且女性发病多于男性,并呈逐年上升趋势,近两年来甲状腺癌发病率已与乳腺癌一样位于女性恶性肿瘤发病率前三甲。然而甲状腺疾病病变早期临床表现往往不明显,早期和正确诊断有赖于详细实验室检查和先进的影像学检查。影像学检查主要包括超声检查、放射性核素扫描、CT、磁共振显像及正电子断层扫描。在超声应用于甲状腺检查之前,甲状腺结节的检查主要靠触诊,直径大于 1cm 的结节通常可以触及,这还取决于结节在甲状腺的位置,患者颈部结构和检查者的经验。长期以来放射性核素扫描一直是检查甲状腺结节性病变的常规影像学方法,但其图像分辨率较低,良恶性判断准确率低,远不如超声检查精准。CT、磁共振、正电子断层扫描价格昂贵,敏感性及准确性均没有超声检查高,高频超声的高分辨率决定了其在甲状腺结节检查方面的优势。超声检查对甲状腺外科专科医生对甲状腺疾病种类的判断,甲状腺疾病的诊断,以及指导治疗方面有无可替代的地位。因此,掌握一定甲状腺超声知识,对临床诊断和治疗有着非常重要的作用。

【甲状腺超声检查学】

(一)超声仪器的重要参数调节

优良的超声图像决定了超声诊断的质量,清晰的超声画面是诊断的基础。一般高档超声都会有甲状腺彩超预设值,大多数情况不需要调整超声选项,但是有时

也会遇到各种特殊情况，只有充分了解设备的性能，学会精细调节，才能发挥超声的最佳性能，帮助诊断。

1.深度　部分患者甲状腺或者病灶异常肿大，偶尔也会遇到受检者颈部软组织较厚的情况，适当地调节深度，既能满足超声医师对病灶的整体观察需要，也不会造成细节的遗漏，超声检查时应将被观察的对象置于画面中央，甲状腺检查的合适深度为 3～4cm，如果病灶较大，则应适当加深深度，不至于遗漏图像细节。

2.增益　每位受检者颈部结构不相同，因此超声图像的明暗不一，合适的调节增益，有利于显示图像细节。

3.焦点　通过聚焦能使聚焦去的声束变细，进而改变超声图像的横向和侧向分辨力，甲状腺检查预设值多点聚焦，并且随深度变化，焦点位置也会动态变化，适当地调整焦点数目有利于画面流畅性，焦点位置应根据肿块位置适当调节，以利于显示画面细节。

4.局部放大　局部放大功能是用来观察组织器官内部细微结构变化的有效手段，例如针对病灶内的微小强回声，利用局部放大功能可以了解微小强回声到底是微钙化还是纤维分隔，有助于判断肿瘤良恶性。

5.全景成像　一般常规超声只能为临床提供视野很小的超声扫描图像，其成像距离或宽度受探头尺寸的制约，因此使用全景成像技术，有利于全面、一体地显示较大病灶，使测量更加精确。并且全景成像能更直观地体现病灶与周围组织之间的相对空间关系。

（二）甲状腺超声检查的过程及内容

1.体位　受检者采取合适的体位，充分暴露受检区域，可以减少超声扫描死角，减低漏诊几率，受检者常取仰卧位，颈后部放置厚度适当柔软的枕头，使颈部处于过伸位，并压低下巴。如果视野暴露不充分，会影响甲状腺及病灶观察，此时可嘱受检者头偏向对侧，开阔视野，便于观察。

2.探头选择　甲状腺超声检查一般使用高频线阵探头，探头频率 7.5～12MHz，探头频率越高，分辨率也越高，图像质量就越好，如遇肿瘤较大，深部组织显示不清，可选用低频探头或特殊深部探头观察病灶。

3.甲状腺测量　甲状腺腺体或病灶的测量一般包括三条径线：上下径、前后径和左右径。甲状腺体积的估算一般参考公式：体积＝长径×厚径×宽径×兀/6，一般甲状腺峡部体积不算入总体积。

4.病灶的测量　病灶一般取最大长轴面冻结图像，测量其上下径及前后径。最大短轴面冻结图像后测量其左右径。对于外周包绕暗带的病灶，测量应包括暗带。

（三）正常甲状腺超声图像

1.甲状腺形态与包膜　横断面左右侧叶的形态类似等边三角形,三条边分别为前包膜、后包膜和内侧缘。前包膜大致与体表平行,后包膜与前包膜夹角大于60°,小于90°。侧叶的内侧缘与气管壁紧贴。峡部为连接双侧叶的带状结构。纵断面扫描时,甲状腺形态类似椭圆形或橄榄状,前后包膜略呈弧形,在上下极汇合。峡部纵断面类似梭形。甲状腺包膜清晰,回声高亮,辨识容易。嘱咐受检者做吞咽运动,甲状腺与周围组织发生相对运动。

2.甲状腺实质回声　正常甲状腺回声致密均匀,与唾液腺相类似。

二、甲状腺结节的超声评价

高频超声的使用已使图像分辨率明显提高,目前灰阶超声对甲状腺结节检出并不困难,更重要的是对结节性质的判断。甲状腺结节超声评估的临床意义在于对甲状腺结节的形态学及声学特性的描述,如数目、大小、边缘、回声等,以及综合分析这些改变而做出良、恶性判断。另外,检查资料对甲状腺结节患者长期随访和治疗,特别是对甲状腺癌患者术前、术后的超声检查,以及对颈部淋巴结的超声评估,都有着很重要的价值。

（一）常规超声检查

1.灰阶超声　灰阶超声是目前评估甲状腺结节最普及、最方便和最重要的方法。灰阶超声的诊断基础源于器官本身的病理改变,甲状腺良、恶性结节不同的生物学特征和病理改变可通过灰阶超声看出,利用灰阶超声检查甲状腺结节数目、大小、形态、边界、声晕、内部回声、后方回声及钙化,优化仪器条件和手法技巧,利用标准化的评分标准,并结合临床及病理,剖析病情,可使甲状腺外科医生更精准地判断甲状腺疾病,特别是甲状腺良、恶性肿瘤。

(1)甲状腺结节数目与大小:结节的数目对结节良、恶性的鉴别意义不大,单发结节和多发结节都有可能是甲状腺癌。因此,对结节数目的评估意义在于提高超声检查的全面性,调整仪器参数,连续地进行扫描,避免遗漏微小结节,尤其是有恶性特征的肿瘤。检查中要注意探头与皮肤之间的耦合,探头与皮肤垂直能使反射声能最大化,获得清晰的图像。甲状腺外科专科医生对于结节的数目也十分重视,结节的数目位置直接决定了手术范围,而且结节的大小动态变化也有十分重要的作用。对于每个结节应测量结节的最大切面径,如果结节短时间生长过快则多应考虑手术治疗。

（2）甲状腺结节形态、边界、边缘、声晕、内部结构及周围结构：甲状腺良、恶性结节的灰阶超声特征方面已达成共识。良性结节常常呈椭圆形，结节的前后径和横径比值（纵横比）＜1；良性结节边界清晰，边缘规则，部分结节膨胀性生长形成假包膜，在结节周围形成完整均匀的声晕，此现象预测良性结节的特异性极高。良性结节内部结构可为实性、囊实性、囊性，结节内部出现囊性成分提示恶性可能性较小，良性结节内部回声可呈低回声、等回声、高回声、无回声，高回声结节恶性可能性小，结节后方回声可增强或无变化。恶性结节常常呈跨越正常组织平面的生长方式，使与皮肤垂直的前后径的增加大于与皮肤平行的横径增加，则纵横比＞1。恶性结节常具有侵袭性的生物学特性，浸润周围甲状腺组织，不形成假包膜，使结节周围超声影像边界模糊，边缘不规则，形成厚薄不一浸润性声晕或声晕缺失，肿瘤内部多为实性或以实性为主，液性部分少，并多呈低回声结节，极低回声结节。恶性结节组织致密，后方回声可衰减。

（3）钙化：超声检查评估甲状腺结节内钙化应明确钙化大小、形态和分布。临床上最常见的病理性钙化有微钙化、粗大钙化和环状钙化。小于 1mm 且数目较多、针尖样散在分布或簇状分布的钙化多见于恶性结节。粗钙化和环状钙化一般是继发于组织坏死的营养不良性钙化，数目较少，大而不规则，多分布在结节的周边部位或结节壁上，多见于良性结节。需要强调的是，任何甲状腺肿瘤内钙化都有恶性的危险，需结合结节形态、边缘、内部结构、回声水平等其他征象来鉴别。

2.彩色多普勒血流显像　甲状腺位置表浅，加上甲状腺癌组织高代谢和快速生长、血管形成较多，高性能的多普勒超声仪可敏感性地扫查到微小癌灶内的血流信号。一般彩色多普勒血流显像在甲状腺结节诊断是有两种血流分布状况：①边缘血管，指位于甲状腺边缘部位附近的血管；②中央血管，指位于甲状腺中央部位的血管。根据彩色多普勒超声上是否显示血管，以及血管在甲状腺结节内的分布状况，基本可归纳为 4 种基本类型：①无血管型，超声未能显示结节血流信号，主要见于弥漫性或结节性增生及少数甲状腺癌；②边缘血管为主型，超声主要显示边缘血管，中央血管稀少或不显示；③中央血管为主型，超声主要显示中央血管，边缘血管稀少或不显示，多见于恶性结节及部分结节性甲状腺肿；④混合血管型，超声显示边缘血管和中央血管丰富程度相似，多见于甲状腺腺瘤、部分甲L状腺癌及甲状腺淋巴瘤。甲状腺微个癌体积太小，因此内部血供细节常显示不佳，加上不同仪器对血流信号的敏感性不同等原因，多数甲状腺微小癌内部未能显示明显血流，少数内部可见点棒状血流。甲状腺结节性病变的彩色血流研究报道很多，希望通过观察病变的血流状态以鉴别良恶性病变。

起初有报道提出在一例甲状腺滤泡性腺癌周围探及高频多普勒信号,认为彩色超声可能有助于甲状腺良恶性病变的鉴别,但也有人发现在良性结节中也有类似情况,如与核素扫描相结合分析,在冷结节周边及内部血流增加,则高度提示恶性病变。彩色血流信号与病变的良恶性无关,能否探测到血流信号依赖于病变的大小,结节大于或等于 1cm 时易探及血流信号,而在恶性肿瘤未发现有特殊血流类型。多数恶性结节周边无明显环绕血管,而良性结节则相反,但如在实性病灶内检出大于 70cm/s 高速血流信号,除考虑毒性结节外,应高度考虑癌的可能。彩色超声对 Graves 病的诊断应用较为肯定,对其他甲状腺弥漫性病变如单纯性甲状腺肿与慢性淋巴细胞性甲状腺炎也有一定的鉴别作用。但在甲状腺结节性病变良恶性的鉴别诊断中,各家的研究结果不一。

因为无论良性还是恶性病变多以增生为主,尤其在功能自主性结节和甲状腺素相对不足时,在 TSH 增高刺激下组织增生活跃,需要良好的血供。这可能是在甲状腺良恶性结节中皆可能检出血流信号的原因。检出高速血流或血流信号增加并不一定代表是恶性结节。功能自主性结节或增生活跃的良性结节所需血供增多,可以出现高速血流或血流信号增加。相反,在一些生长相对缓慢的恶性肿瘤,血管可以很少。血流信号不丰富,流速也不高。有研究表明,肿瘤组织新生的血管形态及结构与正常组织的血管不同,其管壁薄,很少分化成熟,常有不规则的狭窄、扩张或扭曲、走行紊乱等。因此,除了分析肿瘤组织的血流速度以外,反映肿瘤血管性状的其他多普勒参数,以及血管走行、分布、形态等均有待于深入研究。尽管如此,有些学者认为,在诊断甲状腺癌中,超声仍是筛选的影像学检查方法。高分辨力两维超声图像与彩色多普勒血流图相结合,多数情况下有助于确定恶性肿瘤的特征,在超声检查基础上,对可疑病变进行多方向负压抽吸细针细胞学和组织学活检,可以进一步明确诊断。所以彩色多普勒本身或其与灰阶超声相结合预测恶性甲状腺结节相对于单纯灰阶超声特征预测恶性结节并无明显优势。

3.频谱多普勒超声　通过脉冲多普勒超声对甲状腺结节内的血管进行定点测量,可获得血管流速和阻力方面的参数信息,常用的参数包括阻力指数(RI),阻力指数是评估甲状腺结节很好的多普勒参数,目前常以 0.70 作为分解。阻力指数大于等于 0.70 多发生于恶性结节,这可能与恶性肿瘤内新生血管管壁薄,缺少平滑肌,无正常血管应有的弹性有关。阻力指数小于 0.70 多见于良性结节。

(二)甲状腺结节良、恶性病变的超声特征

某些超声征象有助于甲状腺结节的良恶性鉴别。下述两种超声改变的甲状腺

结节几乎全部为良性：①纯囊性结节；②由多个小囊泡占据50％以上结节体积、呈海绵状改变的结节，99.7％为良性。下述超声检查甲状腺结节出现以下多个特征时，就应考虑恶性病变的可能：①边缘模糊或界限不清；②形态不规则；③实质性回声、低回声；④同时伴有颈部淋巴结超声影像异常，如淋巴结呈圆形、边界不规则或模糊、内部回声不均、内部出现钙化、皮髓质分界不清、淋巴门消失或囊性变；⑤结节周围声晕消失；⑥微小钙化、针尖样弥散分布或簇状分布的钙化；⑦结节内的血流丰富。

（三）TI-RADS分级在诊断甲状腺结节良恶性方面的应用

长期以来，由于缺乏统一的专业用词，超声报告用语的规范化及标准化不足，导致在评估甲状腺结节时同一时期、相同病例、同一医师在不同时期可能得出不同结论，这将影响超声科与临床科室交流的顺畅性，影响到诊断质量，2003年美国放射学会提出乳腺超声图像的影像报告与数据系统，根据检查中得到的影像，对肿瘤的特征进行分类，分级，有专家把这套系统改良制订为甲状腺超声影像报告与数据系统（TI-RADSUS），使甲状腺超声报告更加规范化地用于临床诊断。

TI-RADSUS将甲状腺病变分为7个级别：

0级：需要附加其他检查后再评估，一般建议MRI检查。

1级：阴性，甲状腺腺体内未见肿块、结构扭曲或微小钙化等任何异常。

2级：良性，单纯囊肿、稳定的术后改变及长期观察没有变化的腺瘤、囊腺瘤、术后瘢痕改变等。

3级：倾向于良性，恶性风险<2％。超声表现：病变形态呈圆形、椭圆形、边缘完整，腺瘤或囊腺瘤可能性大，建议3～6个月复查。

4级：恶变可能，恶性风险3％～94％，需要超声引导穿刺，明确诊断，尤其观察边缘欠规则，毛糙，有明显包膜，内部低回声，出现无回声区或强回声细小钙化。

5级：高度提示恶性，恶性风险>95％，需要尽快采取适当措施。超声表现：病变形态大多不规则，边缘毛刺，呈"蟹足状"等，尤其低回声，内部回声不均匀，可见微小沙粒状钙化、血流信号杂乱等，纵横比>1。

6级：已知活组织检查的恶性病变。

使用TI-RADSUS标准描述甲状腺肿块克服了传统超声诊断主观性较强的特点，规范了甲状腺结节超声诊断标准，减少描述混淆，提高了对病灶良、恶性鉴别能力，为临床诊断提供了良好的参考价值，并且可以减少新入职培训超声医师的学习曲线时长，达到快速培训甲状腺超声专科医生的目的。

（四）甲状腺癌颈部淋巴结转移超声评估

甲状腺良性疾病除少数炎症疾病可导致淋巴结形态结构改变外，大多数颈部淋巴结影像学改变都是由恶性疾病造成的。甲状腺癌亦可出现颈部淋巴结转移，而且颈部淋巴结转移可以是甲状腺癌最早出现的临床表现，超声检查对甲状腺癌颈部淋巴结转移的诊断准确度非常高，可以作为甲状腺疾病颈部淋巴结转移筛查的常规手段。

颈部淋巴结通常分为 6 个区域。甲状腺癌淋巴结转移，通常最早累及中央区（Ⅵ区）淋巴结，累及Ⅲ区及Ⅳ区的几率接近中央区，较少累及Ⅴ区，几乎不会累及Ⅰ区淋巴结。甲状腺癌颈部淋巴结与周围肌肉相比大多表现为低回声，但甲状腺乳头状癌的颈部淋巴结常表现为高回声，且常出现特征性的细小或点状钙化，也可出现液性坏死。当淋巴结内出现微钙化、囊性坏死，形态为圆形、淋巴门消失，以及内部团状高回声等特征时甲状腺癌转移的可能性较大。

甲状腺术前应常规行颈部超声检查，明确是否有可疑淋巴结（尤其Ⅵ、Ⅲ、Ⅳ区），术前超声发现可疑淋巴结，无论大小均强烈建议行细针穿刺细胞学检查，超声发现短径大于 5～8mm 的淋巴结应行病理学检查，穿刺洗脱液甲状腺球蛋白水平测定，小于 5～8mm 的可疑淋巴结如果出现增大或威胁到重要结构，可不行细针穿刺细胞学检查，直接手术治疗。

【甲状腺超声的弹性成像】

（一）原理

不同组织生物学特性不同，因此其弹性系数不同，超声弹性成像是根据组织在施加外力后形态变化的不同，比较加压前后组织弹性信息的超声图像及病变的应变来说明组织的硬度。弹性成像需要有外力施加的压缩动作或低频振动，也可以由诸如心脏的跳动，血管的波动让组织产生变形或位移，通过采集组织形变前后的信号，进行分析比对，得到组织内部的应变分布。

甲状腺超声弹性成像最常见的就是由探头提供外界压力。把探头轻置于感兴趣区上方皮肤表面，由超声医师人工按压，软件将分析感兴趣区内部多点及周围正常组织的形变，并比较形变系数。感兴趣区内各点的相对硬度会以彩阶形式在二维声像图上叠加反映。

（二）分型

甲状腺弹性成像定量分析一般采取以下分型原则：Ⅰ型：病灶 90% 以上为绿色覆盖，其余少量组织为黄色或蓝色覆盖。Ⅱ型：病灶为红、绿、蓝多色覆盖，所占比例大致相同,混杂分布。Ⅲ型:病灶中央为绿色覆盖,绿色覆盖区外为蓝色区环绕,Ⅳ型:病灶90%以上为蓝色覆盖。Ⅴ型:病灶完全为蓝色覆盖,病灶外少量腺体也为蓝色覆盖。

(三)常见疾病的弹性成像表现

1.甲状腺乳头状癌 甲状腺乳头状癌除了有乳头状结构外,间质多数有纤维化,这些纤维化区域可能局限甲状腺肿瘤,甲状腺恶性肿瘤部分钙化,这些钙化和纤维化会增加肿瘤的硬度,导致乳头状癌质地坚硬,弹性成像表现为Ⅳ型,这种情况在微小癌更多见。还有少量肿瘤周围侵犯较多,肿瘤硬度可能会更硬,弹性成像甚至为Ⅴ型。但并非所有乳头状癌结节都表现为高硬度,用Ⅳ或者Ⅴ型作为诊断标准容易造成误诊。

2.甲状腺良性结节 一些胶样结节如果内部以液体为主,弹性成像可以表现为典型RGB显像,即结节内部可以观察到红色(RED)、绿色(GREEN)、和蓝色(BLUE),三种颜色呈带状分层分布,这种征象可以成为囊性结节的典型表现。结节性甲状腺肿结节之间的硬度与结节所处不同病程有关,同时组成成分也影响了弹性成像模式,当其发生一系列继发性改变,如出血、纤维化或者钙化时,结节质地发生变化,弹性评分也相应改变。

弹性成像是一项发展中的成像技术,其应用价值还有待不断验证。以应用最为广泛的实时弹性成像为例,其成像结果受限于很多因素,例如操作者的技术。操作者手法不同,成像结果差异很大,尽管目前很多设备都配有压力弹性柱来标准化操作手法,但是很多诊断结果可重复性差,此外,结节本身的位置,病灶大小,结节的液化和钙化都对弹性成像评分有影响。弹性成像作为一项深挖的超声技术,价值还有待发掘。

3.甲状腺弥漫性病变的超声表现 在甲状腺弥漫性病变,弥漫性甲状腺肿可以表现为等回声,甲亢、慢性淋巴细胞性甲状腺炎多表现为弥漫性回声减低。这些声像图特征也缺乏特异性。彩色多普勒技术有助于甲状腺病变血流动力学的研究。国内外有关弥漫性毒性甲状腺肿的研究报道较多,且结论一致。甲状腺功能亢进者,甲状腺上动脉流速及甲状腺内动脉流速明显高于甲状腺功能正常者,一般上动脉流速超过70cm/s,可达200cm/s以上,腺内动脉流速达50~120cm/s,阻力减低。血流量参数增加,为正常的8~10倍,甲状腺上动脉及甲状腺内动脉可呈湍流频谱,甲状腺内血流呈"火海征"。经过治疗,甲状腺功能恢复正常时,甲状腺体积缩小,甲状腺内血流减少,甲状腺上动脉及内动脉流速下降。因此,未经治疗的典型Graves病单凭彩超即可作出诊断。

甲状腺"火海征"不是甲亢所特有的,在甲状腺功能低下时也可出现。甲减时的"火海征"和流速增高可能与甲减时 TSH 增加刺激甲状腺增生有关,因此当出现"火海征"时应进一步查 TSH 或进行甲状腺核素扫描以明确是甲减还是甲亢。当慢性淋巴细胞性甲状腺炎发展为功能低下且不可逆转时,表现为甲状腺增大、回声减低、边界不清、内部呈网状分叶状改变,甲状腺实质内彩色血流呈"火海征",以动脉性为主。然而甲状腺炎在病变早期可表现为局限性回声减低区,边界不规则,几乎无血流信号,甲状腺可以增大,这时难以与其他甲状腺结节性病变鉴别,晚期又可表现为腺体萎缩,边界不清,回声不均匀,血流信号减少或缺如。单纯性甲状腺肿表现为甲状腺体积增大、边缘变钝、回声可均匀或略粗糙,内部血流信号增加,但流速增加不明显。

【甲状腺结节的超声检查与细针穿刺抽吸活检】

1972 年 Goldberg 首先报道超声引导下细针穿刺细胞学检查(UG-FNA),其后 1977 年,Walnsh 将此项技术运用于甲状腺结节,由于其安全准确的特点,甲状腺结节超声引导下细针穿刺细胞学检查被广泛应用在甲状腺结节评价上,可以提高甲状腺结节良恶性鉴别准确率。由于细针穿刺抽吸活检操作简单,结果精确,甚至有外国学者把此方法誉为甲状腺结节诊断的"金标准"。

超声引导法是在超声检查明确穿刺目标,在实时监控引导下,穿刺针能够精确进入结节内部,UG-FNA 具有如下优点:实时操作,操作者能够掌握整个过程,定位精确,能够对临床触诊不到的较小肿块进行定位穿刺。还能对呈现可疑征象的部位定向穿刺。

中国《甲状腺结节和分化型甲状腺癌诊治指南》建议:术前 FNAB 检查有助于减少不必要的甲状腺结节手术,并帮助确定恰当的手术方案。术前通过 UG-FNA 诊断甲状腺癌的敏感度为 83%(65%～98%),特异度为 90%(72%～100%),阳性预测率为 75%(50%～96%),假阴性率为 5%(1%～11%),假阳性率为 5%(0～7%)。凡是直径>1cm 的甲状腺结节,均可考虑 UG-FNA 检查。但下述情况下,UG-FNA 不作为常规:①经甲状腺核素显像证实为有自主摄取功能的热结节;②超声提示为纯囊性的结节;③根据超声影像已高度怀疑恶性的结节。直径<1cm 的甲状腺结节,不推荐常规行 UG-FNA。但如存在下述情况,可考虑行 UG-FNA:①超声提示结节有恶性征象;②伴颈部淋巴结超声影像异常;③童年期有颈部放射线照射史或辐射污染接触史;④有甲状腺或甲状腺癌综合征的病史或家族史;⑤PET 显像阳性。为提高细针穿刺的准确性,可采取下列方法:在同一结节的多个部位重复穿刺取材;超声提示可疑征象的部位取材;在囊实性结节的实性部位取

材,同时进行囊液细胞学检查。

与中国指南不同的是,美国甲状腺协会(ATA)在2009年修订的甲状腺结节指南中,首先要求询问患者是否具有甲状腺癌的高危病史。高危因素包括:童年时期放射性暴露史,结节生长迅速,声音嘶哑,声带麻痹,吞咽困难,甲状腺癌家族史或多发性内分泌肿瘤综合征。如果患者具有前述高危因素,则建议对于任何超过5mm具有可疑特征的甲状腺结节施行穿刺活检。对于没有前述高危因素的患者,该指南要求下一步(查体或超声检查)检查颈部是否存在异常的淋巴结。如果有,应该对淋巴结本身施行活检,而对可疑的甲状腺结节可以施行或不施行穿刺活检。微钙化对于甲状腺乳头状癌具有高度特异性。因此,建议对所有可见微钙化并且超过1cm的结节施行穿刺活检。对于那些不具有前述高危因素、异常淋巴结或微钙化的病例,ATA建议根据甲状腺结节的内部构成对结节进行分类。将结节分为:完全实性、囊实混合型、海绵状或纯囊性。ATA建议对所有的超过1cm的完全实性的低回声结节施行穿刺活检;超过1~1.5cm的等回声或高回声结节可以施行穿刺活检;建议对超过1.5~2cm的囊实混合型结节如果具有以下可疑超声特征时施行穿刺活检:不规则边界、微钙化或周围组织浸润;对于不具有上述可疑超声特征的囊实混合性结节,如果超过2cm也可以穿刺活检。对于海绵状结构的结节,仅仅在直径超过2cm后才考虑穿刺活检。对所有的纯囊性结节ATA都不建议穿刺活检。

但是无论哪种指南都对甲状腺结节超声引导下细针穿刺活检的地位进行了阐述,使微小结节利于穿刺,从而增加穿刺准确性,降低穿刺难度,提高诊断精度,利于临床诊断。

根据国际相关标准和国内相关报道,判定FNA结果方面采用以下分类(表4-1-1)。

表4-1-1　FNAB结果判定

FNAB结果	结节为恶性的可能性	可能的病变类型
取材无法诊断或不满意	1%~4%	细胞成分太少或仅为炎性成分
良性	0~3%	胶质结节、桥本甲状腺炎、亚急性甲状腺炎或囊性病变
不确定	5%~30%	细胞增生较活跃或滤泡性病变
可疑恶性	60%~75%	可疑乳头癌、髓样癌、转移癌或淋巴瘤
恶性	97%~99%	乳头状癌、髓样癌、转移癌或淋巴瘤

【超声引导下的甲状腺结节射频消融】

甲状腺超声引导下射频消融是近年来热门的技术,此技术的基础是建立在超声引导下的 FNA 上的,在此基础上穿刺针附带射频消融功能,可消融较小甲状腺结节,但因此技术存在不能病检的重大缺陷,因此在甲状腺疾病治疗的应用上受到极大制约。在常规甲状腺疾病治疗中不推荐此治疗方法。

结语甲状腺疾病超声检查目前已成为临床评估和处理甲状腺疾病的基石,然而要正确评估甲状腺结节并不容易,甲状腺疾病诊疗必须规范化,这不仅包括甲状腺结节的超声扫查过程需要规范化,而且对甲状腺结节的超声评估指标也应该规范化。甲状腺癌合并颈淋巴结转移的发生率较高,因此除了对甲状腺结节本身的评估外,还应该同时对颈部淋巴结进行评估,从而指导手术方案的制订,对临床分期,判断预后及合理制订术后综合治疗的方案提供重要的依据。

三、甲状腺肿瘤的 CT 和 MRI 诊断

甲状腺癌已成为内分泌系统最常见的恶性肿瘤,大量病例报道结果显示,术前影像学能够定性诊断的比例约为 70%,提高影像学的诊断率对于甲状腺结节的临床治疗具有重要的意义。

【CT 检查】

(一)CT 检查的应用

CT 检查对甲状腺癌结节内的钙化灶具有很高的敏感性,但也具有一定局限性:对病变周围软组织的细微结构显示不如 MRI 清晰,必须做薄层扫描;对伴有甲状腺功能亢进的甲状腺肿瘤患者,不能用含碘的造影剂,故不能行增强扫描。

(二)正常甲状腺 CT 显像特征

正常甲状腺在 CT 横断面图像上位于环状软骨以下,颈部气管两侧,通过峡部相连,呈三角形均匀的高密度区,境界清楚;左右叶的前后径为 20.5～22.5mm,最宽径为 18.5～20.0mm,纵径为 40.0～50.0mm。因甲状腺滤泡中储存的碘吸收 X 线量多,所以甲状腺在 CT 上显示的密度高于人体所有软组织密度,CT 值为 72～152HU,密度一般均匀,且其边缘光滑完整,与邻近软组织分界清楚。当甲状腺组织发生癌变或其他病变时,贮碘细胞被破坏,甲状腺组织中含碘量下降,形成 CT 图像上的低密度区。甲状腺由于其血供丰富,增强扫描正常甲状腺组织强化显著,密度明显增高。

（三）甲状腺肿瘤 CT 显像特征

1.甲状腺腺瘤 通常表现为正常甲状腺实质内的低密度结节，边缘光滑，密度均匀，有包膜，增强扫描时病灶可有增强。病变多为单发。腺瘤可缓慢长大，通常不超过 4cm。腺瘤突然增大可为自发出血所致。少数腺瘤可有钙化，钙化可为颗粒状或不均匀斑块状。

2.甲状腺癌 甲状腺癌在 CT 平扫多表现为病变区甲状腺肿大，肿瘤呈形态不规则、边界不清的不均匀低密度区，内可见散在钙化及更低密度坏死区，病变与周围组织分界不清。CT 增强常见不均匀强化，强化低于正常甲状腺组织，能良好显示周围血管，颈总动脉和颈内静脉受累时表现为病变与之分界不清甚至病变包绕血管。甲状腺癌术后复发表现与上述类似。淋巴结转移表现为淋巴结增大，长径与短径比值≤2，淋巴结不均匀强化，可见内部强化减低或无强化区，增大淋巴结边界不清时提示有包膜外侵犯。

3.特征性改变 甲状腺癌 CT 诊断的观察指标主要有癌灶的密度、癌灶内钙化特点、癌灶边界、强化程度、与周围组织关系和转移情况等：

（1）癌灶的密度：部分学者认为肿瘤的密度不均匀是恶性肿瘤的一个征象，肿瘤组织的非均质性改变有助于非均质性癌的诊断，其病理基础是瘤组织出现囊变、出血、坏死、钙化等，导致 CT 上密度不均匀。但由于甲状腺良性病变也容易发生出血、囊变、钙化等，如结节性甲状腺肿的 CT 诊断就主要依赖于病变成分的不均一性。因此，不能仅就此作为鉴别肿瘤良恶性的依据。增强扫描能更好地显示甲状腺内病灶密度的差异，增强扫描后肿瘤强化环内壁附有明显强化的乳头状结节、强化环不完整或囊壁厚薄不均匀，是甲状腺癌较特征性的表现。

（2）癌灶内钙化特点：甲状腺良、恶性病变出现钙化均比较常见，并不能作为诊断与鉴别诊断的特异征象。钙化形态多种多样，其中蛋壳样、大颗粒状、块状等较大钙化提示病变生长缓慢，多见于良性病变。有学者认为，≤2mm 的细沙粒状钙化是甲状腺癌的特征性表现，尤其是乳头状癌，其病理基础为典型的砂粒体。CT 见肿瘤囊性变及囊壁明显强化的乳头状结节，并有砂粒状钙化，是乳头状癌的特征性表现，其他类型的甲状腺癌无一有此表现，但仅有 10% 左右的乳头状癌有此表现。

（3）癌灶边界：CT 增强时，肿瘤周边呈完整的环状均匀强化，是腺瘤较为特性的表现。而瘤周"半岛状"瘤结节及瘤周"强化残圈"征对甲状腺癌诊断具有重要参考价值。

较多学者认为，甲状腺肿物边缘规则与否是鉴别良、恶性的重要指征。由于瘤细胞向周围组织浸润的深度不同,以及瘤内不规则坏死与尚存血供的瘤组织交替存在,瘤周"半岛状"瘤结节在 CT 上表现为不规则低密度区周边的"半岛样"强化结节。而瘤周"强化残圈"征在 CT 上表现为肿瘤周边不完整强化环,甲状腺癌虽很少有包膜,但周围组织受到肿瘤生长的不断刺激而发生反应性纤维增生,从而形成假包膜,假包膜在 CT 上表现为低密度带。病理上强化环是肿瘤压迫周围正常甲状腺组织形成,且出现率在甲状腺良、恶性肿瘤中差异有显著性,是诊断良性肿瘤的特征性 CT 表现,恶性肿瘤极少表现为此。

(4)强化程度:正常甲状腺组织含有较高的碘含量,与邻近组织相比,其 CT 值较高;而肿瘤内还存在有供血动脉,所以会出现较明显的强化。

(5)与周围组织的关系:正常甲状腺表面有完整的双侧被膜覆盖,边缘光滑完整,与邻近组织结构分界清楚。甲状腺周围器官的侵犯是诊断甲状腺癌的确定征象,这点文献报道较多且无异议。正常甲状腺与邻近颈前肌肉及气管壁之间无脂肪间隙,而与邻近食管壁、颈鞘血管存在脂肪间隙。脂肪间隙在 CT 上显示为无强化的低密度带。甲状腺恶性病变外侵时,脂肪间隙消失。因此一般用甲状腺病变与气管、食管及颈部血管等结构之间的脂肪间隙存在与否为诊断指标,提示上述结构受侵可能。甲状腺三面环绕气管,出现病变时易压迫、推移、侵犯气管。但气管的移位和狭窄不是诊断恶性病变的有力证据,影像学上以局部器官内壁是否光整锐利作为诊断标准,判断气管受侵最为可靠的征象是其管壁呈锯齿状或气管腔内出现软组织占位。由于不同病理类型的恶性程度不同,未分化癌最易侵犯腺外结构,其次是滤泡状癌、鳞癌,乳头状癌侵犯周围比例最小。

(6)转移情况:甲状腺与周围组织和气管之间具有丰富的淋巴网,发生甲、状腺癌时易出现淋巴结转移(50%～75%),双侧转移率亦较高(25.9%),主要与肿瘤的病理类型及局部浸润程度有关。最常见转移部位为颈静脉周围淋巴结。头颈部淋巴结一般以 5mm 作为大小分界标准,越大的淋巴结提示转移的可能性越大。转移性淋巴结可有与原发病灶相似的表现,如乳头状癌的转移性淋巴结可以出现特征性的囊变区、内壁的乳头状结节和多发钙化。尤其是肿大淋巴结内见细沙粒样和斑块样钙化高度提示甲状腺内占位为恶性。一淋巴结中央出现坏死区是转移性的特征表现。

【磁共振成像技术】

(一)磁共振成像原理与应用

磁共振成像(MRI)信号的强弱有赖于局部组织氢离子的分布及有序排列,能够反映受检部位细胞的功能状态、水分子的微观活动以及局部微循环的通透性,能够在一定程度上反映肿瘤组织的生长及凋亡情况、病灶的组织特点及分布等。

MRI可多方位成像,扫描面广,软组织分辨率极佳,能更好地显示病灶本身并有利于发现肿瘤对邻近组织器官侵犯和颈部淋巴结转移;MRI增强使用的是不含碘的对比剂Gd-DTPA,可对伴有甲状腺功能改变的甲状腺肿瘤患者进行增强扫描;另外,MRI可显示出不易发现的小囊变及出血,对甲状腺癌术后有无残留或复发有较高的诊断价值,是甲状腺癌术后随访重要的检查方法。

(二)甲状腺肿瘤的 MRI 显像特征

1.甲状腺腺瘤　MRI平扫上 T_1WI 呈境界清楚的低等或高信号强度结节; T_2WI 信号强度升高较明显,边缘光整,病灶较大者周围可见明显包膜,与周围组织分界清晰。增强扫描 T_1WI 上显示稍低信号,增强扫描可见腺体强化,包膜轻度强化。

2.甲状腺癌　MRI平扫时同绝大多数肿瘤一样,由于肿瘤细胞内和(或)细胞外自由水增多,在 T_1WI 呈低信号或等信号,如有高信号多为滤泡型腺瘤腺体内胶样物和(或)出血所致,信号表现为不均匀。 T_2WI 上为以高信号为主的混杂信号,形态不规则,边缘模糊不清,可侵犯周围组织并淋巴结肿大,Gd-DTPAMRI增强时强化明显。平扫时部分肿物中心 T_1WI 呈现低信号, T_2WI 呈现高信号,部分病灶可见 T_1WI 及 T_2WI 均为低信号的钙化病灶。增强扫描可见肿瘤呈不均匀强化,与周围组织的界限不清晰,无明显包膜形成,或可见周围血管僵硬、管腔不规则及周围环形强化或不规则强化影。较为特殊的是滤泡状癌可在 T_1WI 和 T_2WI 上均表现为高信号。有学者报道,肿瘤周边在 T_1WI、 T_2WI 上均呈"不完整的包膜样"的低信号影是甲状腺癌的 MRI 特征性表现。

3.甲状腺癌术后复发　MRI对甲状腺癌术后有无复发有较高的价值,甲状腺癌复发部位 T_2WI 表现为高信号,而术后瘢痕组织则呈低信号。

(三)与周围组织的关系

有学者认为,MRI鉴别良、恶性甲状腺肿瘤的关键在于相邻结构受侵与否,良性肿瘤相邻结构无受侵表现。在判断甲状腺病变有否气管、食管及颈鞘血管侵犯时,应以局部气管内壁是否光整锐利等MRI表现作为诊断标准,气管壁呈锯齿状或肿物突入管腔是确定的受侵征象,以气管、气管—食管沟及颈鞘血管与甲状腺之间高信号脂肪间隙消失为诊断指标。肿瘤与邻近食管壁、颈鞘血管之间高信号脂肪间隙消失时,应警惕食管和颈鞘血管受侵的可能性。肿瘤组织对周围的侵犯可表现为淋巴结≥8mm 或呈囊性改变。气管软骨或管腔内 T_2 加权像出现高信号区。食管壁被癌组织侵犯;肿瘤环绕颈总动脉超过 3/4。

(四)磁共振频谱及灌注加权成像

1.磁共振频谱　磁共振频谱(MRS)是通过分析不同病变内代谢物质量分数的差异来描述病变的特征。实现了影像学由单一形态描述向功能型转变。King 等通过研究证实在甲状腺癌组织(体积＞1cm)中能检测到隆起的胆碱(Cho)峰,而在正常甲状腺组织中并未检测到,并且能经常在甲状腺癌组织中检测到肌酸(Cr)峰,这样就使计算 Cho/Cr 比值成为可能,论证了 1H-MRS 对于评价体积＞1cm 甲状腺恶性肿瘤是切实可行的技术。

2.灌注加权成像　灌注加权成像(PWI)是动态团注磁敏感性对比剂示踪 MIR 成像技术,对比剂通过毛细血管网引起周围组织磁场的暂时变化,MR 信号强度随之改变,属于外源性示踪技术。能够较准确地反映肿瘤内血管变化和血流动力学的改变,反映肿瘤细胞的增殖能力及分化程度,为肿瘤的良、恶性鉴别提供依据。有学者通过对比研究证明,利用 MR 灌注成像得到的信号强度-时间曲线可很好地反映甲状腺肿瘤细胞增殖能力以及确定肿瘤细胞的分化程度,其临床价值相当于检测增殖细胞核抗原(PCNA)——反映细胞增殖力的经典指标,PWI 可为良恶性肿瘤的鉴别提供帮助,并对确定甲状腺肿瘤的治疗方案起决定性作用。

第二节　乳腺肿瘤影像学检查

影像学检查主要包括钼靶 X 线摄影、乳腺超声,而乳腺 MRI、PET-CT 和其他乳腺成像技术较少应用。综合应用多种影像诊断方法是乳腺肿瘤诊断领域中值得关注的问题。美国放射学会制定的乳腺影像报告和数据系统(BI-RADS)对乳腺病变的 X 线、超声和 MRI 评价均分为 0～6 级(类),为影像科医师和临床医师搭建了沟通的桥梁。2012 年 WHO 乳腺肿瘤分类也值得影像学医生参考,但新增类型及亚型发病率多数较低,加之个别名称的变化也未涉及良恶性判定原则,因此新分类对影像诊断的影响目前尚未显现。

一、乳腺良性肿瘤的影像学特点

(一)乳腺纤维腺瘤

乳腺纤维腺瘤属于纤维上皮性肿瘤。

1.X 线表现　单发或多发的边界清楚肿块影,包膜光滑锐利,呈圆形、椭圆形、半圆形或花瓣形，分叶状、不规则型属少见类型，密度致密。可见圆形、圆圈和点状，小斑片状和条状等良性肿瘤特征的钙化。肿块周围可有薄层晕环。当乳腺腺体表现为青春型乳腺时，X线平片不能显示病灶。

2.MRI表现　形态学表现同X线，肿瘤有完整的包膜，轮廓边界清晰，大小不一。MRI信号与其组织成分有关。T_1WI呈等、低信号。T_2WI信号多样化，高信号者内部黏液样变明显，间质细胞丰富；呈低信号者间质多硬化，间质细胞分布稀疏。动态增强扫描，多数呈渐进性的均匀强化或由中心向外围的离心样强化，时间-信号强度曲线呈 I 型。少数呈快速强化，与乳腺癌相似，需要结合形态学改变鉴别。腺瘤内部可有胶原纤维带形成的分隔，表现为 T_21WI 条状低信号影，增强后无强化。

（二）导管内乳头状瘤

导管内乳头状瘤属于上皮性肿瘤中的乳头状病变。

1.X线表现　常无异常发现。少数可见乳晕下小结节状均匀致密影。导管造影表现为乳导管突然中断，断端呈光滑杯口状，若导管未完全阻塞，导管内见单个或多个光滑圆形或软圆形充盈缺损。

2.MRI表现　MRI显示的导管内乳头状瘤大小一般为 $3\sim18mm$。T_1WI 呈低信号，T_2WI 呈高信号。重 T_2WI 可显示扩张的导管。增强扫描多表现为导管样强化或沿导管走行的散在强化结节。时间-信号强度曲线多呈 II、III 型，与乳腺导管原位癌鉴别诊断价值不大。

（三）脂肪瘤

脂肪瘤属于间叶性肿瘤。

1.X线表现　密度低于腺体，与脂肪组织的透亮度相似，所以在腺体退化的乳房内，只能看到脂肪瘤的包膜外形。常合并钙化，呈球形、条状或斑片状等。

2.CT表现　圆形或椭圆形脂性密度灶，与皮下脂肪密度一致，CT值为－100Hu左右，具特征性表现。

3.MRI表现　乳腺脂肪瘤信号均匀一致，信号强度与皮下脂肪相似，脂肪抑制后见不到腺体影。

（四）乳腺错构瘤

乳腺错构瘤属于纤维上皮性肿瘤，又称纤维腺脂肪瘤。

1.X线表现　依据瘤体内所含脂肪组织和纤维腺体组织比例的不同，分为纤维腺体为主型、脂肪为主型和混合型。瘤灶有较纤细而致密的包膜，边缘清晰。内部密度高、低混杂，典型者呈"水中浮岛"样改变。

2.MRI 表现　　T₁WI、T₂WI 均表现为高低混杂信号,边界清晰。瘤体信号依据所含脂肪组织和纤维腺体组织比例的不同而变化,脂肪成分 T₁WI、T₂WI 均呈高信号,纤维腺体成分表现为低或中等信号。动态增强后瘤内纤维腺体成分呈渐进性强化,并与周围腺体一致,呈Ⅰ型或Ⅱ型强化。

二、乳腺恶性肿瘤的影像学特点

(一)乳腺癌

1.非浸润性乳腺癌　　包括小叶原位癌和导管原位癌。

(1)小叶原位癌:小叶原位癌没有特异性的临床和钼靶表现,往往因各种乳腺良性病变,如乳腺微钙化、纤维腺瘤、乳腺囊性增生病等行手术切除而被"偶然"发现。小叶原位癌具有双侧乳房,多个象限发病的特点,因此对有乳腺微钙化灶的患者要考虑到小叶原位癌的存在。

(2)导管原位癌:①X 线表现。病灶内钙化常见,形式多样,以簇状分布的线样分支状钙化或段样分布的多形性钙化较为典型。瘤灶可形成等密度肿块,以卵圆形最为常见,边缘模糊。早期无明显肿块者,可出现结构扭曲、局灶性不对称、大团状不对称和孤立性导管扩张症等征象,同时伴有钙化。②MRI 表现:瘤灶多呈线样导管样、导管分支样、斑点状、区域性及弥漫性等非肿块样表现,少数形成肿块。增强扫描瘤灶内部不均匀强化,其中以段样分布的成簇小环状及导管

2.浸润性乳腺癌

(1)X 线表现:

1)直接征象:①肿块。形态多样,因肿瘤病理类型和乳腺自身类型而异,可呈分叶状、不规则形、圆形或椭圆形。肿块密度多较高。肿块具有浸润边缘、星芒状边缘及小分叶边缘等恶性征象。浸润改变在不同病理类型癌中均最常见,星芒状改变仅出现在浸润性导管癌和浸润性小叶癌中,小分叶边缘在黏液腺癌和髓样癌中较多见。单纯肿块多见于黏液腺癌与髓样癌。②钙化伴肿块:钙化与肿块同时存在,钙化常位于肿块中、边缘或周围;乳腺癌的特征性钙化是细小的多形性钙化和线样或线样分支状钙化,常密集成簇分布。当肿块伴大量颗粒状钙化时,浸润性导管癌的比例明显增高。

2)间接征象:①结构扭曲。正常乳腺结构被扭曲,但无明确的肿块可见,包括从一点发出的放射状影和局灶性收缩,或者在实质的边缘扭曲。此征象可出现在浸润性导管癌和浸润性小叶癌中。②皮肤增厚和局限凹陷:又称厚皮征,由于癌肿

浸润乳房皮肤异常增厚,超出正常皮肤组织厚度。内皮质内常会看到很多淋巴管的阴影,形似毛刺样。另外可伴有皮下脂肪层浑浊。③彗星尾征:常出现于瘤灶的后、上方,表现为向外逐渐变细的狭长三角形致密影,此为肿瘤侵犯或牵拉乳腺实质所致。④乳头凹陷:乳头陷入乳晕内形成外宽内窄三角形的致密影,多为中、晚期乳腺癌表现。

(2)MRI表现:肿块MRI平扫T_1WI图像上为低信号,若周围有高信号的脂肪围绕则轮廓清楚。在T_2WI图像上,癌瘤的信号不均且强度与其内部的细胞、水含量和成胶原纤维组成比例有关。成胶原纤维所占比例越大,信号强度越低;细胞和水所占比例越大信号强度就越高。动态增强扫描呈"快进快出"的特异性表现,时间-信号曲线为Ⅱ型。强化由边缘向中心渗透。乳腺癌肿块的边缘毛刺征,增强后显示更清。扩散加权成像(DWI)扫描时间短,无需对比剂,浸润性癌和肿块样导管原位癌在DWI图像中均表现为高信号,ADC值有助于两者区分。

3.炎性乳腺癌 属于晚期乳腺癌的一种特殊类型,无特殊的影像学表现。影像学检查在其诊疗过程中起着辅助诊断、协助分期和评估新辅助治疗疗效的作用。

(1)X线表现:弥漫性高密度肿块,边界较难显示。皮肤增厚、钙化及结构紊乱均可出现。

(2)MRI表现:炎性乳腺癌由于淋巴管及毛细血管充血扩张和皮下组织广泛水肿,T_2WI表现为大片状边界不清的高信号影,正常乳腺实质结构消失。

(二)乳腺叶状瘤

乳腺叶状瘤属于纤维上皮性肿瘤,又称叶状囊肉瘤。多数瘤灶的边缘呈分叶状,边界清楚,但其形态变化与其良恶性关系尚无定论。特征性表现是呈多发结节融合样改变。

1.X线表现 圆形或分叶状肿块,边界多清晰。病灶最大径多>3cm。瘤灶密度高而均匀,偶见粗大的钙化影。部分病灶边缘可见弧形透亮影,又称"透明晕",实为受压脂肪组织。

2.MRI表现 病变信号不均,与内部裂隙、出血、囊变及脂肪组织有关。T_1WI上病变呈等信号、低信号,出血及脂肪灶呈高信号。T_2WI上病变多呈不均匀高信号,裂隙状呈高亮信号。交界性往往呈多发结节融合样改变,内部均可见低信号分隔。增强扫描,病灶均明显强化,其内裂隙可强化或不强化,而分隔无强化。半数病灶时间-信号强度曲线呈持续型(Ⅰ型)。少数出现增粗静脉血管。

(三)乳腺肉瘤

乳腺肉瘤种类繁多,肿块是本病的重要征象,但是没有特异性表现,所以定性诊断比较困难。

　　X线表现为孤立性类圆形或分叶形肿块、融合团块或弥漫性浸润。边界多清晰，其内可有粗大条索状钙化影。肿块周围血管影增多、增粗，局部皮肤无粘连增厚。

（四）恶性淋巴瘤

　　1.X线表现　分为结节/肿块型及致密浸润型。表现为结节/肿块型者，可为单乳单发或多发，亦可为双乳多发。其内无钙化，边界清楚，边缘光滑，无毛刺。致密浸润型者多表现为大片状密度增高伴皮肤增厚，此时需与乳腺炎症或炎性乳腺鉴别。恶性淋巴组织肿瘤质地比较柔软，X线加压检查时容易压平压扁，由于病变一般没有水肿，临床触诊肿块大小与X线片中大小相同。

　　2.MRI表现　表现为类圆形分叶状或不规则形肿块，大部分边缘光滑，少数可出现毛刺征。肿瘤信号缺乏特征性，T_1WI上可呈低、等及高信号或混杂信号；T_2WI上多呈团块状高信号也可为混杂信号。增强扫描，瘤灶强化表现与病理类型有关。慢性大B细胞淋巴瘤动态增强后病灶多早期、明显的团块状强化，周边强化更为显著。病灶周围软组织也有轻度强化。时间-信号强度曲线均倾向于Ⅲ曲线。黏膜相关淋巴组织型边缘区B细胞淋巴瘤早期强化较轻。

三、男性乳腺癌

　　男性乳腺癌比较少见。男性乳腺癌组织学改变与女性乳腺癌大致相同，但多数为浸润性导管癌。

　　1.X线表现　X线表现类似女性乳腺癌，肿块的形态呈不规则分叶状，密度增高，肿块边缘呈毛刺状，参差不齐，有时形成基底较宽的放射状触角。血管增粗、增多。皮肤局限性或弥漫性增厚。乳头内陷。男性乳头及乳晕下有丰富的淋巴网，所以男性乳腺癌易引起淋巴转移。

　　2.MRI表现　多为单侧。瘤灶多位于乳晕后方，呈圆形、卵圆形或分叶状，边界清楚。T_1WI大部分表现为低信号，T_2WI大部分为不均匀高信号，部分病灶可见包膜。增强后肿块明显不均匀强化或环形强化。

四、乳腺影像学诊断的问题及展望

　　影像学在乳腺肿瘤的筛查和诊断方面近年来又有了新的突破。这些新变化主要集中在乳腺成像和诊断新技术的应用、乳腺癌筛查、新辅助化疗(NAC)疗效评价和定位活检4个方面。

1.乳腺成像和诊断新技术　MRI在乳腺疾病诊断和研究中具有广阔前景。分子成像技术可从细胞、分子甚至基因水平反映活体的生理和病理过程,目前已成为乳腺影像学研究的新热点,主要相关技术有乳腺伽马成像、PET、光学分子成像。

2.乳腺癌筛查　MRI是乳腺癌高危人群筛查的有益补充,但不可替代常规钼靶X线摄影。

3.NAC疗效评价和预测　NAC后肿瘤变化的准确评价对术式的选择至关重,NAC前后MRI参数(血流动力学参数、ADC值等)的改变评价乳腺癌NAC疗效的价值已得到小样本研究证实。

4.定位技术　采用放射性核素引导隐匿性病灶定位技术可对乳腺肿瘤及前哨淋巴结进行术前定位,很大程度上解决了常规导丝定位操作复杂、导丝易脱落的问题。

第五章　甲状腺疾病对乳腺癌的影响

乳腺癌是女性最常见的恶性肿瘤，甲状腺疾病也是女性的常见疾病。乳腺和甲状腺同属于内分泌激素反应性器官，内分泌功能变化与乳腺及甲状腺疾病的发生关系密切。已有大量研究显示，甲状腺疾病与乳腺癌之间存在一定的相关性。

一、甲状腺疾病患者中乳腺癌发病风险研究

Freitas 等 2 通过病例对照研究发现，乳腺癌患者中存在甲状腺疾病家族史的情况更为常见（P＝0.001），推断甲状腺疾病可能增加乳腺癌的发病风险。Natalie-Prinzi 等。在研究中综合评估了合并甲状腺良性或恶性疾病患者中发生乳腺癌的风险，他们筛选了来自意大利中部及南部共 3921 例患有甲状腺疾病的女性患者，并分组为：无结节性甲状腺疾病组、伴结节性甲状腺疾病组及伴分化型甲状腺癌组，予以年龄分层，分别研究各组中乳腺癌的发生情况，并与正常人群中乳腺癌发生率对比，结果发现，患有甲状腺良性或恶性疾病的女性患者中乳腺癌的发生风险显著增高，特别是在年轻女性患者中表现明显。由此判断，甲状腺自身抗体可能有预防乳腺癌的作用。

（一）甲状腺功能减退（甲减）患者中乳腺癌的发病风险

有研究发现，原发性甲减可导致视丘下部和腺垂体发生实质性改变，致使腺垂体促性腺激素的分泌亢进，导致雌激素分泌增加，是乳腺癌发生的危险因素。Tosovic 等通过对 2185 例 T_1 水平处于基线的妇女进行前瞻性研究，随访 23.3 年，其中有 149 例（6.8％）妇女患侵袭性乳腺癌。Martinez-Iglesias 等研究发现甲减可能调节肿瘤的发展和转移，不受甲状腺激素受体（TR）表达的影响；甲减虽可以使肿瘤生长阻滞，却也增强了肿瘤的侵袭力。Kuijpens 等。研究随访了 2775 例未患乳腺癌妇女约 9 年（1994～2003 年），到 2003 年还有 2748 例妇女参与研究，随访过程中，所有新发乳腺癌及相关死亡病例都被记录，发现甲减及低水平 FT_4 可增加

绝经后妇女患乳腺癌的风险。有研究认为，甲状腺激素的促肿瘤作用可增加某些肿瘤的发生率，如结肠癌、乳腺癌、前列腺癌及肺癌，且在某些甲减患者中，乳腺癌的发生较晚或发现时处于较早阶段。而 Sandhu 等选择了 178186 例自身免疫性甲状腺功能减退疾病（AIHT）或其他疾病需服用左甲状腺素（LT_4）的老年患者，随访近 9 年，发现服用 LT_4 与未服用 LT_4 的患者乳腺癌发生率相似，说明 LT_4 不是老年乳腺癌的危险因素；与未服用 LT_4 的患者相比，服用 LT_4 的患者死亡率较低（$P < 0.001$），与在乳腺癌患者中得出的结论相同，说明服用 LT_4 的乳腺癌患者有一定的生存获益。虽然多数研究结论显示甲减可增加乳腺癌发病率，但也有研究认为原发性甲减可降低乳腺癌发病率，故还需进一步研究二者的相关性。

（二）甲状腺功能亢进（甲亢）患者中乳腺癌发病风险

1977 年，Davis 等报道甲亢患者乳腺癌的发生率比甲状腺功能正常的人低得多，认为甲状腺功能状态可能影响乳腺癌的发生，而甲状腺激素可能有对抗乳腺癌发生的作用。Gago-Dominguez 等报道甲状腺功能亢进，以及增加 T_3 水平或提高碘复合物水平可降低乳腺癌的发生率，其机制可能与其产生脂质过氧化和氧化应激从而诱导细胞凋亡有关。相反，甲状腺功能减退抑制了细胞氧化应激的凋亡过程，有可能增加发生乳腺癌的危险性。在早年的一些研中推测甲状腺功能亢进可能降低乳腺癌发病风险，但同时甲状腺功能亢进可能是绝经前乳腺癌患者发病的促进因素。然而，也有研究认为，自身免疫性甲状腺疾病及甲状腺功能亢进状态可增加原发性乳腺癌的发病风险，而甲状腺功能减退可降低乳腺癌的发病风险。

Ferreira 等在在乳腺癌小鼠模型中人工给予甲状腺激素，制造"人工甲亢"效果，通过对比研究分析发现，"人工甲亢"可导致肿瘤体积显著增大。Saralva 等。研究发现，绝经后乳腺癌女性中甲亢发生率明显增高，其血清中甲状腺激素/雌激素的值也明显增高，推测甲状腺激素与雌激素的紊乱和相互之间的作用可能会导致乳腺细胞癌变。甲状腺激素可直接控制机体生长和细胞增殖，其含量不足或过量均可改变腺垂体和甲状腺激素及化学致癌因子的代谢，研究者认为乳腺癌的病程演进可能会受甲状腺激素含量高低不同的影响，甲状腺激素既可能是肿瘤细胞形成的促进因子，也可能是对抗肿瘤细胞形成和生长的保护因子。

Tosovic 等随访了 2696 例 T_3 及 TSH 处于基线水平的女性，中位随访时间为 19.3 年，其中 173 例女性患乳腺癌，提示绝经后女性的 T_3 水平与乳腺癌的发病风险呈显著正相关。许多流行病学研究[17]显示，甲状腺功能亢进是导致乳腺癌发展的一个因素。此外，也有实验研究发现高水平的甲状腺激素可以减少乳腺癌细胞系增殖的间隔。因此，目前甲状腺激素对于乳腺癌的影响还需进一步研究论证。

（三）自身免疫性甲状腺疾病患者中乳腺癌的发病风险

自身免疫性甲状腺疾病（AITD）是最常见的器官特异性免疫性疾病，主要包括 Graves 病和桥本甲状腺炎（HT），在人群中发病率可达 5% 左右，且发病率女性明显高于男性。研究显示，乳腺癌与 AITD 密切相关。Hardefeldt 等的荟萃分析发现，自身免疫性甲状腺炎可增加患者患乳腺癌风险，比值比 OR＝2.92（95%CI2.13～4.01），甲状腺自身抗体的存在与乳腺癌的发生风险呈正相关（OR＝2.02，95%CI1.63～2.50）。有研究发现，在乳腺癌手术之前，乳腺癌患者中 TPO 抗体阳性率为 33%，而乳腺良性疾病组及对照组中 TPO 抗体阳性率分别为 20% 和 8%。但也有研究认为，女性体内如果含有较高的甲状腺过氧化物酶抗体（TPOAb），其乳腺癌的发病风险是减低的。一项关于 TPOAb 对乳腺癌患者预后影响的前瞻性研究中，通过对 47 例高度恶性乳腺癌患者术后随访观察，发现 TPOAb 阴性组中 5 年死亡率为 15/32（46.9%），而 TPOAb 阳性组 5 年死亡率为 1/15（6.7%）（P＝0.01），提示 TPOAb 可能降低乳腺癌的病死率。

HT 又称慢性淋巴细胞性甲状腺炎，是一种以淋巴细胞浸润为主的甲状腺炎性病变，淋巴细胞浸润在乳腺肿瘤形成中的作用一直受到质疑，许多数据表明乳腺肿瘤形成早期可探及淋巴细胞浸润或局部免疫反应失调。Fierabracci 等 i221 选取了 26 例 TPOAb 阳性的乳腺癌患者，其中 14 例（53.80）伴 HT，以及 30 例无甲状腺自身免疫性疾病的乳腺癌患者，评估肿瘤及肿瘤周围正常乳腺组织的淋巴浸润（LI）情况，结果显示，TPOAb 阳性的乳腺癌患者淋巴浸润稀少（LIS）占 73.1%（19/26），淋巴浸润中等或显著（LIM）占 26.9%。伴 HT 的乳腺癌患者均为 LIS。30 例无 AITD 的乳腺癌患者中.LIS 占 83%（25/30），LIM 占 17%，两组之间的 LIS 和 LIM 差异无统计学意义，提示伴 AITD 的乳腺癌患者中，淋巴浸润对肿瘤发生无明显影响。但这些研究有其局限性，尚不能否定淋巴细胞浸润与乳腺癌的关系，需要更多的研究加以证实。

（四）单纯性甲状腺肿患者中乳腺癌的发病风险

单纯性甲状腺肿又称"地方性甲状腺肿"，环境缺碘为其主要病因。因碘摄入不足，无法合成足够量的甲状腺激素，反馈性引起垂体 TSH 增高刺激甲状腺增生及代偿性肿大。随着缺碘时间延长，病变发展，扩张滤泡聚集成大小不等的结节，形成结节性甲状腺肿（NG）。Turken 等。对 150 例乳腺癌患者及 100 例对照组进行甲状腺功能及激素水平检测发现，结节性甲状腺肿与乳腺癌的发病有明显相关性，而甲状腺激素的水平在实验组与对照组却无明显差异。Muller 等通过对 622 例伴有良性甲状腺疾病患者乳腺癌发病风险的研究显示，良性甲状腺疾病组中乳腺癌的发生率为 6.11％（38/622），较普通人群乳腺癌发病风险（2.07％）明显增高（P＝0.0002）。但如果将其按 Graves 病、桥本甲状腺炎、甲状腺结节等分别分组，则乳腺癌发病风险与普通人群相比则无明显差异。Goldman 等为研究甲状腺疾病患者中乳腺癌病死率，对麻省总医院甲状腺门诊 1925～1974 年共 9520 例符合条件病例进行随访研究发现，伴发桥本甲状腺炎的乳腺癌患者病死率最低（15.1％），而伴发非毒性甲状腺结节的乳腺癌患者病死率最高（27.6％）。Brinton 等在 1984年报道，伴有未经治疗的甲状腺功能减退或甲状腺肿患者的乳腺癌发病风险显著降低（RR：0.3.95％CI 0.1～0.7）。因此，甲状腺肿与乳腺癌之间的关系尚需进一步研究。

（五）甲状腺癌患者中乳腺癌的发病风险

Chen 等回顾性分析了 299828 例乳腺癌和 23080 例甲状腺癌患者，发现有 365例同时患有乳腺癌和甲状腺癌，其中 252 例初诊为甲状腺癌，113 例初诊为乳腺癌，发病间隔均在 2 年以上；在初诊为乳腺癌的患者中，未发现甲状腺癌发病率增加，但初诊为甲状腺癌的患者中，尤其是未绝经的患者，在甲状腺切除术后乳腺癌的发病率是对照组的 1.9 倍。Simon 等研究发现有甲状腺癌病史的妇女其乳腺癌发病风险显著增高（OR＝2.7,95％CI 1.2～5.9），且这种风险的增高主要表现在经产妇中（OR＝3.4,95％CI 1.5～8.1）。一项包括 1618 例原发性甲状腺癌女性及39194 例原发性乳腺癌女性的研究结果发现，40 岁以下诊断肿瘤的患者其发生第二肿瘤的风险显著增高。经过病理组织学分析，伴发滤泡型或乳头-滤泡混合型甲状腺癌患者其乳腺癌发病风险相比之下最高，且 40 岁以下伴发滤泡型甲状腺腺患者乳腺癌发生率为普通人群的 10 倍。VanFossen 等研究发现，女性甲状腺癌患者中患乳腺癌风险较普通人群增加 0.67 倍，而男性甲状腺癌患者再发乳腺癌风险较普通人群增加 20 倍。

二、甲状腺疾病对乳腺癌影响的相关机制

（一）辐射

辐射是公认的引发甲状腺癌的危险因素，而各种来源的辐射，包括医源性或核爆炸产生的辐射也可导致乳腺癌的发病风险增高。既往接受过放疗的儿童癌症幸存者，其乳腺癌发生风险明显增高，且与辐射剂量呈线性相关，而其中霍奇金淋巴瘤行放疗后发病风险增加最高（RR＝7）。日本广岛及长崎曾遭受核袭击；通过对当地女性观察研究发现，核辐射效应可增加甲状腺癌和乳腺癌发病风险，且增加的

风险与核辐射曝光时间呈正相关（＜35 岁）。切尔诺贝利核事故发生的地区，事后调查发现乳腺癌发病率较普通地区明显增高 2 倍，在受辐射的年轻女性中表现得尤为明显。

（二）甲状腺激素

1957 年 Tannenbaum 等报道甲减与乳腺癌并存于碘缺乏地区。1977 年 Davis 等报道甲亢患者乳腺癌的发生率比甲状腺功能正常的人低得多，因此认为甲状腺功能状态可能影响乳腺癌的发生，而甲状腺激素可能有对抗乳腺癌发生的作用。在啮齿类动物中，乳腺发育和生理变化都是对三碘甲腺原氨酸（T_3）敏感的。甲状腺激素对于乳腺小叶的生长发育有一定的刺激作用，但对乳腺导管的发育并没有很大的影响。Gonzalez-Sancho 等发现 T_3 能够抑制细胞周期蛋白 D_1 和 T_1 基因表达，从而抑制乳腺上皮的增殖。Hall 等研究 T_3 和雌二醇（E_2）对人乳腺癌细胞株（MCF-7、$T_4$7-D）的作用发现，T_3 和 E_2 依赖的细胞增殖作用均可被雌激素受体（ER）拮抗剂抑制，T_3 可增强 E2 对 $T_4$7-D 细胞株的促进增殖作用，还可诱导雌激素反应元件介导的基因表达作用活化，虽然这种作用仅在 MCF-7 细胞株中发现，较 E2 作用轻微，提示 T_3 可促进乳腺癌细胞增殖，在某些细胞株中可增强 E_2 的促细胞分裂作用。肿瘤易感基因 101（TSG101）在乳腺癌和甲状腺癌组织中存在过表达，研究发现 TSG101 在上游调控元件中存在甲状腺转录因子 2（TIF-2）和甲状腺激素受体的结合位点，在转化和原发肿瘤细胞中，甲状腺激素可能与 TSG101 启动子活性的差异性调节过程有关，从而对疾病发生、发展产生影响。

有研究发现，T_3 可能促进乳腺细胞的分化，并且可以增强雌二醇对肿瘤细胞的分化作用，因此，T_3 在乳腺癌的发展中可能起重要作用。有报道，T_3 能够维持多种细胞系在无血清培养基中的增殖，其中包括乳腺癌细胞株。但也有研究认为，甲状腺激素疗法对血清中的雌激素无明显影响。

以上文献提示甲状腺功能状态可能影响乳腺癌的发生和发展，甲状腺激素可能是乳腺癌的促进因素或是抑制因素。而甲状腺疾病（甲减、甲亢或自身免疫性甲状腺疾病）都可伴甲状腺功能状态变化，故认为甲状腺疾病有可能增加或降低乳腺癌的发病风险，促进或延缓乳腺癌的发生和发展。

（三）碘的摄入量

Smyth 等推测乳腺癌发病的地域性差异可能是由于饮食中碘的摄入量不同，以及碘对乳腺组织细胞的作用不同所致。在日本，乳腺癌发病率较低，有研究者。认为这可能与日本传统饮食中富含海藻类而增加了碘摄取量有关，而随着日本女性移民西方国家采用西式饮食后，乳腺癌的发病率开始上升。Funahashi 等用富碘海藻喂食由二甲基苯并蒽诱发的乳腺癌的小鼠,发现可以抑制乳腺癌的进展,提示碘具有抗肿瘤的作用,推测这种作用可能是通过上调转化生长因子 3 在肿瘤细胞中的表达,从而诱导肿瘤细胞的凋亡而实现的。Shrivastava 等进一步证实碘能够降低细胞内 Bcl-2 的表达,上调 Bax 的水平,并能使凋亡诱导因子由线粒体转位至细胞核内,从而达到促使癌细胞凋亡的目的。

(四)钠-碘转运体

钠-碘转运体(NIS)是一种介导碘转运的膜蛋白,可使胞内碘含量为血浆的 20 ～100 倍。研究发现,除甲状腺外,乳腺也有微弱的摄取放射性碘的能力,提示乳腺组织中也有 NIS 基因的表达,且哺乳期及乳腺癌组织中 NISmRNA 显著高于非哺乳期的乳腺组织。Tazebay 等研究发现 85 例 ER 阳性乳腺癌转移组织细胞表面存在大量碘转运体,NIS 可将血液中的碘转运到乳腺癌组织,使其碘浓度高于其他组织,且发现 87％侵袭性乳腺癌和 83％的导管癌表达人类 NIS 而正常组织没有表达 NIS。Wapnir 等对 169 例乳腺癌标本免疫组化分析 NIS 蛋白的表达,结果显示:导管内癌中有 88％NIS 蛋白表达(其中 53％高表达),浸润性导管癌中有 76％NIS 蛋白表达(其中 40％高表达)。对于碘是否可以应用于对乳腺癌的治疗,Nakamoto 等对乳腺癌细胞 NIS 转运[131]I 进行了研究,结果显示癌细胞胞体内和胞体外均有转运碘到细胞内的功能;Upadhyay 等发现乳腺癌细胞内存在碘化的蛋白质,提示碘可能被有机化从而延长乳腺肿瘤内的存留时间,这可能为甲状腺癌行甲状腺全切术后合并乳腺癌的放射性核素治疗提供了一定的理论依据。

而促进肿瘤分化或直接刺激 NIS 基因表达可以增强乳腺癌细胞对碘的摄取。Cho 等研究发现催产素、泌乳素、雌激素等均可刺激乳腺肿瘤 NIS 的转录与表达。维甲酸(tRA)通过抑制细胞周期进程和诱导凋亡在诸多肿瘤的治疗中发挥独特的作用。tRA 可刺激体外和体内乳腺癌细胞 MCF-7 的 NIS 基因表达,增加[131]I 的细胞毒性。至于放射性碘治疗是否可应用于乳腺癌患者,还需行进一步研究加以验证。

第六章　乳腺癌对甲状腺疾病的影响

一、乳腺癌患者中甲状腺疾病发病风险研究

（一）乳腺癌患者中甲状腺功能减退的发病风险

有研究显示乳腺癌患者中有 20％以上合并甲状腺功能减退（甲减）及不同程度的促甲状腺激素增高。黄剑波等检测并比较 112 例原发性乳腺癌与 235 例同期良性乳腺疾病患者首次入院时的甲状腺功能变化，发现首次确诊的乳腺癌患者中甲状腺功能低下发生率为 21.4％，而乳腺良性疾病患者甲状腺功能低下发生率仅为 7.2％，且乳腺癌患者中游离三碘甲腺原氨酸（FT_3）水平明显低于良性乳腺疾病患者（P＝0.042）。Mittra 等研究发现乳腺癌患者血浆促甲状腺激素（TSH）浓度明显高于对照组，而且通过促甲状腺激素释放激素（TRH）兴奋试验证实，绝大部分乳腺癌患者的低甲状腺功能并非继发于垂体或下丘脑的疾病。为探讨乳腺癌患者中原发性甲减的发生，Cristofanilli 等对 1136 名原发性乳腺癌患者及 1088 名曾进行过乳腺癌筛查的健康女性进行回顾性研究发现，乳腺癌患者中原发性甲状腺功能减退的发生率为 21.3％（242/1136），明显高于正常人群。王怡淳等对 106 例乳腺癌、120 倒乳腺良性疾病及 60 例正常对照组进行研究发现，乳腺癌患者虽无甲亢或甲减表现，但周围血清中 T_3 水平较良性组和正常对照组明显降低，同时血清 T_3 值随乳腺癌临床分期的增加而显著下降。

Barbesino 等研究发现，化疗、放疗及内分泌治疗等多种治疗方式都可能对甲状腺功能紊乱有影响，其机制可能是通过自身免疫系统导致的。Huang 等通过对 685 例乳腺疾病患者（其中乳腺癌 369 例，乳腺良性病变 316 例）中甲状腺激素水平进行分析。对于乳腺癌患者同时分析化疗期间的甲状腺激素水平，结果发现：在乳腺癌初诊患者及化疗过程中，甲状腺激素水平下降的发生率均较高。对于甲状腺激素在化疗中的影响，他们通过比较单独化疗药物及同时联合 T_3 对于乳腺癌细胞系（MCF-7）的影响后得出结论：T_3 可增强乳腺癌细胞对化疗药物（5-氟尿嘧啶及

紫杉醇)的敏感性,其机制可能是 T_3 可引起处于静止期(G0)或 DNA 合成前期(C1)的乳腺癌细胞进入 DNA 合成期(S),从而增加化疗敏感性。这可能为新的乳腺癌治疗方法提供依据(化疗增敏),特别是化疗过程中合并甲减的患者。但还需更多有关乳腺癌患者中甲状腺激素辅助治疗的研究进行进一步证实。

(二)乳腺癌患者中甲状腺功能亢进的发生情况

有研究发现绝经后乳腺癌患者中甲状腺激素较普通人群明显增高,提示雌二醇与 T_3 的不平衡影响着乳腺癌的发展。Ditsch 等对 27 例良性乳腺肿瘤、65 例乳腺癌及 38 例正常人分别检测 FT_3、FT_4、TSH、TPOAb、TRAb、TG 水平,结果显示乳腺癌组 FT_3、FT_4 的水平高于良性乳腺肿瘤组及对照组,同时乳腺癌组的甲状腺疾病发生率显著高于良性乳腺肿瘤及对照组。Lemaire 等研究发现,乳腺癌组中总 T_3、T_4 的血清浓度明显高于对照组,病例组中有 8 例并发甲状腺功能亢进(3.5%),而没有同时并发甲减的病例。Saraiva 等通过病例对照研究发现甲状腺功能亢进的发生与绝经后乳腺癌相关,研究结果显示,在乳腺癌组中 T_3、T_4 值明显高于对照组,TSH 值明显低于对照组。绝经后乳腺癌患者中甲状腺激素/雌激素的比值明显高于对照组($P<0.05$),提示体内甲状腺激素及雌激素比例的不平衡可能有一定的促肿瘤生长作用。

(三)乳腺癌患者中自身免疫性甲状腺疾病的发病风险

自身免疫性甲状腺疾病(AITD)是最常见的器官特异性免疫性疾病,主要包括 Graves 病和桥本甲状腺炎,在人群中的发病率可达 5% 左右,发病率女性明显高于男性。研究显示乳腺癌与 AITD 相关。乳腺癌患者并发 AITD 的概率明显高于正常人群。甲状腺自身抗体主要包括 TPOAb 和 TgAb。TPOAb 产生与 AITD 发生有高度相关性,有文献报道乳腺癌患者中 TPOAb 升高。Giustorni 等研究发现,乳腺癌患者、乳腺良性疾病及对照组之间的 FT_3、FT_4、TSH 值无明显差异,但乳腺癌患者中 TPOAb 阳性率明显高于其他两组。Michalaki 等研究发现乳腺癌组 TPOAb 平均滴度明显高于对照组。梅怡等研究也同样提示乳腺癌患者术前 TPOAb 阳性率明显高于正常对照组和乳腺良性疾病组。有研究针对 47 例高度恶性的女性乳腺癌患者随访 5 年,发现甲状腺自身抗体阳性组仅 1 例死亡(6.7%),明显低于甲状腺自身抗体阴性组(46.9%)。Turken 等。发现自身免疫性或非自身免疫性甲状腺疾病的发生率在乳腺癌患者中增加。Giani 等进行了一项前瞻性研究——评估乳腺癌患者中甲状腺功能及 ER、PR 表达并与对照组对比,结果发现乳腺癌患者中甲状腺疾病发生率及 TPOAb 阳性率均较对照组明显增高,认为:①乳腺癌患者中甲状腺疾病的发生率增加;②其中自身免疫性甲状腺疾病,特别是桥本甲状腺炎占乳腺癌患者中伴发甲状腺疾病的很大部分。希腊的一项前瞻性研究发现,自身免疫性甲状腺疾病在乳腺癌患者中的发生率为43.9％,明显高于良性乳腺疾病组(19％)及健康人群组(18.4％)。但也有研究显示,乳腺癌患者与对照组之间的FT_3和TSH值无显著差异,且乳腺癌患者中TPOAb阳性发病率明显低于对照组。

(四)乳腺癌患者中单纯性甲状腺肿的发生情况

单纯性甲状腺肿大多为不伴临床甲状腺功能异常的甲状腺肿,其后期可发展为结节性甲状腺肿。Turken等对150例乳腺癌患者和100例对照组的甲状腺形态及甲状腺激素水平检测发现,结节性甲状腺肿与乳腺癌的发病明显相关,而甲状腺激素的水平在实验组与对照组却无明显差异。Hardefeldt等研究也发现,乳腺癌患者中单纯性甲状腺肿的发病率明显高于正常人群。董威等对30例乳腺癌患者及30名健康女性进行甲状腺彩色多普勒检查发现,38％的乳腺癌组患者甲状腺体积增大,乳腺癌组的甲状腺低回声结节达53％,均明显高于对照组,且乳腺癌患者中的甲状腺上下动脉内径、收缩期峰值血流速度、平均血流速度、舒张期血流速度均明显增加。熊雅玲等对100例乳腺癌患者及100例健康女性测定其甲状腺体积及超声检查的回声情况,发现乳腺癌组有42.8％的患者甲状腺体积明显大于对照组,乳腺癌组低回声结节达40.0％,而在对照组中仅为24.0％。Smyth等研究发现乳腺癌患者中甲状腺体积较对照组明显增大。Vural等研究发现,2218例乳腺癌患者中,有445例同时合并甲状腺疾病,其中主要为多结节性甲状腺肿及弥漫性甲状腺肿。

(五)乳腺癌患者中甲状腺癌的发生情况

有研究发现,女性甲状腺组织中雌激素受体和孕激素受体的阳性率均高于男性,雌激素有可能通过上调甲状腺组织中的受体水平,影响其甲状腺组织的生长,并通过调节其受体的浓度而影响甲状腺细胞的增殖。有报道,乳腺癌患者并发异时性甲状腺癌的发生率为1.34％,甲状腺癌患者并发异时性乳腺癌的发生率为1.07％。Park等对518例乳腺癌术后患者进行甲状腺超声检查,发现有42例(8.1％)患者可疑为甲状腺病变,进一步行超声下针吸细胞学检查,对其中18例存在细胞形态异常的患者行甲状腺手术切除病检,结果发现除5例为单纯性甲状腺肿外,其余13例(2.5％)均为甲状腺癌,其中同时伴乳腺癌和甲状腺癌者6例(1.2％),其余7例(1.3％)平均在乳腺癌术后33个月被确诊为甲状腺癌,提示乳腺癌患者伴发甲状腺癌的概率较高。Nio等回顾性分析340例经手术治疗的乳腺癌患者,其中甲状腺癌在乳腺癌患者中的发病率为2.1％。Tanaka等回顾性分析2786

例初诊为乳腺癌的患者,平均随访 8.6 年,与健康女性相比,乳腺癌患者经过规范治疗后发现卵巢癌、非霍奇金淋巴瘤、甲状腺癌的发生率高于对照组。

二、乳腺癌对甲状腺疾病影响的相关机制

乳腺癌与甲状腺疾病共同致病因子可能包括辐射、甲状腺激素、碘、雌激素等。雌激素是公认的引发乳腺癌的危险因素。而乳腺癌中甲状腺疾病发生率较高,且甲状腺疾病多发生于女性患者,故推测雌激素在甲状腺疾病的发生发展中也起着重要的作用。

雌激素可能对甲状腺的发育、生理及病理有一定影响,且较长的生殖期可增加患甲状腺乳头状癌的风险。研究发现,女性甲状腺组织中孕激素受体(PR)和雌激素受体(ER)的阳性率均高于男性,雌激素有可能通过上调甲状腺组织中的受体水平,影响其甲状腺组织酶生长,并通过调节其受体的浓度而影响甲状腺细胞的增殖。Wang 等为更好地评估女性甲状腺乳头状癌发病风险与月经、生殖及其他内分泌因素的关系,对目前相关的研究进行了一项荟萃分析,结果发现:绝经年龄较晚与乳头状甲状腺癌发病风险增加相关(RR＝1.39,95％ CI1.03～1.89,P＝0.032)。而绝经年龄晚也是乳腺癌的危险因素之一,故乳腺癌患者中,特别是绝经晚的妇女其甲状腺癌发病风险增高。有研究发现雌激素受体(ER)表达于分化型甲状腺癌组织中,且其表达水平与细胞周期调控蛋白 D 正相关,说明雌激素在分化型甲状腺癌发生、发展过程中起一定的促进细胞增殖作用,并认为分化型甲状腺癌是雌激素依赖性肿瘤。殷德涛等。对 24 例甲状腺及乳腺多原发癌患者行 ER 免疫组化检测,发现 ER 共同阳性 11 例(45.8％),ER 共同阴性 8 例(33.3％),ER 在甲状腺癌和乳腺癌中表达无统计学差异(P＞0.05),建议临床上对雌激素依赖的乳腺癌患者常规检查甲状腺癌。雌激素很可能对甲状腺癌的发生和发展起到重要作用,这也对甲状腺癌的辅助治疗提供了新的思路。目前 Tahboub 等研究发现,雌激素及雌激素受体信号可通过加强促甲状腺激素的浓度从而对甲状腺的生长起重要作用,由此推断,雌激素对甲状腺疾病发生、发展有一定作用。

雌激素还可通过调节甲状腺生长功能的分子信号转导途径来影响甲状腺癌细胞的增殖及侵袭能力。Vannucchi 等研究发现,118 例甲状腺乳头状癌患者中 ER 的表达率及 PR 的表达率分别为 66.5％和 75.8％,且 ER、PR 的表达与肿瘤的大小显著相关,同时表达 ER 和 PR 的肿瘤,其体积更大,且在 ER、PR 表达阳性的甲状腺癌患者中其局部转移率较高,提示 ER、PR 的表达可增加肿瘤的侵袭性。

第七章 甲状腺腺瘤

甲状腺腺瘤为最常见的甲状腺良性肿瘤。

【病理】

甲状腺良性肿瘤组织形态学上可分为乳头状、滤泡性和 Hurthle 细胞性 3 类。滤泡性腺瘤多见,依照滤泡的大小又分为巨细胞性(也称胶质性)、小滤泡性和胚胎性 3 种。在腺细胞中含有嗜酸性颗粒者,称 Hurthle 细胞腺瘤。滤泡性腺瘤的组织分化程度较好,多有完整包膜,甲状腺功能大多正常,但其功能相对自主,较少受 TSH 的调节。

【临床表现】

本病多见于 40 岁以下的妇女。颈部出现圆形或椭圆形结节,多为单发。其直径从几毫米至数厘米不等,生长缓慢,少有压迫症状。稍硬,表面光滑,无压痛,随吞咽上下移动。大部分患者无任何症状。腺瘤生长缓慢。当乳头状囊性腺瘤因囊壁血管破裂发生囊内出血时,肿瘤可在短期内迅速增大,局部出现胀痛。

【辅助检查】

甲状腺核素显像时以"有功能结节"多见。随着腺瘤的功能自主性的不断增加,甲状腺激素合成与分泌的增多,可表现为"热结节",出现甲状腺功能亢进的临床表现,称为甲状腺高功能腺瘤,或称功能自主性甲状腺腺瘤。高功能腺瘤周围的甲状腺组织常由于 TSH 受抑制的影响而变为萎缩,减弱或丧失了聚碘功能。在腺瘤较大时.可发生出血、坏死或退行性变,形成囊性或囊实性结节,于 B 超声检查时可清楚显示出来,核素显像则为"冷结节"。

【诊断和鉴别诊断】

甲状腺腺瘤与结节性甲状腺肿的单发结节在临床上较难区别。以下几点可供鉴别:①甲状腺腺瘤较少见于单纯性甲状腺肿流行地区。②甲状腺腺瘤经过数年仍保持单发;结节性甲状腺肿的单发结节经过一段时间后,多演变为多发结节。组织学上腺瘤有完整包膜,周围组织正常,分界明显而结节性甲状腺肿的单发结节包膜常不完整。

【治疗】

对于诊断明确又无恶性病变证据者,有人主张手术治疗,也可密切随诊,或试用甲状腺制剂,观察肿瘤大小的变化,如有进一步增大或对周围组织有压迫表现者,应手术治疗。如为高功能腺瘤,可用抗甲状腺药物治疗甲状腺功能亢进,待甲状腺功能亢进病情控制后,进行甲状腺手术处理。也可采用放射性碘治疗,通常较治疗 Graves 病甲状腺功能亢进的剂量大,由于用^{131}I的量较大,多主张此种作法适合于年龄较大、对手术治疗有顾虑的患者,而且必须选择核素显像示"热结节"、周围的甲状腺组织完全或基本抑制的患者。年轻患者宜首选手术。

【预后】

甲状腺腺瘤多数生长缓慢,有些甚至可多年变化不大。伴有甲状腺功能亢进者,经放尉性碘或行手术治疗后,预后很好;有局部压迫症状者,经过手术后,多能取得很好的效果。

第八章　甲状腺癌的诊疗

一、甲状腺癌的病因学研究

甲状腺是人体最大的内分泌腺体,通过甲状腺素调控着人体的新陈代谢。甲状腺癌是最常见内分泌恶性肿瘤之一。最近几十年,甲状腺癌的发病率持续增高。超过95％的甲状腺癌来源于滤泡细胞,余下的占3％髓样癌则来源于C细胞(表8-1)。目前髓样癌的发病原因,研究得比较彻底。而滤泡细胞来源(主要是乳头状癌和滤泡样癌)的甲状腺癌的病因研究仍在不断进展中。基于组织学和临床指标,滤泡细胞来源的癌症广义的分为高分化型、低分化型和不分化型三种。高分化型主要包括乳头状癌和滤泡状癌。尽管组织分型开始阶段是基于组织结构来分型,但是目前的诊断标准更加注重的是细胞核的特性和局部淋巴结转移的倾向。对于细胞核形态学特征的认识逐步加深,乳头状癌的诊断逐年增加。与之对应的,以血行播散为主的滤泡状癌的诊断不断下降。

表 8-1　甲状腺癌的临床病理特征

肿瘤类型	占比	性别比 (女/男)	年龄	淋巴结转移	远处转移	5年生存率
乳头状甲状腺癌	85％～90％	2：1～4：1	20～50	＜50％	5％～7％	＞90％
滤泡状甲状腺癌	＜10％	2：1～3：1	40～60	＜5％	20％	＞90％
低分化甲状腺癌	极少～7％	0.4：1～2.1：1	50～60	30％～80％	30％～80％	50％
未分化甲状腺癌	2％	1.5：1	60～80	40％	20％～50％	1％～17％
甲状腺髓样癌	3％	1：1～1.2：1	30～60	50％	15％	80％
混合性髓样和滤泡细胞癌	极少	—	—	—	—	4

与之对比,未分化甲状腺癌的侵袭性和致命性表现得更为突出。这类肿瘤表现的是迅速增大的并向周围组织侵袭的颈部肿物。目前没有有效的治疗方法,绝大多数患者在确诊后一年内死亡。低分化甲状腺癌在形态学和行为学上都介于高分化和未分化甲状腺癌之间。

(一)碘与甲状腺癌

碘是甲状腺激素合成的必备物质,而碘缺乏导致甲状腺增生,形成甲状腺肿,从而代偿碘缺乏造成的合成原料的不足。流行病学调查也显示在碘缺乏地区的滤泡状癌的发病率高于碘富集地区。与之相对的是,在碘富集地区乳头状癌的发病率是最高的。有趣的是,在动物模型中,碘的摄入可以促使甲状腺癌在形态上从滤泡状癌转成乳头状癌。这说明碘主要调节甲状腺癌形态学上的变化,而不是引发癌症本身。尽管以上的大量研究,碘在甲状腺癌的发生发展中的作用仍不明确。碘是人体必需的微量元素,碘缺乏导致甲状腺激素合成减少,促甲状腺激素(TSH)水平增高,刺激甲状腺滤泡增生肥大,发生甲状腺肿大,出现甲状腺激素,使甲状腺癌发病率增加,目前意见尚不一致。而高碘饮食可能增加甲状腺乳头状癌的发生率。

(二)放射线与甲状腺癌

日本广岛、长崎的原子弹爆炸,马绍尔岛群岛和美国内华达的核试验,以及前苏联切尔诺贝利核泄漏事件都证实了放射线和甲状腺乳头状癌的紧密联系。切尔诺贝利事件后,儿童成了最大的受害者,至于原因不外乎儿童期甲状腺组织相对脆弱和摄入更多污染的牛奶进而增加了他们对放射性碘的暴露。儿童时期用于治疗头颈部良性肿物的柱状外放射也可以增加甲状腺乳头状癌的患病风险。放射性损伤的机制可能与基因内点突变造成染色质的重置从而引起异常基因的激活有关。此外,用X线照射实验鼠的甲状腺,能促使动物发生甲状腺癌,细胞核变形,甲状腺素的合成大为减少,导致癌变;另外,使甲状腺破坏而不能产生内分泌素,由此引起的TSH大量分泌也能促发甲状腺细胞癌变。

(三)促甲状腺激素慢性刺激与甲状腺癌

促甲状腺激素(TSH)是促进甲状腺细胞生长的主要因子,目前很多动物实验支持TSH在促进甲状腺癌发展中的作用。在高危患者中,抑制TSH可以明显减少死亡。而TSH在人类甲状腺癌的发展中是否起作用仍然不确定。一些基于血清TSH水平和甲状腺癌相互关系的研究发现两者确实有较为明确的相关性,并可以在一定程度上预测甲状腺癌的发生。最近大量的综述和Meta分析也支持以上观点,甚至正常水平的或者低于正常水平的TSH表达也有这种趋势。有实验证明，与没有 TSH 相比，如果 TSH 水平达到 4mU/L，甲状腺癌的发生率就会增加 3 倍，而这一倍数与甲状腺癌发病的男女比例相似。尽管如此，必须意识到单靠 TSH 的水平不能作为诊断甲状腺癌的标准，血清 TSH 水平也不能作为独立的诊断标准。目前的这些发现主要应用于慢性 TSH 升高患者甲状腺癌发病的筛查。

目前研究不能说明 TSH 在诱发甲状腺癌中的具体作用，而且其他的临床因素也影响了 TSH 作用的判定。TSH 水平的升高与甲状腺癌的预后有明确的相关性，但是肿瘤大小和分期与 TSH 水平的相互关系仍需要进一步的研究，而且 TSH 水平与甲状腺癌的转移没有明确的关系。

甲状腺滤泡高度分化，有聚碘和合成甲状腺球蛋白的功能，TSH 还通过 cAMP 介导的信号传导途径调节甲状腺滤泡细胞的生长，可能发生甲状腺癌，血清 TSH 水平增高，诱导出结节性甲状腺肿，给予诱变剂和 TSH 刺激后可诱导出甲状腺滤泡状癌，而且临床研究表明，TSH 抑制治疗在分化型甲状腺癌手术后的治疗过程中发挥重要的作用，但 TSH 刺激是否是甲状腺癌发生的致病因素仍有待证实。

（四）性激素的作用与甲状腺癌

绝大多数高分化甲状腺癌患者的年龄位于 20～50 岁，而且该疾病在女性中的发病率是男性的 2～4 倍。这些性别与年龄的分布都指向女性激素可能调节甲状腺癌的发生发展。实际上，滤泡细胞是表达雌激素受体的，雌激素也可以促进这些细胞的增殖。然而甲状腺癌与怀孕以及外用性激素之间的联系并不明朗。由于在分化良好甲状腺癌患者中，女性明显多于男性，因而性激素与甲状腺癌的关系受到重视，临床上比较分化良好的甲状腺癌的肿瘤大小时发现，通常青年人的肿瘤较成人大，青年人发生甲状腺癌的颈淋巴结转移或远处转移也比成人早，但预后却好于成人。10 岁后女性的发生率明显增加，有可能雌激素分泌增加与青年人甲状腺癌的发生有关，故有人研究甲状腺癌组织中性激素受体，并发现甲状腺组织中存在性激素受体：雌激素受体（ER）和孕激素受体（PR），而且甲状腺癌组织中 ER，但性激素对甲状腺癌的影响至今尚无定论。

（五）生甲状腺肿物质与甲状腺癌

动物实验证实，长时间服用生甲状腺肿物质可诱导出甲状腺癌，也可阻碍甲状腺激素的合成，使 TSH 分泌增多，刺激甲状腺滤泡增生，可能产生甲状腺的新生物，并伴有甲状腺的弥漫性肿大，而引起甲状腺肿瘤。但目前的这一病因的研究也受限于 TSH 促进甲状腺癌发病的机制不够明确，所以这一方面的研究还有待深入和进一步的研究。

（六）其他甲状腺疾病与甲状腺癌

1.结节性甲状腺肿　结节性甲状腺肿中发生甲状腺癌一向受到重视,是甲状腺癌发病相关的危险因素,甲状腺癌在结节性甲状腺肿中的发生率可高达4%～17%,但结节性甲状腺肿与甲状腺癌的相互关系也一向存在争议,从良性结节向分化良好癌进展的关系不清楚。

2.甲状腺增生　甲状腺增生与甲状腺癌的关系尚不明确,有报道发现先天性增生性甲状腺肿长期得不到适当的治疗,最终发生甲状腺癌,因而及时发现先天性增生性甲状腺肿,并予甲状腺激素替代治疗,消除TSH的长期刺激非常重要。

3.甲状腺腺瘤　多数人认为甲状腺癌是继发于单发性甲状腺腺瘤,如果甲状腺癌继发于甲状腺腺瘤,甲状腺癌的类型应该以滤泡状癌为主,但事实是甲状腺乳头状癌占绝大多数,甲状腺滤泡状癌的患者常有以前存在腺瘤的历史,但要证实两者的关系却相当困难,即使采用组织学观察也难以证实它们之间的关系。

4.慢性淋巴细胞性甲状腺炎　淋巴浸润经常见于甲状腺乳头状癌,这就提示免疫因素有可能卷入该肿瘤的进程中。最新分子研究表明,慢性淋巴细胞性甲状腺炎存在潜在的恶性征象。近年来,在桥本甲状腺炎（HT）中发现甲状腺癌的报道越来越多,发生率4.3%～24%,差异较大,而且由于HT多不需要手术治疗,实际的发病情况较难于估计,HT与甲状腺癌可以是两种无关联的疾病而同时共存于甲状腺的腺体中,另外,局灶性的HT也可能是机体对甲状腺癌的免疫反应,HT可能导致甲状腺滤泡细胞破坏,甲状腺功能减退,甲状腺激素分泌减少,反馈性引起TSH增高,TSH持续刺激甲状腺滤泡细胞,甲状腺滤泡细胞过度增生而癌变;也可能TSH作为促进因素,在甲状腺致癌基因过度表达的同时发生癌变;还有人认为HT与甲状腺癌有着共同的自身免疫异常的背景。

5.甲状腺功能亢进症　由于甲亢患者的血清TSH呈低水平,既往认为在甲亢患者中不发生甲状腺癌,或甲状腺癌的发病率在甲亢患者和普通人群中（0.6%～1.6%）一致,甲状腺癌发生率为2.5%～9.6%,而在甲状腺癌中,甲亢的发生率可达3.3%～19%,而手术治疗的甲亢患者或是因甲状腺较大,或是因为已存在甲状腺结节,故实际的发病率不清楚,且大多数采用药物治疗,因此应重视甲亢合并甲状腺癌的临床情况,更应警惕甲状腺癌的存在。

（七）家族因素与甲状腺癌

甲状腺滤泡细胞派生的癌症也具有一定的遗传因素,如果一个家族中的父母或者子女发病,那么家族发病风险会增加3.2和6.2倍。特发性的家族性甲状腺非髓样癌占甲状腺病患总数的3.5%～6.2%。甲状腺癌同时和很多肿瘤综合征密切相关,而这些综合征都与决定性别的基因上的突变有关,例如家族性结肠息肉病(与 APC 基因突变有关),考登病(与 PTEN 基因突变有关),再有沃纳综合征(与 WRN 基因的突变有关)。目前几种有可能引发乳头状癌的易感位点已经在其他家族性肿瘤中得到证实,例如乳头状肾细胞癌的(lq21)位点,透明细胞肾细胞癌的(3;8)(p14.2;q24.1)位点,以及多发结节性甲状腺肿的(19p13.2)位点。但是在更多散发的常见的肿瘤中,这些位点的突变并不存在。甲状腺癌较少作为独立的家族性综合征,但可作为家族性综合征或遗传性疾病的一部分,少数家族有患多灶性分化良好的甲状腺癌的倾向,甲状腺癌与家族性结肠息肉病(如 Gardner 综合征),包括结肠腺瘤性息肉合并软组织,以纤维瘤病最为多,合并纤维肉瘤,是常染色体显性遗传病,由位于染色体 5q21~q22 的 APC 基因突变所致,后者是参与细胞增殖调控的信号蛋白,在 TSH 刺激下,少数人可发生癌变,甲状腺癌。

(八)甲状腺癌发病的分子生物学机制

以上甲状腺癌的病因,最终都要归结于细胞分子层面的通路改变,从而诱发甲状腺癌,而目前对于这一层面的研究也是当今研究的热点。

与别的癌症相似,甲状腺癌也是由各种遗传和表观遗传变化逐渐积累引起的,包括体细胞突变的激活和抑制、基因表达谱的变化、miRNA 的失调和异常基因的甲基化。这些变化中体细胞突变是最终的结果,很多发生在正常组织向癌症转化的早期阶段。甲状腺癌发生最典型的两个分子机制是点突变和染色质重置。前者是 DNA 链上单个核苷酸的变化,后者是大范围的基因断裂重组的异常。而大量研究表明这两者都与甲状腺癌的发生密切相关。

1.体细胞突变　甲状腺癌中绝大多数突变都涉及 MAPK 和 PI3K-AKT 通路。MAPK 的激活对于肿瘤的发生至关重要。突变的基因影响这些通路进而影响细胞膜上的酪氨酸激酶受体 RET 和 NTRK1,以及细胞内的信号处理基因 BRAF 和 RAS。这类变化见于 70% 的甲状腺乳头状癌患者中,并且与肿瘤的临床、组织病理和生物学特点相关。

在滤泡状甲状腺癌中,除了 RAS 的突变,另一种基因 PAX8/PPARy 的重置也很常见。在甲状腺癌的进展和去分化阶段,许多的突变影响着 PI3K-AKT 通路和别的细胞信号通路。

甲状腺滤泡细胞呈递 TSH 的细胞表面受体,这些受体是拥有 7 个跨膜结构的 G 蛋白偶联受体。TSH 激活这一受体和 G 蛋白,如滤泡细胞表面的 GSa,进而引发腺苷酸环化酶制造 cAMP。cAMP 刺激蛋白激酶 A(PKA),该激酶进而磷酸化细胞质和细胞核内的靶蛋白。核转录因子 CREB 是 PKA 的反应底物,它被磷酸化后可以激活 cAMP 反应基因的转录。生长因子诱导酪氨酸受体激酶(RTK)二聚体化,导致细胞质尾部特定的酪氨酸残基磷酸化。磷酸化的 RTK 催化 GDP 被 GTP 代替从而激活 Ras。与 GTP 结合的 Ras 激活 BRAF 的激酶活性,以及它下游的信号通路。BRAF 磷酸化 MAPK 的激酶 MEK,后者可以磷酸化和激活 ERK。激活的 ERK 迁移到细胞核内,在那里激活和磷酸化大量的转录因子,这些因子都与细胞的增殖和分化有关,例如 MYC 和 ELK1。

(1)RET/PTC 和 TRK 重置:RET/PTC 是在甲状腺乳头状癌中发现的染色质重置现象。这种重置会造成 RET 基因的一部分与几个配体基因中的一种融合在一起。所有嵌合的基因包含有 RET 的一部分,并且可以编码不完全的 RET 蛋白的酪氨酸激酶区域,从而聚合在一起激活另一种基因的启动子区域,引发 RET/PTC 蛋白的表达和二聚体化,这就对 MAPK 通路形成了慢性刺激,从而促进甲状腺细胞的肿瘤化。RET/PTC1 和 RET/PTC3 是最常见的两种重置类型,RET 基因融合到 CCDC6 或者 NCOA4 上。这两种重置都是发生在染色质内的位于染色质 10 的长臂上。与之相对的是,RET/PTC2 和其他 9 种更常见的 RET/PTC 重置都是染色质间的重置,并且位于不同的染色质上。

RET/PTC 重置的特异性和普遍性随着甲状腺乳头状癌患者的不同有着显著区别。这一重置主要随着年龄和对于放射性碘的暴露史而变化。但是这一发现的意义又因为这一重置分布的地区差异和不同检查方法的灵敏性而有所削弱。RET/PTC 重置有可能可见于大量的肿瘤细胞(克隆重置),而检测方法也是多种多样,也可能只在一小部分肿瘤细胞里可见(非克隆重置),只能被超级灵敏的方法检测到。

RET/PTC 的克隆重置大概见于 10%～20% 的甲状腺乳头状癌患者,而且只见于这一类型的甲状腺癌。而 RET/PTC 的非克隆重置不仅见于乳头状癌,也广泛存在于别的类型的甲状腺癌和良性损伤中。

(2)RAS 基因突变:人类的 HRAS、KRAS 和 NRAS 基因编码高度保守的相关 C 蛋白,这类蛋白位于细胞膜的内表面,传递细胞膜上酪氨酸激酶受体上的信号到 G 蛋白偶联受体,同时激活 MAPK、PI3K-AKT 和别的信号通路。激活的点突变主要影响 RAS 基因的 12、13 和 61 密码子。在甲状腺癌中,NRAS 基因的 61 密码子和 HRAS 基因的 61 密码子的突变最为常见。RAS 基因的突变在甲状腺癌中极为普遍,包括 10%～20% 的乳头状癌,40%～50% 的滤泡状肿瘤和 20%～40% 的低分化和未分化癌。

在乳头状癌中,几乎所有的肿瘤都有 RAS 基因的突变,进而形成新生的滤泡和非乳头结构,这称为乳头状癌的滤泡样变。这种突变也见于 20%～40% 的良性滤泡腺瘤。这一发现表明 RAS 阳性的腺瘤可以发展成为 RAS 阳性的腺癌。进一步来说,RAS 突变可能预示着分化良好的癌症向去分化甚至不分化癌症的转变。

(3)BRAF 基因突变:BRAF 是一种丝氨酸一苏氨酸激酶,它被 RAS 活化和绑定后可以移位到细胞膜,进而磷酸化和激活 MAPK 激酶和别的一些 MAPK 信号通路的下游靶基因。在甲状腺癌中,BRAF 能被点突变、小的框移删除或插入以及染色质重置所激活。最常见的点突变的机制是 1799 位点的胸腺嘧啶被腺嘌呤所替代,导致残端 600 位点改变,缬氨酸被谷氨酸所代替(Val600Glu)。这一突变构成了 98%～99% 的甲状腺癌的 BRAF 突变。别的变化,如赖氨酸和谷氨酸的(Lys601Glu)突变。所有的点突变都会造成 BRAF 激酶对于 MAPK 通路的慢性刺激。

BRAF Val600Glu 氨基酸替代最易发生于乳头状癌,见于 40%～45% 的这一类肿瘤。也见于 20%～40% 的低分化甲状腺癌和 30%～40% 的不分化癌中。而这一突变也见于一些分化良好的乳头状癌中,这都说明这一改变促进肿瘤从良性向恶性发展。在乳头状癌中,BRAF Val600Glu 替代见于典型的乳头和高细胞组织,很少见于滤泡样变的组织。与之相对的是,BRAF Lys601Glu 替代主要见于乳头状癌的滤泡样变组织。

(4)PAX8/PPARγ 重置:这种重置导致编码一对转录因子区域的 PAX8 基因和 PPARγ 基因融合。这就引起嵌合体 PAX8/PPARγ 蛋白的强烈的过表达。目前这一机制还不太清楚。

PAX8/PPARγ 主要见于甲状腺滤泡状癌,发生率在 30%～35%。在多数研究中,这一重置也见于(2%～13%)滤泡状腺瘤和一小部分(1%～5%)乳头状癌的滤泡样变中。PAX8/PPARγ 重置和 RAS 的点突变很少重叠出现,这说明两者的促癌机制是截然不同的。

2.肿瘤去分化的突变 BRAF 和 RAS 的突变既见于分化良好的甲状腺癌,也见于低分化甚至未分化的甲状腺癌中,因此可以推断为甲状腺癌的早期变化。未分化和低分化癌区别于高分化癌在于晚期的一些基因变化,从而促进肿瘤的去分化过程。这些晚期的机制既包括 TP53 和 CTNNB1 基因的突变,也有编码 PI3K-AKT 信号通路效应蛋白基因的突变。

TP53 基因(编码细胞周期调节蛋白 p53)的点突变见于 50%～80% 的未分化癌。它主要见于恶性程度较高的甲状腺癌而很少见于高分化癌。这一突变造成这一重要的肿瘤抑制基因功能的丧失。另一个常见于未分化癌中的突变是

CTNNB1,这一基因编码负责细胞黏附的 B 连环素和 Wnt 信号通路。3 号外显子的点突变囊括了 60% 的未分化癌的突变,而这些突变也见于低分化癌,但是数量要低于未分化癌。

3.嗜酸细胞肿瘤的突变　嗜酸细胞肿瘤的特点就是在胞质里堆积了大量的不正常形态的线粒体。引起线粒体变化和这一变化与肿瘤进程的关系仍然缺少研究。线粒体的异型可能与肿瘤的发生发展密切相关。

NDUFA13 基因的突变已经在嗜酸性细胞甲状腺肿瘤中发现。这一基因编码的蛋白可以调控细胞死亡促进凋亡,同时可以作为线粒体呼吸链中的复合物 I 的重要组成成分,影响线粒体的新陈代谢。在一些研究中,体细胞 NDUFA13 的错意突变见于 10%～20% 的嗜酸性滤泡癌和乳头状癌的嗜酸样变中。这些突变可能破坏抗凋亡肿瘤抑制基因的功能进而促进肿瘤的发生。然而,NDUFA13 突变的机制仍然晦涩不清楚。

4.其他的分子机制　更多明显的分子水平的变化呈现在乳头状癌和其他类型的甲状腺癌中。这些变化包括掌管甲状腺某种功能的基因的下调(如甲状腺激素的合成);调控细胞黏附、运动和细胞间关系基因的上调;各种细胞因子和涉及炎症反应和免疫的相关基因的失调。尽管这些基因五花八门,大量基因在 mRNA 水平的失调被重复发现,如 MET、TPO、TIMP1、DPP4、LGALS3 和 $KRT_1 9$。

在乳头状癌中,不同的 mRNA 表达谱被分门别类,如典型的乳头状癌、滤泡样变和高细胞变等。此外,BRAF、RAS、RET/PTC 和 TRK 基因的明显的相关性,并在不同的癌中具有的独特的表达谱。

许多 miRNAs 的失调也在甲状腺癌中发现。总体来说,乳头状癌的 miRNA 表达谱与滤泡状癌的其他种类的癌是截然不同的。几个特殊的 miRNAs,如在乳头状癌中是高表达的 miR-146b、m1R-221 和 m1R-222,可能在这些肿瘤的发生发展中起到一定的作用。这些 miRNAs 的目标基因可能是调节细胞周期的 p27 (Kipl)和甲状腺激素受体基因(THRp)。另外,几种异常表达的 miRNAs 也出现在滤泡状癌中,如 miR-197、miR-346、miR-155 和 miR-224 和未分化癌中的 miR-30d、miR-125b、miR-26a 和 miR-30a-5p。

其他的如基因启动子区域的甲基化或者组蛋白的修饰等表观遗传学上的变化都出现在甲状腺癌中,主要影响 PI3K-AKT 和 MAPK 信号通路。

二、甲状腺癌的临床分期和临床特点

大量的回顾性研究已经报道了影响甲状腺癌预后的因素及其死亡率和复发率。将这些研究数据组合起来，许多医疗机构都制订了甲状腺癌的分期标准及其临床特点。各个分期系统的目的是一致的，即提供一种能够更精确的描述肿瘤特点的方法，以帮助临床医生在治疗的过程中选择最好治疗方案，并协助预测特定疾病的死亡率。不同的分期系统所使用的判断预后的因素主要包括组织学类型，肿瘤分级，患者年龄，肿瘤大小，淋巴结转移情况，浸润相邻组织情况及肿瘤的远处转移。本章中描述的大多数分期系统都将用到这些预后因素，而有些还可能包括性别或甲状腺切除术式等因素。有些分期系统仅适用于低风险的甲状腺高分化乳头状癌（PTC）和滤泡甲状腺癌（FTCs）。其他分期系统则包括一些分化程度较低的甲状腺癌，如甲状腺髓样癌（MTC）和甲状腺未分化癌（ATCS）。

目前临床上大多数的甲状腺癌都是分化良好的PTC和FTC，其死亡率和复发率明显优于MTC和ATC的患者。然而，任何类型的甲状腺癌，一旦其肿瘤突破了甲状腺包膜或转移到远处器官，其预后往往不良。远处转移在分化型甲状腺癌（WDTC）中比较少见，其中肺转移和骨转移相对多见，并且可以显著增加死亡率。取决于所使用的分期系统，不同类型甲状腺癌的死亡率和复发率可以变化很大。因此，在对甲状腺癌进行分期时，应将影响预后的不同因素考虑其中，以避免对低危患者的过度治疗及更有效的对高危患者进行治疗。

（一）甲状腺癌的 TNM 分期

TNM 分期系统最早诞生于 1940 年，是目前临床上使用的最早的癌症分期系统，其诞生至今经历了多次更新，目前的最新版本是 2010 年版（第 7 版）（表 8-2）。TNM 分期由国际抗癌联盟（UICC）和美国癌症联合会（AJCC）联合制订，该系统可以应用到多达 23 个不同人体器官和系统的癌症分期。TNM 即肿瘤大小（T），淋巴结转移情况（N）和远处转移情况（M）。肿瘤的大小是指临床发现发现的最大的肿瘤大小，淋巴结受累情况同时包括了中央区（第Ⅵ组）淋巴结和外侧区淋巴结的转移情况。

甲状腺癌第 7 版 TNM 分期相对于 2002 年发布的第 6 版有着如下的变化：将 T_1 进一步分为甲状腺内肿瘤 T_1a 期（≤1cm）和 T_1b 期（1～2cm）；单发甲状腺肿瘤现在定义为 s（而不是 a），多发肿瘤定义为 m（而不是 b）；原来使用的术语"可切除的"和"不可切除的"未分化甲状腺癌被替换为"中等高级"和"非常高级"的未分化甲状腺癌。第 7 版、第 6 版与第 5 版的不同的在于原 T_1 为甲状腺内肿瘤（$\leqslant$ 1cm），T_2 为甲状腺内肿瘤（1～4cm），T 为甲状腺内肿瘤（$>$4cm）。同时，删去 MX（无法评估的远处转移）这一分类。第六版 TNM 分期中，所有类型的甲状腺未分化癌都归为 Ⅳ 期，但在第 7 版中，将其详细分为 Ⅳa 期（甲状腺内肿瘤）、Ⅳb 期（甲状腺外肿瘤）及 Ⅳc 期（所有远处转移的未分化甲状腺癌）。对于年龄在 45 岁以上的分化型甲状腺癌患者，第 7 版将肿瘤的甲状腺外侵详细分为 Ⅳa 或 Ⅳb 期，在这个年龄组所有出现远处转移的患者统一分为 Ⅳc 期。

AJCC 第 7 版（2010）甲状腺癌 TNM 分期如下：T：原发灶

T_x：不能评价原发肿瘤

T_0：无原发肿瘤的证据

T_1：局限于甲状腺内的肿瘤，最大直径＝2cm

T_{1a}：肿瘤局限于甲状腺内，最大直径＝1cm

T_{1b}：肿瘤局限于甲状腺内，最大直径＞1cm，＝2cm

T_2：肿瘤局限于甲状腺内，最大直径＞2cm，＝4cm

T_3：肿瘤局限于甲状腺内，最大直径＞4cm，或有任何大小的肿瘤伴有最小程度的腺外浸润（如侵犯甲状腺周围软组织）

T_{4a}：较晚期的疾病。任何大小的肿瘤浸润超出甲状腺包膜至皮下软组织、喉、气管、食管或喉返神经

T_{4b}：很晚期的疾病。肿瘤侵犯椎前筋膜或包绕颈动脉或纵隔血管

N：区域淋巴结转移

　　区域淋巴结包括颈部正中部淋巴结、颈侧淋巴结、上纵隔淋巴结

N_x：不能评价区域淋巴结

N_0：无区域淋巴结转移

N_1：区域淋巴结转移

N_{1a}：转移至 Ⅵ 区淋巴结［包括气管前、气管旁、喉前（Delphian）淋巴结］

N_{1b}：转移至单侧、双侧或对侧颈部（Ⅰ、Ⅱ、Ⅲ、Ⅳ、Ⅴ 区）、咽后或上纵隔淋巴结

M：远处转移

M_0：无远处转移

M_1：有远处转移

注：所有的分类可再分为 s（单个病灶），m（多发病灶，以最大的病灶确定分期）

表 8-2　AJCC 第 7 版（2010）DTC 的 TNM 分期

	T	N	M
年龄小于 45 岁			
Ⅰ期	任何 T	任何 N	M_0
Ⅱ期	任何 T	任何 N	M_1
年龄大于或等于 45 岁			
Ⅰ期	T_1	N_0	M_0
Ⅱ期	T_2	N_0	M_0
Ⅲ期	T_3	N_0	M_0
T_1	N_{1a}	M_0	
T_2	N_{1a}	M_0	
T_3	N_{1a}	M_0	
Ⅳa 期 T_4a	N0	M_0	
T_{4a}	N_{1a}	M_0	
T_1	N_{1b}	M_0	
T_2	N_{1b}	M_0	
T_3	N_{1b}	M_0	
T_{4a}	N_{1b}	M_0	
Ⅳb 期	T_{4b}	任何 N	M_0
Ⅳc 期	任何 T	任何 N	M_1

　　TNM 分期同时适用于所有四种类型的甲状腺癌，但肿瘤的具体类型在分期中起重要作用。例如，PTC 和 FTC 的分期可从 Ⅰ 期至 Ⅳ 期，而 ATC 则只分为 Ⅳ 期。患者的年龄在 TNM 分期系统中意义重大，例如一个有 PTC 远处转移的患者，如其年龄小于 45 岁，则分为 Ⅱ 期，如果其年龄在 45 岁以上则为 Ⅳc 期。甲状腺癌是 AJCC 分期系统内唯一一个以 45 岁为分界线对患者进行分期的疾病，即使有远处转移的小于 45 岁的年轻 WDTC 患者，也不能给予其 Ⅲ 期或 Ⅳ 期以上的分期。AJCC 的分期数据（第 7 版）提示 PTC 的 5 年生存率从 Ⅰ 期至 Ⅳ 期分另 U 为 100％，100％，93％和 51％；FTC 为 100％，100％，71％和 50％；MTC 是 100％，98％，81％和 28％；和 ATCⅣ 期是约 7％。TNM 分组可归纳为以下四种类型：临

床分期(c)是指手术前根据物理检查及影像学检查进行分期,以利于治疗方案和手术方式的选择;病理分期(p)指根据术中状况及术后病理检查结果进行分期。复治分期(r)是指对复发的癌症进行分期。尸检分期(a)指在对尸检进行中被偶然发现的癌症进行分期。依据患者的情况进行具体分类后进行 TNM 分期将给医生提供更多有利的信息。根据 TNM 第 7 版,45 岁以下没有转移的多病灶 PTC 患者根据手术及术后病理情况后将被分组为 $pT_1mN_0M_0$,1 期。

(二)甲状腺癌的 AGES 分期

AGES 分期是由梅奥医学院于 1987 年提出的适用于 PTC 的分期方式,其纳入分期的因素主要是患者的年龄,病理分级,肿瘤的外侵程度与肿瘤的大小。由于引入了病理分级,AGES 通常只适用于患者的术后分期。这个系统于 1993 年被扩大后,加入了手术类型作为新的分期因素。

(三)甲状腺癌的 DAMES 分期

DAMES 分期系统由 Karolinska 医学研究所设计开发,参与分期的因素包括DNA 倍体,患者年龄,肿瘤转移情况和肿瘤的大小。与 AGES 分期系统相类似,DAMES 分期系统目前应用较少,因为确定 DNA 倍体需要复杂的实验室检查并且成本颇高,因需使用细胞光度测定法分析 DNA,创建直方图以显示细胞中的染色体。拥有非整倍体 DNA 的肿瘤细胞通常比整倍体肿瘤细胞更具侵略性。DAMES 系统把 PTC 患者分为三类人群。低危组包括 AMES 分期低风险组与整倍体肿瘤。中间风险组包括 AMES 分期高危组与整倍体肿瘤。高风险组包括AMES 分期高危组与非整倍体肿瘤,其预后较差。

(四)甲状腺癌的 SAG 分期

卑尔根大学在 1993 年公布了适用于 PTC 的 SAG 分期系统。SAG 分期是一个预后评分系统,将 PTC 患者分成三个高危人群。SAG 分别代表患者的性别,年龄和肿瘤等级。肿瘤等级的划分则是基于血管侵犯程度,癌细胞核异型程度和肿瘤坏死程度。FTC 患者中常可见到肿瘤的血管浸润,但也可见于一些 PTC 患者。核异型性由 Akslen 所定义,指在一个高倍视野内所见的细胞核所具有的多形性及深染程度,也可以与 DAMES 期系统中涉及的非整倍体 DNA 数量联合起来得出结果。肿瘤坏死程度指肿瘤内坏死区的大小。血管侵犯程度也被称为 VAN 评分系统,1 级(低级)即无血管侵犯,2 级(高级)即存在血管侵犯。

三、甲状腺癌的诊断

（一）临床表现

甲状腺癌的病理类型较多,不同的病理类型其临床表现可有差异。总的来说,甲状腺癌早期临床表现大多不明显,常常是体检时超声检查发现。待肿块长大后,多数情况是患者(或家人)或医生偶然地发现颈部有肿块,而患者大多无自觉症状,颈部肿块往往表现为非对称性且质地较硬,并随吞咽可上下活动,肿块可逐渐增大。随着肿瘤进一步发展,肿瘤可侵犯气管而固定,也可产生压迫症状,如伴有声音嘶哑,呼吸不畅,甚至产生吞咽困难,或局部出现压痛等。当肿瘤增大到一定程度,压迫颈静脉时,可出现患侧静脉怒张与面部水肿等体征,是甲状腺癌的特征之一。

1.甲状腺乳头状癌　约占甲状腺癌的 60%～70%。甲状腺乳头状癌表现为颈部肿块,患者无不适感,随着肿块逐渐增大,往往是被患者或家人无意中发现,因此往往就诊时间相对较晚,且容易误认为是良性肿瘤。当肿瘤压迫喉返神经时,可出现不同程度的声音嘶哑。甲状腺乳头状癌的患者一般不会有甲状腺功能的改变,但有部分患者可合并甲亢。颈部查体时,表现为甲状腺质地较硬的肿物,呈非对称性,肿块边界不清晰,表面凹凸不光滑。早期肿块可随吞咽上下活动,若肿瘤增大侵犯了气管或周围组织,则会变得较为固定。

2.甲状腺滤泡状癌　约占甲状腺癌的 20%。颈部肿物是大多数甲状腺滤泡状癌患者的首发表现,肿块生长缓慢,质地中等偏硬,表面不光滑,边界不清楚,早期时甲状腺的活动度较好,当肿瘤发展侵犯甲状腺邻近的组织后则固定,也有患者开始表现为声音嘶哑,还有部分患者可能为转移症状,如股骨、椎骨等。

3.甲状腺髓样癌　占甲状腺癌的 5%～7%。大部分甲状腺髓样癌患者就诊时,主要临床表现为颈部的硬实性肿块,无明显不适感,常伴有局部淋巴结肿大,部分患者以发现颈部淋巴结肿大成为首发症状。也有一些肿瘤患者伴有异源性促肾上腺皮质激素(ACTH),则可产生不同的临床症状,而来就诊。该病的最大特点是血清降钙素水平明显增高,因而血清降钙素成为诊断甲状腺髓样癌的检测标志物。一般情况下,若血中降钙素水平超过 0.6ng/ml,则应考虑甲状腺髓样癌的可能,当然也有可能为 C 细胞良性增生。患者颈部体检时发现甲状腺的肿物质地坚硬,表面凹凸不平,边界不清。而家族型及多发性内分泌肿瘤 2 型(MEN2)的患者可表现为双侧甲状腺坚硬肿物。早期肿物可随吞咽上下活动,晚期侵犯了气管及邻近组织后则变得较为固定。

4.甲状腺未分化癌 约占甲状腺癌的 10％～15％。大多数甲状腺未分化癌患者表现为进行性增大的颈部肿块,约占 60％～80％。甲状腺肿大,肿块硬实,且增长迅速,可伴有远处转移。也有患者原来已有多年的甲状腺肿块病史,近期突然急速增大,并且变得坚硬如石。还有部分患者已有分化型甲状腺癌(DTC)未经治疗,经一段时间后突然迅速增大,可伴有颈部区域淋巴结肿大。

5.少见的甲状腺恶性肿瘤

(1)甲状腺鳞癌:较罕见,约占甲状腺恶性肿瘤的 1％,发病年龄多超过 50 岁,无明显性别差异,其预后相对较好。可以是甲状腺乳头状癌广泛化生,还可以来自甲状腺舌骨管或鳃裂的上皮组织。部分原发性甲状腺鳞状上皮癌伴有胸腺样成分(CASTLE),来自异位胸腺或鳃裂囊残留组织。患者较早出现侵犯和压迫周围器官的症状,如声音嘶哑、呼吸不畅等。随着病情发展,晚期可侵犯两侧叶,质地坚硬,活动度差,肿块边界不清,颈部淋巴结肿大,预后较差。

(2)甲状腺淋巴瘤:甲状腺淋巴瘤的发病率较低,占甲状腺恶性肿瘤的 5％以下,男女患者比例为(2～3):1,主要为非霍奇金淋巴瘤,除快速增大的甲状腺肿块外,常伴有明显的局部症状,如声音嘶哑、吞咽困难和呼吸困难等。非霍奇金淋巴瘤属于网状内皮系统生长的多中心肿瘤,30％～70％的患者合并桥本甲状腺炎(HT)。

(3)甲状腺转移癌:原发于全身其他部位的恶性肿瘤可转移至甲状腺,如乳腺癌、肺癌等。

(二)实验室检查

1.甲状腺球蛋白 检测血清甲状腺球蛋白(Tg)对 DTC 的诊断意义并不大。由于一些甲状腺良性疾病如桥本甲状腺炎、亚急性甲状腺炎、Graves 甲亢、结节性甲状腺肿等因甲状腺滤泡的破坏,Tg 进入血液循环,均可导致血清 Tg 升高,因此不能凭借血清 Tg 升高而诊断为甲状腺癌。而测定血清 Tg 在 DTC 治疗及随访中具有重要作用。理论上,双侧甲状腺全切除术,在没有残余和转移灶存在时,血清中的 Tg 是检测不出来的。临床中,甲状腺癌术后,血清 Tg 应<10ng/ml,若 Tg>10ng/ml 则表示有转移灶存在的可能。该诊断的敏感性为 100％,特异性为 80％以上,故 Tg 是评估 DTC 患者经治疗后有无复发、转移,同时也是观察疗效最佳的肿瘤标志物。但是,对于有腺体残留、未行甲状腺全切或甲状腺近全切加[131]I 治疗的 DTC 患者随诊中,监测血清 Tg 水平的作用又具有一定的局限性。

2.甲状腺球蛋白抗体 甲状腺球蛋白抗体(TgAb)是一组针对甲状腺球蛋白

不同抗原决定簇的多克隆抗体。在 DTC 的治疗及随访中，TgAb 可作为测定血清 Tg 的辅助检查，用来判定 Tg 水平是否为假性增高或降低。

3.降钙素测定降钙素(CT) 是由甲状腺的 C 细胞产生的多肽激素，甲状腺髓样癌(MTC)是一种起源于甲状腺 C 细胞的恶性肿瘤，因此血清 CT 可作为 MTC 最重要的肿瘤标志物。临床上，血清 CT 不仅能反映明显存在的原发和继发灶，还能提示亚临床病灶、术后残留、微灶转移的存在。在未经刺激的情况下，若血清 CT 值＞100ng/L，提示 MTC 存在。研究发现，血清 CT 升高的幅度与肿瘤负荷呈正相关，即肿瘤越大、存在区域淋巴结或远处转移，CT 值升高更加显著。测定血清 CT 可用于诊断 MTC 以及 MTC 术后随访。

4.癌胚抗原癌胚抗原(CEA) 是一种非特异性肿瘤相关抗原，目前已应用于许多恶性肿瘤的辅助诊断、疗效评价以及监测复发转移情况，但在甲状腺癌中的应用相对较少。其实，CEA 水平升高，在甲状腺癌中并不少见，据文献报道 50％以上的 MTC 伴有 CEA 的升高。术后随访监测 CEA 水平，也有助于发现 MTC 是否存在病灶残留、复发和转移。

5.促甲状腺激素促甲状腺激素(TSH) 是一种刺激甲状腺生长的重要激素，它能反映甲状腺的功能状态。在甲状腺癌诊疗指南中，TSH 被作为首选检查，若 TSH 降低，说明甲状腺结节有分泌功能，而有分泌功能的结节恶性可能性相对较小。国内外多数研究显示 TSH 水平可以作为甲状腺癌的独立危险因素，甲状腺癌的风险可随着 TSH 的升高而增加，同时更高的 TSH 水平还可能提示更高的肿瘤分期。

除了上述 5 种肿瘤标志物以外，还有血管内皮生长因子(VEGF)、基质金属蛋白酶、端粒酶、胰岛素样激素、半乳糖凝集素 3、明胶酶 B 及组织金属蛋白酶抑制剂等，也在甲状腺癌的诊疗中发挥作用。

(三)影像学检查

1.超声检查 甲状腺彩超检查，是甲状腺肿瘤重要的检查手段。甲状腺癌的超声学指征包括：低回声、边缘不规则、微钙化、微分叶和排列紊乱血供增加、结节内血管、晕环、垂直位生长、淋巴结异常等。其中低回声、形态不规则(纵横比≥1)、微钙化是超声诊断甲状腺癌的重要依据。甲状腺癌结节超声表现分为 3 型，1 型：低回声型，癌肿表现为低回声，边界不整齐但分界尚清晰，无明显钙化现象；2 型：低回声合并钙化型，癌肿病变回声较低，内部回声不均匀但见散在斑片状强回声；3 型：混合性回声并钙化型，恶性病变表现为囊实性混合性回声，内部可见散在斑片状强回声。甲状腺彩色血流信号，分为 4 种类型：Ⅰ型，结节内部无血流信号；Ⅱ

型,结节周围有血流信号;Ⅲ型,结节内部有血流信号,Ⅳ型,结节内血流信号弥漫性增多。其中Ⅰ型多见于结节性甲状腺肿,Ⅱ、Ⅲ型多见于甲状腺瘤,Ⅳ型多见于甲状腺癌。

甲状腺影像学报告及数据系统(TI-RADS)甲状腺 TI-RADS 诊断标准共有五级:①0 级,无结节,正常甲状腺或甲状腺弥漫性增生;②1 级,高度提示结节良性,以囊性为主,有声晕;③2 级,可能为良性,结节等回声或高回声,以实性为主,边缘清楚,回声不均匀,蛋壳样钙化或粗钙化;④3 级,不肯定,低回声结节,实性,回声均匀,边缘光整,A>T,无其他提示恶性的超声征象;⑤4 级,可能为恶性,1～2 项提示恶性,如低回声,边缘不光整,微钙化,淋巴结有异常;⑥5 级,高度提示为恶性,超过 3 项提示恶性的超声表现,如低回声,微钙化,边缘不光整,边界不清,淋巴结异常等。1～3 级评判为良性,4～5 级评判为恶性。

随着超声影像学的发展,超声造影检查作为一种成像技术逐渐被临床所应用,是一种评价血流灌注的新方法。超声造影能够动态观测甲状腺结节血流灌注的情况,并可进行定量分析,在评估甲状腺结节性质及血流动力学方面又迈进了一步,为甲状腺肿瘤的诊断提供了一种新的超声检查方法,已成为当前超声影像医学研究的热门课题之一。

超声对比剂能够显示实质组织微血管结构,突破了彩色多普勒超声和传统灰阶的局限性,提高了对病变组织的检测能力。目前三维超声造影已经开始在临床上应用。三维超声造影能够立体观察病灶,能够从不同的角度更全面地显示病变组织的血流灌注情况,显示肿瘤新生血管的全貌。大量研究表明三维超声造影检查显示恶性甲状腺结节的血管分支数量和血管密度显著高于良性结节。相信随着超声造影技术和造影剂的不断发展,超声造影检查在甲状腺癌的诊断中将呈现出更加广阔的应用前景。

2.CT 检查　　正常甲状腺组织内的含碘量较高,其 CT 值明显高于周围的软组织,故甲状腺 CT 检查具有良好的空间和密度分辨率。CT 平扫时甲状腺癌主要征象是:单发肿块或结节;形状不规则或呈分叶状;内可见不同程度的低密度区,密度不均匀;无包膜或包膜不完整,边界不清;部分可发生钙化,如砂粒样钙化、小结节样钙化或混合性钙化等;少数病例呈混合性囊性为主,囊壁的厚薄不均匀;还可显示颈部淋巴结有无肿大、气管是否受压变形、颈静脉或颈前肌群有无受累等情况。甲状腺癌 CT 增强扫描可见:肿瘤出现不同程度强化,部分肿瘤组织因向包膜外浸润的深度不同而形成不规则"半岛状"瘤结节强化,肿瘤侵及或突破腺体周边不完整的包膜或假包膜,出现"强化残圈"征;少数以囊性为主的病灶,强化后可出现囊壁及乳头状结节样强化。

3.MRI 检查 在临床上,MRI 检查已得到广泛应用,由于良好的软组织对比度,而且能任选方位扫描,故成为甲状腺重要的诊断方法。目前有关甲状腺癌的 MRI 研究国内较少,而国外较多。MRI 诊断甲状腺癌特征性表现是瘤周不完整包膜样低信号影,肯定征象是甲状腺周围组织有浸润、颈部淋巴结发现转移,重要指征是肿瘤的形状不规则、边缘模糊、信号不均匀。MRI 较好地显示小结节,较详细地提供结节形态,特别是较准确地判断肿瘤侵袭的范围。MRI 也存在一些不足,一方面肿瘤周围出现不完整包膜样低信号较低;另外,对于较小直径、周围组织未侵袭以及颈部淋巴结未出现转移的甲状腺癌,MRI 在诊断方面仍存在着一定的困难。此外,MRI 对钙化的检测不如超声和 CT 敏感。因此目前 MRI 在诊断甲状腺结节的良恶性方面,需结合其他影像学检查。

4.PET/CT 检查 正电子发射型计算机断层成像(PET)是近十几年发展起来的医学影像技术,它能较早发现机体的功能异常和代谢变化,甚至可以在机体出现临床表现或解剖形态改变之前发现病灶,从而有助手疾病的早期诊断,尤其是恶性肿瘤。PET/CT 检查病灶 ^{18}F-FDG 的标准摄取值一般情况下以 5 为界,小于 5 者多为炎症或良性病变,大于 5 者则恶性肿瘤可能性大。但有研究发现多数甲状腺癌,尤其是乳头状癌病灶,标准摄取值小于 5,这可能与甲状腺癌总体恶性程度较低有关。因此在进行结果判定时,除了根据标准摄取值以外,还应注意根据 PET/CT 图像进行鉴别,如摄取浓聚灶边缘是否模糊,密度是否不均匀或者是否有条状改变,当然还要结合其他影像学检查的结果和临床的分析。对甲状腺滤泡癌患者 PET/CT 评估全身转移情况具有较重要价值。由于目前该项检查费用较高,一般作为补充检查项目,不是常规。

(四)核素扫描

作为较早用于诊断甲状腺疾病的方法之一,甲状腺核素扫描主要是采用静态显像和亲肿瘤显像对甲状腺肿瘤进行诊断。一般认为,甲状腺"温"和"热"结节基本是良性,而"冷结节"有恶性可能。当静态显像结果为"冷结节"时,可行甲状腺亲肿瘤显像,若亲肿瘤显像为阳性,提示恶性的可能性较大。目前高频超声、CT 及 MRI 检查在临床广泛应用,尤其穿刺技术的发展,而甲状腺核素扫描的病灶分辨率有限,现认为核素扫描诊断甲状腺癌有一定的局限性。术后 [131]I 全身显像(WBS)被认为有较好的应用前景,主要用于探查 DTC 转移病灶和观察核素治疗效果。但要注意,若 [131]I 全身显像为阴性,并不意味着一定没有转移灶,也有可能是甲状腺癌转移灶不吸 [131]I。

（五）细针穿刺细胞学诊断

目前,超声引导下细针穿刺细胞学检查(FNAB)是鉴别甲状腺结节的常用方法。通常先采用常规超声检查甲状腺结节的大小、数量、位置、形态、回声情况,结节与血管及周围组织的关系,然后彩色多普勒超声(CDFI)检测甲状腺结节内部及周边的血流情况,选择最佳穿刺点及穿刺途径,以避开血管。从细胞学角度,甲状腺超声引导下细针穿刺细胞学检查为甲状腺疾病病理诊断提供了新的方法,提高了甲状腺疾病诊断的准确性,为一些良性病变者避免了不必要的手术。

1.FNAB-Tg检测　Tg在正常甲状腺、甲状腺癌组织中均表达,术前血清Tg值水平对判断甲状腺结节良恶性的价值并不高。但如果在淋巴结内检测Tg高表达,则表明淋巴结内存在甲状腺来源的细胞,可作为甲状腺癌淋巴结转移的依据。Tg在组织穿刺液中的浓度远高于血清中的浓度,FNAB-Tg/血清-Tg>1可作为判断乳头状甲状腺癌(PTC)颈部淋巴结转移癌辅助检查的首选指标。

2.FNAB分子标志物检测　寻找肿瘤分子标志物是目前研究的热点。样本肿瘤分子标志物的检测有助于提高恶性肿瘤诊断的准确率。目前研究较多的甲状腺癌分子标志物有RAS、BRAF、PAX8/PPAR、RET/PTC等。对于无诊断或可疑标本行BRAFv600E突变检测有助于提高FNAB诊断的准确率。PTC患者术前FNAB标本BRAF突变与甲状腺癌包膜侵犯及淋巴结转移有关。

3.FNAB微小RNAs分析　微小RNAs(MiRNAs)具有调控基因表达的功能,近年来成为分子生物学研究的热门。经研究发现一些MiRNAs如:MiRNA-187、MiRNA-181b、MiRNA-221、MiRNA-222、MiRNA-224、MiRNA-146b、MiRNA-155等在各种类型的甲状腺癌中均为高表达,在PTC中表现更为明显。另外MiRNA的表达与某些基因突变有关,MiRNA-146在BRAF突变组的表达明显高于非突变组,MiRNA-221、MiRNA-222在BRAF、RAS突变患者中呈现高表达。FNAB-MiRNA分析能提高甲状腺结节良恶性的诊断率,并可预测淋巴结的转移。

（六）基因检测

随着分子生物学及免疫学的迅猛发展,以及对甲状腺癌分子发病机制的深入研究,人们发现许多基因变异与甲状腺癌发生、发展及预后密切相关。基因检测将有可能成为可靠的甲状腺癌检查方法。

1.RET基因　RET基因重排是甲状腺癌的重要发生机制之一,与PTC关系尤为密切。有研究显示,RET基因重排在PTC中发生率在90%以上。另外,RET基因突变也是甲状腺癌的发生机制,尤其是MTC。甲状腺癌中较为少见的RET基因变异类型-RET基因扩增,在PTC及甲状腺未分化癌(ATC)中均有表达,并与放射诱导、高级别恶性病例具一定相关性。

2.RAS 基因　大量研究发现,在不同类型甲状腺癌中均发现 RAS 基因突变,RAS 基因突变可能在甲状腺癌的早期起作用。

3.BRAF 基因　BRAF 基因突变主要与 PTC 关系密切,有研究发现 BRAF 基因突变与 PTC 远处转移及临床分期密切相关。BRAF 基因突变可以作为判断甲状腺癌患者预后指标之一。

4.microRNA　目前研究 microRNA 在甲状腺癌发病机制中的作用主要是针对 PTC 和 FTC。研究发现,与 PTC 相关 microRNA 的主要有 miR-181b、miR-146、m1R-221 及 miR-222 等,与 FTC 相关 microRNA 主要有 miR-328、miR346、m1R-192 及 miR-197 等。在 MTC 和 ATC 中也发现了相关的 microRNA,如 miR-26a、miR-30d 及 miR-125b 等。另外,一些抑癌基因的失衡,如 p53 基因、Bcl-2 基因、p16 基因、p27 基因、PTEN 基因、APC 抑癌基因等,也是各种类型甲状腺癌形成和发展的重要因素,检测其表达对甲状腺癌的判断具有一定的价值。

第九章　甲状腺癌扩大根治术

一、概述

　　甲状腺癌是一种以手术治疗为主的低度恶性肿瘤,疗效好、生存率高、复发率低、复发后仍可手术并能取得良好效果。可与甲状腺毗邻的周围组织和器官也常常受到甲状腺癌的侵犯。具体累及范围与肿瘤的病理类型、原发灶的位置、大小有关,常侵犯的组织和器官有带状肌、喉返神经、气管、食管、喉和咽等,颈内静脉、颈总动脉、椎前筋膜受累较少见。

　　对有手术指征的甲状腺癌遇到局部侵犯广泛,如侵犯气管、食管、喉返神经、双侧颈内静脉等,如患者全身情况许可应行扩大手术。具体手术方式由肿瘤的侵犯范围决定,术前应结合患者的病史、体征及影像学检查结果进行准确的病灶评估,同时还应考虑不同类型肿瘤的侵犯方式、患者的身体状况和功能受损情况制订不同的个体化手术切除方式,并选择合适的修复材料及修复方式进行器官或组织的机构和功能重建,以期获得较长的生存时间和较好的生活质量。

二、局部严重外侵的甲状腺癌的诊断

　　1.病史　声嘶、喉鸣、吞咽和呼吸困难、咯血、局部疼痛。

　　2.体检

　　(1)皮肤溃烂、颜色加深、皮下静脉扩张。

　　(2)甲状腺肿块质硬、固定、皮肤充血溃烂。

　　(3)辅助检查:喉镜发现声带瘫痪、喉气管腔内有肿块;

　　(4)CT 或 MRI 发现甲状腺癌与气道之间的微小间隙消失甚至气道内有肿块突入腔内;食管被牵拉移位。

在甲状腺癌外侵早期,肿瘤可仅侵犯喉气管的软骨表面和食管的外层肌肉,常常在手术中才能发现侵犯表现;而在侵犯晚期,肿瘤可突入上呼吸道和上消化道的黏膜下层,表现为黏膜下肿块和膨隆。随着肿瘤发展,可突破黏膜形成溃疡和管腔内的肿块。

三、侵犯上呼吸道和上消化道的方式

甲状腺癌肿瘤主要有以下几种侵犯上呼吸道和上消化道的方式:

1.直接生长扩展。

2.通过气管食管沟转移的淋巴结侵犯。

3.大多数甲状腺癌是从一侧向喉气管内侵犯,侵犯喉的甲状腺癌则多从甲状软骨后方通过梨状窝向喉腔侵犯,也可通过声门下向喉气管腔内侵犯。

4.直接破坏气管环进入气管腔内。

四、外侵甲状腺癌外科治疗原则

对甲状腺癌腺外侵犯的主要处理方式是手术治疗,肿瘤的彻底切除已被认为是其外科治疗的金标准,但手术的方式及切除范围与病变侵犯的深度和广度密切相关,且争议较大。有学者认为甲状腺癌生长缓慢,对后续的辅助治疗敏感,因此术中切除肉眼可见的病变即可,术后辅以^{131}I治疗、放疗、内分泌治疗等也可以达到控制肿瘤生长的效果,且最大程度地保存了受累器官的功能。然而,随着手术技巧的提高和对甲状腺癌认识的深入,逐渐发现甲状腺癌广泛切除(器官的部分/全部切除和重建)并不明显增加手术的风险;并且残留癌肿的体积越小,辅助治疗效果越好。因此,目前多数学者主张将受累脏器一并切除并重建。笔者认为,若病变范围局限、表浅,可以采取相对保守的肿物切除术,但原则是必须彻底切除肿瘤;若病变范围广泛、深在,或有扩散浸润的趋势,则应采取积极的肿物切除加器官切除和重建。

在手术切除全部肿瘤的同时,应注意保留上呼吸道和上消化道的重要结构和功能,如吞咽、呼吸及发声功能。

对部分患者可结合^{131}I、外放疗、TSH抑制内分泌治疗等辅助性治疗,在保证患者长期生存率的基础上提高生存质量。

甲状腺癌的肿瘤细胞膜上有Na、I转运体蛋白,在组织内有碘有机化的酶系存在,故可以摄取^{131}I,其吸碘能力虽较正常甲状腺组织弱,但比非甲状腺组织仍高出50～500倍,所以可用^{131}I来进行内放射治疗。现已公认,^{131}I内放射治疗是甲状腺癌术后辅助治疗的首选方法,^{131}I治疗有吸碘功能的甲状腺癌的远处转移或局部残留有很好的疗效。目前甲状腺癌术后不推荐行预防性外放射治疗,甲状腺癌放疗的适应证包括术后局部少量肿瘤残留,不浓聚^{131}I的病变、骨转移、脑转移和上腔静脉阻塞综合征等病例。由于晚期甲状腺癌有腺外浸润和淋巴结转移,广泛的颈部手术亦不能保证彻底清除癌组织,所以术后外放射治疗也是有必要的。

甲状腺癌细胞内有TSH受体,阻断TSH的产生对甲状腺癌的生长和发展有一定抑制作用,所以晚期甲状腺癌术后的内分泌治疗亦很重要。口服甲状腺素片抑制促甲状腺素的产生,可减少甲状腺癌的发病率和术后复发率,可使转移灶缩小,手术至复发间期延长;晚期甲状腺癌患者大多数行甲状腺次全切或全切术,术后常常存在甲状腺功能不足,口服甲状腺素片可以预防甲状腺功能低下引起的生理紊乱。

五、外侵甲状腺癌的外科治疗

(一)甲状腺癌侵犯皮肤、肌肉的处理

对于受侵的皮肤或肌肉,可予以直接切除,其缺损可采用的邻近的带蒂肌皮瓣或者游离皮瓣予以修复。颈前带状肌是否受累与预后无明显关系,但颈前带状肌受侵者更易伴有其他器官的侵犯需引起重视。

(二)甲状腺癌侵犯食管的处理

1.术前检查和准备

(1)上消化道钡餐,明确病变位置;食管镜,明确病变性质;胸部CT明确病变周围有无侵犯,如主动脉、气管等,及有无肺转移。

(2)术前3～5天雾化吸入,教患者锻炼咳嗽咳痰,呼吸道准备;术前当夜置胃管,温盐水洗胃;如考虑行结肠代食管手术,则口服糖盐水及甘露醇肠道准备。

2.处理方法　食管侵犯的外科治疗由局部病变情况决定,原则上手术应在肿瘤可见边缘外3cm处切除。食管受累多合并其他组织器官受累,常合并喉返神经、气管受侵,术中应注意探查。

(1)浅肌层:局部切除拉拢缝合。切除受侵的肌肉过程中应注意避免撕裂黏膜,保护食管黏膜的完整性。保留食管黏膜,保证食管进食通畅。

(2)部分全层受累:切除受侵的食管壁全层,关闭缝合瘘口后用带状肌或胸锁

乳突肌加固瘘口；若不能直接关闭瘘口，可用胸锁乳突肌或胸大肌岛状肌皮瓣修复。

（3）如病变在颈段食管较局限，即环后区以上，胸锁关节以上，无下咽受侵，手术切除颈段食管，上端可以在环咽肌水平切除，即切除环后区组织；下端根据肿瘤范围，在胸骨上缘水平，留下可以缝合的小段食管。手术后现有修复方法：①游离空肠吻合；②胸大肌皮瓣修复，将肌瓣卷成管状，与咽和食管吻合。如果患者后咽没有切除，管状胸大肌肌皮瓣修复就不合适，一则皮管稍显臃肿，二则吞咽时食物从皮管下流不通畅，容易造成误吸。单纯颈段食管切除，局部空肠或皮瓣修复，适用于这类手术的病变较小。因为颈段食管只有 6cm 长，如果病变 2cm 长，切除两端各 2cm，才算勉强切除。病变长一点，就不可能有足够的切缘保证。因此，适用于单纯做颈段食管切除术的适应证很少。

当病变已侵及下咽且合并其他器官如气管、喉返神经、喉时需行全喉、全下咽、全食管切除术，行带蒂肌肉瓣、游离结肠、空肠和胃代食管下咽修复术区缺损。

食管缺损后应用内脏代食管有三个选择：胃肠或空肠。①胃代下咽食管：从手术操作来说，全胃经过后纵隔提到颈部和下咽吻合、替代食管，手术操作比较容易，术后只有颈部一个吻合口，腹腔内处理简单。但从功能上说，由于迷走神经在术中切断，影响胃功能。如果患者为单纯局部食管手术，喉保留，最好的消化道修复采用结肠，不用胃。因为胃做高位和下咽吻合后，胃内容物有时倒流较多，容易误吸。②结肠代食管：用结肠代食管，手术中可以保留迷走神经干。手术操作时不解剖贲门周围，充分暴露腹段食管后，解剖迷走神经干，切断食管下端，闭合食管。这样，有利于保存患者术后的消化功能及生活质量。但结肠游离，解剖并保护结肠动静脉的手术技术要求较高。结肠容易坏死，同时腹腔内有两个吻合口。结肠取得过多，手术后患者有溏便。③空肠代食管限于尚有食管可以吻合的病例，大多为下咽癌刚侵及颈段食管，对于有 3cm 以上颈段食管病变的病例，常常因切缘不够，用空肠修复容易造成吻合口复发。

如有颈淋巴结转移，需同时行一侧或双侧颈淋巴结清扫术。非开胸食管内翻拔脱切除不损伤膈肌，操作方便，心肺功能较差不适合开胸者采用此术式则更为适宜，术后心肺功能恢复快，并发症少，胸腔内环境无变化。

颈段食管癌如吻合位置高，喉返神经被切断，术后可能产生喉水肿，为防止术后呼吸不畅或胃肠反流，可在术前行预防性气管切开术。

（4）无法手术可放置食管支架。

食管受侵术前最好留置胃管，有利于术中辨认。术后应留置鼻饲 2 周，开始应控制小口流质饮食,注意观察有无食管瘘,小的食管瘘因有移植的肌肉加固经保守治疗多能治愈。

(三)甲状腺癌侵犯喉的处理

甲状腺癌可以侵犯很多颈部重要结构,喉和气管是经常受累的重要器官,如不处理或处理不当,肿瘤生长导致呼吸道梗阻是甲状腺癌致死的主要原因。发音困难可能是甲状腺癌导致喉麻痹的表现。一旦呼吸道腔内受侵犯,或因肿瘤的影响或喉神经麻痹,呼吸就会发生严重困难,再加之肿瘤出血,使病情更为恶化,使治疗难以获得成功。为缓解呼吸困难和控制腔内肿瘤出血,作根治性肿瘤切除有时对有些病例是很有必要的。

1.侵犯方式 甲状腺癌侵入喉腔可通过三种不同的途径:①前方,通过环甲膜或环状软骨;②侧方,通过甲状软骨板;③后方,沿着甲状软骨的后方可侵入声门旁间隙。大多数甲状腺癌是从一侧向喉气管内侵犯,侵犯喉的甲状腺癌则多从甲状软骨后方通过梨状窝向喉腔侵犯,也可通过声门下向喉气管腔内侵犯。

2.术前检查和准备 怀疑有喉、气管受侵者,术前检查非常重要,术前做好判断,决定全层切除软骨还是表面剔除。对甲状腺癌术前患者便有咯血、声嘶或吞咽困难等症状明显者,除应做相关检查外,术前应申请相关科室会诊,共同研究受侵犯程度和设计手术方案。

(1)根据患者临床表现,术前做纤维喉镜、纤维支气管镜、食管镜等检查,以了解腔内受侵范围和程度。

(2)术前 B 超、CT 甚或 MRI 检查,以了解甲状腺癌侵犯颈部结构情况。

(3)术前甲状腺外科、心胸外科或耳鼻咽喉科会诊,共同研究手术方案。

3.处理方法

(1)侵犯喉软骨的表面而没有喉腔内受侵,可行软骨表面肿瘤削除术。甲状腺癌的安全界限较宽,从其表面切至肉眼见无瘤残留即可,尽量保留喉的发音和呼吸功能。

(2)已有喉腔内受侵应切除受侵组织,根据受侵范围可行保留喉功能的部分喉手术;喉的部分切除术按喉切除的部分及范围,由小到大概括起来分为四大类:

1)喉小部分切除术(仅切除喉的一小部分,不到半喉)

①声带切除术:适于早期声带膜部中 1/3 不超过 5mm,局限于声带游离缘之内,声带活动正常者。切除包括:前至前联合后至声带突,上至喉室底下至声带下缘,深抵甲状软骨。术后喉功能恢复良好,5 年治愈率达 85%～98%。但由于此种病变采用放疗能达到同样的治疗效果,且能保留正常发音,故声带切除目前做得

很少。

②垂直喉小部分切除术：声带膜部中 1/3 癌。切除包括声带全长、杓状软骨声带突，甲状软翼前 2/3，前至前中线。如果病变向后扩展累及声带后 1/3，切除应包括杓状软骨，向下应至环状软骨上缘。声带膜部后 1/3 癌，声带活动正常，切除声门区全部（包括杓状软骨）上包括部分室带及下包括部分环状软骨，自前中线向后切除患侧甲状软骨前 4/5。

③垂直侧前喉小部分切除术：适于声带膜部癌向前接近或及前联合而声带活动正常者。切除患侧甲状软骨前 2/3，对侧距中线 3～4mm，声门区患侧切除后至声带突，前过前联合至对侧声带前 1/3，包括声、室带下至环状软骨上缘。

④垂直前位喉小部分切除术：前联合癌累及双侧声带前端，双侧声带活动正常。将甲状软骨在其前面两侧距前中线 0.5～1cm 处纵行切开至内软骨膜，横切环甲膜，牵开环甲膜切口，直视下，沿肿瘤周 1cm 正常黏膜处连同甲状软骨前部整块切除。切除后直接封闭喉腔。

⑤会厌切除术：适用于早期会厌尖部癌。做会厌及会厌前间隙切除术。

2）喉大部（喉半或超半切除）切除术

①垂直喉侧前大部切除术：声带膜部癌向前累及或稍超越前联合，向声门下扩展不超过 0.5cm，声带活动正常或稍受限者。手术切除患侧甲状软骨翼前 4/5，部分环状软骨弓、声带、室带，声门下组织，前联合，对侧声、室带前端或前 1/3，和对侧甲状软骨翼前 0.5～1cm。切除后以胸舌骨肌甲状软骨衣或颈前肌皮瓣整复喉部缺损。

②声门上切除术：声门上区癌限于会厌、喉前庭，未及杓状软骨、喉室底或前联合者（T_1～T_3），沿喉室底或下角向上将喉室、喉前庭、杓会厌襞、会厌、会厌前间隙整块切除。声门上切除包括一侧状软骨者。选择性 T_4 有杓状软骨被累者。

③喉声门下切除术：声门下区癌仅占 1%～2%，因此，适行此手术者甚少。切除声门下区全部、部分或全部声门区。

3）喉次全切除术（对较广泛的喉癌，施行喉的绝大部甚至 90% 的切除术）

①垂直侧前位喉次全切除术：适于声门区癌向后累及杓状软骨声突，前及前联合或对侧声带前 1/3，向声门下延展前部不超过 1cm，后部不超过 3～4cm 及声带活动受限者。切除喉的患侧半及对侧大部而保留一侧活动的杓状软骨。切除后以残存会厌整复。

②垂直前位喉次全切除术：适于前联合癌向两侧扩展累及双侧声带前 1/3，双侧声带活动正常。手术切除双侧甲状软骨翼前 1/3，双侧声室带膜部及前联合，切

除后以会厌或以颈前肌皮瓣整复。

　　③声门上喉次全切除术（水平-垂直喉切除或 3/4 喉）：适用于声门上癌向下侵及一侧声门或声门下区及前联合。切除声门上全部、声门区之半或超半及部分声门下区，以胸舌骨肌甲状软骨衣或颈皮瓣整复。

　　④保留会厌的喉次全切除术：1972 年 Arslan 等所报道的全喉功能重建术，即喉内癌（T₃）做喉切除保留会厌，切除后行气管咽吻合恢复喉功能。

　　⑤声门、声门下喉次全切除术：适用于声门下癌向上累及声带下面或声带者。切除声门及声门下区，将气管口与声门上区断缘对位吻合。

　　⑥喉中份次全切除术：适用于声门区癌累及双侧声带前 2/3 或双侧声带膜部全长，声带活动受限。切除声门区全部、部分声门上、下区及大部双侧甲状软骨翼。切除后将喉的上、下断缘对位吻合。

　　⑦环状软骨上或经环状软骨的喉次全切除术：适用于声门上癌向下累及声门区。或声门区癌向上累及声门上，向声门下扩展不超过 1cm 者，切除声门上全部、声门区及部分声门下区。切除后行环舌骨固定术。

　　4）扩大喉次全切除术（喉次全切除扩展到喉外结构的切除术）

　　①扩大垂直侧前位喉次全切除术：声门区癌向外扩展累及一侧梨状窝内侧壁者，垂直侧前喉次全切除扩大包括一侧梨窝。切除后根据缺损情况，切至相应的颈前皮瓣，整复喉及梨状窝缺损。声门区癌向下扩展超过 1.5cm 者，扩大切除部分气管。

　　②扩大声门上喉次全切除术：声门上癌向上扩展累及会厌舌面或会厌谷者，扩大切除包括部分舌根部。切除后为了防止误吸，采用胸舌骨肌瓣整复舌根部，并将喉上吊于舌骨上肌肉，如需要亦可上吊于下颌骨。声门上癌向外侧累及一侧梨状窝，扩大切除一侧梨状窝，以颈肌皮瓣整复，方法同上。

　　（3）对于复发肿瘤侵入喉腔和环甲区域范围广泛的患者，应行全喉切除术。

　　4.注意事项

　　（1）手术术式的决定关键在于术中的仔细探查，凡术中遇有可能甲状腺癌侵犯区域性结构时，术中应立即请相关科室医师会诊，共同探查甲状腺癌侵犯区域结构的详细情况。

　　（2）肿瘤切下后，应仔细探查气管、食管等有否损伤，遇有损伤，应立即修复。

（四）甲状腺癌侵犯气管的处理

　　甲状腺癌是发展缓慢且预后较好的恶性肿瘤，但是气管受侵犯则提示肿瘤侵袭性较强，预后不良。该类患者出现局部复发是症状常难以控制，引起的呼吸困难或大出血能直接导致死亡。

1.甲状腺癌侵犯气管的分期　　根据气管的受侵深度,Shin 等将甲状腺癌对气管的侵犯分为五个时期:

0 期:为肿瘤局限于甲状腺组织内。

Ⅰ期:肿瘤侵袭超过甲状腺被膜和邻近组织但是未侵及气管软骨膜外膜。

Ⅱ期:肿瘤侵袭至气管软骨并出现软骨破坏。

Ⅲ期:肿瘤侵袭至气管黏膜固有层未达黏膜表面。

2.甲状腺癌侵犯气管的处理方法　　相对于喉和食管的处理,气管侵犯的手术方式更为复杂,并且争议较大。术式主要包括保守性的肿物侧向剔除术、根治性的气管窗状部分切除术和气管袖状切除加气管环端-端吻合术,此外,还有依赖游离皮瓣、人工材料及组织工程的气管重建术等。

(1)保守性肿物剔除术:所谓剔除术,是将肉眼可见的肿瘤病变从气管外壁剔除,必要时可同时切除部分气管软骨,仅保留气管黏膜,基本上保留气管结构和功能完整,无肉眼可见的病变残留,镜下若有可见的残留病变则依赖术后的辅助治疗消除。毫无疑问,对于 0 期和Ⅰ期气管侵犯的患者,采用肿物剔除完全能达到根治要求;但对于Ⅱ期和Ⅲ期气管侵犯病变的处理,众多学者意见不一。争议的原因在于,有学者研究发现,单纯的肿物剔除术加术后辅助治疗与更为激进的气管部分切除术相比,患者的生存率及局部控制率均没有明显差别,建议只有在肉眼可见气管全层受侵(Ⅳ期)时才考虑切除部分气管。但其他学者认为,因为病变在气管环间的特殊横向及垂直侵犯方式,对于Ⅱ期和Ⅲ期的气管侵犯,单纯的剔除不可能完全切除病变,即使术后经过完善的辅助治疗,术后仍容易发生局部复发。更有学者发现,对行肿物剔除术后局部复发的患者,再次手术治疗后其生存率明显下降,再次复发风险明显增高。因此笔者认为,术前的仔细检查及评估十分重要,根据 CT、MRI 等影像学检查以及纤维气管镜检查结果,一旦发现气管黏膜下的侵犯,或者经气管镜发现局部气管黏膜的充血,即应考虑更为积极的手术方式。

(2)气管窗状部分切除术:所谓窗状切除即是将肿瘤连同其侵犯气管壁部分全层切除,无镜下可见的肿物残留。窗状切除适用于气管黏膜下受侵及全层受侵、但术后缺损不超过气管1/3周径的患者,尤其适用于气管侧壁受侵且受侵长度超过 5个气管环者。窗状切除的关键在于对切除后遗留气管缺损的修补重建。对于局限于小范围内的侵犯,在气管壁楔形切除后将断面直接拉拢缝合即可;对位于气管前壁的小型缺损,也可以直接行气管造瘘或以颈部邻近皮肤瓣翻转修复;而对于气管侧壁的较大缺损,必须采取修复手段一期重建气管,以维持气道的完整和通畅。常见的气管重建术式包括气管瓣滑行/旋转修复及胸锁乳突肌锁骨膜瓣旋转修复。气管瓣的旋转修复仅适用于缺损范围较小的气管修复；缺损在6个气管环以内者可斜向截断气管，以滑行修复缺损；对于缺损大于6个气管环者，可将残余气管横向截断，下端气管旋转90°后向上提拉以修复缺损，外周以局部皮瓣覆盖加固。胸锁乳突肌锁骨膜瓣修复气管壁由Tovi等于1983年首次应用，并获得了满意效果。锁骨膜目前被认为是较大范围气管缺损修复的理想材料。骨膜质地柔韧，具有良好的血液供应，不产生萎缩、坏死且易成形、易缝合；最关键的是，带血管蒂的骨膜具有成骨的作用，可化骨形成气管支架，使气管不易塌陷且能较快地上皮化；此外，锁骨膜的切取操作在同一术野内进行，手术方便，最大可切取4cm×8cm大，可应用于较大范围气管前侧壁缺损的修复，并能提供良好的支撑作用。笔者认为，修复气管壁缺损时需要密闭缝合，以防漏气，一般应缝合两层。

此外，国内学者伍国号等利用带蒂或游离的组织瓣修复较大的气管窗状缺损，并通过在椎体与残余气管间间断固定多孔钛板以支撑皮瓣，重建了气管的腔道结构，取得了良好的效果。重建后有90.0%的气管腔无明显狭窄，拔管率为66.7%；但重建气管的长期效果，尤其是钛板的稳定性和安全性需长期随访观察。2011年，Ebihara等也报道了利用肋软骨、钛网、羟基磷灰石等作为支撑材料，与转移皮瓣相吻合，二期修复了窗状切除后遗留的较大气管瘘口，扩大了窗状切除手术的切除范围。但此类手术的风险较大，需进一步扩大样本进行研究，以评价其在生活质量、无瘤生存状况等方面与姑息性切除手术的差异。

（3）气管袖状切除.端端吻合术：袖状切除即全层切除气管环并端端吻合残余气管。对于肿瘤侵犯气管前侧壁大部和近环周侵犯，首选行气管袖状切除端端吻合术。甲状腺癌在黏膜侧的环形方向侵袭范围比在外膜侧大，这表明甲状腺癌一旦侵犯气管环则更倾向于在黏膜下层呈环形侵袭，因此，窗状切除仅能保证病变纵向的完全切除，对横向的范围难以精确把握，而气管袖状切除术更符合肿瘤外科治疗的无瘤原则，更符合组织学和病理学要求。气管袖状切除一端端吻合术能在不附加自体或异体修补材料的前提下，保持气道的生理完整性，而且能一期完成，因此是一种有效的修复器官缺损的方法。

该术式成功的关键在于保持吻合口的良好愈合，其主要与局部的张力及血供有关。一般来讲，对4个气管环以内的缺损可以直接拉拢缝合；而对于5～8个气管环的缺损，直接缝合的张力过大，可以通过切断舌骨上肌群、下拉喉体及维持含颌体位来降低吻合口张力。但对于行局部放疗后的患者，袖状切除最多不能超过4个气管环。同时由于颈段气管依靠其周围的微血管网供血，对气管壁四周的游离会破坏气管的血供,应避免过分大面积游离气管。此外,因为气管膜部很少受累,可完整保留膜部结构,以更好地保存局部血供。也有学者用带蒂的胸锁乳突肌肌瓣自气管后面包绕气管吻合创缘,并加固缝合。这样可以防止因吻合口缝合不严所引起的气管内分泌物渗漏、感染等并发症的发生。气道狭窄是气管袖状切除端端吻合术后的严重并发症,可由双侧声带麻痹,气管吻合口狭窄或喉头水肿等原因引起,可以应用显微支撑喉镜下 CO_2 激光切除一侧声带后份,不仅能稳定持久有效的改善声门区狭窄,更重要的是能保持较好的发声功能,大大改善了患者的生活质量。此外,术后浅层放疗能有效预防吻合口再次狭窄.放射线可以抑制新生血管的生成和成纤维细胞的增殖进而减少肉芽沉积。

若声门下喉已被切除,呼吸道缺损太大,或如果病变超过 5 个气管环等情况者,作永久性食管皮肤造口术。

(4)气管重建:对于气管缺损大于气管周径 1/2、且纵向距离大于 6cm 的病例,采用窗状切除及袖状切除均不能满足要求。以往观点认为,此类患者不宜手术,或行全喉切除加低位纵隔气管造瘘,但手术后患者不但失去语言功能,且纵隔气管造瘘的风险大、手术致死率较高。随着组织工程技术以及显微外科重建技术的发展,使得气管的重建成为可能。从 2002 年开始,Yu 等对 7 例气管大面积缺损患者(气管缺损长度最长达到 7cm)尝试以前臂游离皮瓣作为内衬,以 Hemashield 人造血管内衬 PolyMax 支架、聚四氟乙烯人造血管、多孔的高密度聚乙烯网等作为外侧支撑材料行修复重建术,切除 1/2~3/4 环气管壁甚至全环切除。术后有 4 例患者长期生存或自然死亡,取得了满意的效果。此外,同种异体气管移植重建、同种异体主动脉移植重建气管、自体干细胞的组织工程气管重建、自体/异体组织复合气管重建等也有报道,但气管重建仍然处于实验性的探索阶段。对侵袭性分化型甲状腺癌,术者除了要考虑气管缺损的大小,还要考虑重建的紧迫性、术后是否需要放疗、可选用的游离组织皮瓣和人工组织材料、是否需要使用免疫抑制剂等诸多因素。

六、纵隔淋巴清扫与胸骨后甲状腺癌切除

对于前上纵隔淋巴结(第Ⅶ组)有转移的甲状腺癌患者应根据术中情况酌情决定是否开胸处理:如淋巴结较小而少,未侵及大血管则尽量从颈部切口清除该组淋巴结;而对于淋巴结较大或较多,侵及深部大血管或相对固定者则应加做胸部切口进行清扫,一般将胸骨劈开至第 2 肋间平面,切除部分胸腺和纵隔淋巴结。

七、甲状腺癌侵犯神经的处理

神经是否受累与预后无明显关系,故主张尽量保留神经以改善生活质量。如果神经受侵犯无法分离,或术前有相应支配功能障碍则不应勉强保留,但应在切除的同时设法修复该神经所支配的功能。甲状腺癌侵犯的神经多为外周神经终末端,直径较小,功能单一,缝合时可用 7-0～8-0Prolene 线,缝合神经外膜,如能准确吻合,多可取得良好效果。一般认为只要神经元无损伤,神经纤维断裂吻合,轴突可以沿着雪旺氏鞘生长,生长速度一般 2.5mm/d,因此在张力较小的情况下可直接行神经吻合;若张力较大,可选择合适的周围神经进行修复。

甲状腺癌侵犯喉返神经最常见的部位是喉返神经入喉处,由于喉返神经在入喉处距甲状腺最近,仅隔一薄层疏松组织,并且活动余地最小,所以位于甲状腺背侧上极靠近峡部的原发癌灶容易侵犯该段喉返神经,较早发生声音嘶哑。另外,气管旁淋巴结转移癌,可以在喉返神经起始部侵犯该段神经,由于此段喉返神经活动余地较大,所以常常仅侵犯神经外膜,不引起声音嘶哑。术中,若发现喉返神经外膜受侵,可剥除外膜保留神经干,若神经纤维受侵引起了声音嘶哑,则应同时切除受侵的喉返神经。如双侧喉返神经受累,尽量将受累较轻一侧保留少许神经束,必要时行双侧喉返神经切除。喉返神经切除后可探查喉端,充分游离残端与迷走神经中的喉返束支直接吻合,可获良好效果;若不能吻合,可考虑在切除神经后行颈袢神经修复联合构状软骨内移手术,尽可能恢复患者的发声功能。

迷走神经与舌咽神经、副神经同源于延髓内橄榄后方的疑核,是这三根神经中行走最长,分布最广且较为复杂的一根。迷走神经出颅后垂直下行,然后转入颈总动脉和颈内静脉之间行走于被包绕的颈动脉鞘内,经胸廓上口进入胸腔。迷走神经受累时的主要表现为声音嘶哑,可出现暂时性心率加快、呼吸不畅等症状,两侧迷走神经损伤会导致死亡。发生的原因大多是颈淋巴结外侵至迷走神经。当肿瘤侵犯迷走神经时,应仔细辨认迷走神经,如仅有少量侵犯时可锐性分离,尽可能保护迷走神经的完整性。术中一定要仔细解剖迷走神经(迷走神经在颈下段常与颈内静脉并列下行),避免误伤颈内静脉,切忌解剖不充分而误将迷走神经与颈内静脉一并切断。

甲状腺癌除侵犯上述神经外,还可侵犯喉上神经、副神经、膈神经、舌下神经、颈丛等,处理方法大同小异,最重要的是熟悉解剖、仔细操作,尽量保证神经的结构和功能完好。

八、甲状腺癌侵犯颈部血管的处理

当甲状腺癌患者术前出现颈前无痛性肿物,伴有呼吸困难、声音嘶哑、头痛、上腔静脉阻塞综合征时,应高度怀疑甲状腺癌侵犯颈部血管,手术前应行相关检查以了解肿物局部侵犯范围、血管内有无癌栓形成,需重点注意的是对侧血管相应有无狭窄、阻塞等,或是侧支循环是否建立。手术时应将原发灶、局部侵犯组织及区域转移的淋巴结尽可能切除。

对于受累静脉可于颈内静脉表面锐性剥离肿瘤,尽量保留血管壁的完整性,如有小的缺损可用显微外科器械缝合;缺损较大时,可切断一侧颈内静脉。如双侧颈内静脉受累,为安全起见,切除时常保留双侧颈外静脉代替静脉回流,处理时要小心。若静脉内有癌栓可考虑行癌栓段静脉切除、静脉旁路、静脉重建或取出癌栓保留静脉等。手术中应高度重视静脉癌栓的处理,如癌栓累及锁骨下静脉、头臂静脉、上腔静脉或右心房时,应与心外科、血管外科医师合作,切开上腔静脉或有心房取出癌栓。操作中切勿挤压静脉,可先处理静脉的近心端,采用结扎、钳夹血管等方法,以防栓子脱落阻塞血管或造成医源性肿瘤转移。

若肿瘤累及颈动脉,术前还应行颈动脉压迫训练以促进大脑动脉及 Willis 环侧支循环的建立,防止术中因修补血管造成一侧脑发生缺血梗死。术中操作仔细,在颈血管的下端预置止血带,如果肿瘤包绕估计无法保留颈总动脉时,则先进行颈动脉血管转流,整体切除肿瘤及其侵犯的颈动脉,并植入人造血管进行颈动脉重建;如果肿瘤能从颈动脉分离出来,尽量保留颈动脉,若操作时发生颈动脉损伤,破损较小时,可直接接用 Prolene 缝线缝合;破损较大时,仍需用人工血管行血管端端吻合修补颈动脉。

甲状腺癌因其恶性程度低,其 10 年生存率可达 90%。甲状腺癌虽侵犯周围组织和器官,仍应以手术治疗为主。原则上应将原发癌和受累的腺外组织一并切除,病灶较大无法保留者,可根据肿瘤侵犯程度酌情切除、重建,或姑息切除,残留少量的肿瘤组织借助术后放射性碘治疗也可取得较好的疗效。侵犯周围组织和器官的甲状腺癌的手术方式应以个体化治疗为原则。甲状腺癌的组织和器官缺损的修复应该注意保留器官的功能。

第十章 甲状腺癌的内分泌治疗

　　DTC术后TSH抑制治疗是指术后应用甲状腺激素将TSH抑制在正常低限或低限以下，甚至检测不到的程度，一方面补充DTC患者术后甲状腺激素的缺乏，另一方面抑制DTC细胞生长。DTC术后正确应用促甲状腺素（TSH）抑制疗法可抑制TSH对甲状腺癌细胞增殖的调控，使多数患者获得良好的疗效。据对许多甲状腺癌病例的观察，局部复发率及远处转移率明显下降，30年生存率也明显提高。Dunhill首先提出应用抑制TSH的方法治疗甲状腺癌，并广泛应用于已有转移的DTC，以及预防已切除的肿瘤复发。

一、TSH抑制疗法的机制

　　甲状腺素对TSH具负反馈作用，是实施抑制疗法的基础，TSH调节甲状腺激素的合成、分泌并维持甲状腺的形态大小。过多的TSH分泌会导致甲状腺肿大，是由甲状腺的增生和肥大，并且也成为致甲状腺肿的病理学因素。当TSH分泌受到抑制时，甲状腺就停止分泌T_4和T_3，长期会出现甲状腺萎缩。反过来，血游离T_4和T_3浓度也可调节TSH分泌，若FT_4、FT_3达到生理值上限时，T_4与垂体内分泌TSH的细胞的细胞核相应受体结合，TSH分泌就被抑制，FT_4、FT_3下降时此种抑制就解除了。

　　TSH作为一种促激素，能促进甲状腺滤泡上皮来源的细胞生长。在滤泡细胞源性DTC细胞膜上均表达有TSH受体，TSH与其受体结合，刺激甲状腺滤泡摄碘及促进碘的有机化，通过腺苷环化酶使细胞内的单磷酸环化酶（cAMP）增加，导致胞质蛋白磷酸化和增加细胞核的复制能力，可以增加甲状腺球蛋白（Tg）、钠碘转运体（NIS）等的表达，从而加速肿瘤生长；若腺苷环化酶已增高，再抑制TSH时，反应性便降低，因此，TSH抑制疗法对已形成的癌肿并无治疗作用，但可延缓其发展，而且只有去除了原发灶，抑制疗法才可能有较好的疗效。此外，TSH尚可刺激磷脂酰肌酐磷酸激酶（PKC）系统，特别在缺碘时，促使甲状腺结节形成。

长期抑制治疗最主要的适应证是甲状腺癌，对于良性结节的抑制作用，目前尚无肯定的循证医学证据，因此，2012 版中国《甲状腺结节和分化型甲状腺癌诊治指南》不建议常规使用包括 TSH 抑制方法治疗良性甲状腺结节。1955 年 Crile 指出，转移性乳头状甲状腺癌应用抑制疗法后可以消退。这一辅助治疗已获得的广泛接受，现已正规应用于临床。不仅用于治疗有明显转移的乳头状癌和滤泡状癌，而且也用于防治肿瘤的复发和出现隐性转移灶。该疗法的有效性是在于甲状腺癌固有 TSH 受体，而其转移灶亦是依赖 TSH 的，抑制 TSH 就产生不利于肿瘤生存和生长的环境；当然，不是所有转移性甲状腺癌都适宜抑制治疗。而部分转移性滤泡状癌可能是有功能的和自主性的，如果肿大到一定程度时，它可以产生甲亢，该类肿瘤主要分泌 T_3，用外源性甲状腺激素抑制有功能的转移灶难以奏效，因患者的内源性 TSH 已被他所患肿瘤分泌的 T_3 抑制了，故再行抑制治疗无效。这些病例的病变是危险的，因为给以外源性甲状腺激素后，循环中的甲状腺激素浓度增加，会加重甲亢。未分化甲状腺癌、髓样癌和甲状腺淋巴瘤是非依赖 TSH 的。尽管对这些类型的甲状腺癌用抑制治疗不可能成功，但若用抑制治疗也是安全的，无明显毒副作用。况且对这些无功能的甲状腺恶性肿瘤采用抑制疗法无发生甲状腺危象的危险，偶然也会显示出有益性。

对甲状腺癌应用抑制疗法最主要的是抑制肿瘤发展，并能防止或抑制该病的复发和转移。作为替代疗法，是用甲状腺激素抑制 TSH 分泌而达到理想的水平，同时又能避免发生甲状腺毒症。如果完全达到抑制 TSH 的分泌，也会有不同程度的甲状腺毒症。然而，只要维持在亚临床型甲亢表现，就会产生一个不利于转移癌细胞生长的环境。这样在价值上，它已超出长期亚临床型甲状腺毒症给患者带来的不利因素。如果 T_4 或 T_3 数值或二者值超过正常范围，而 TSH 充分被抑制，再测定游离 T_3、T_4（用平衡分析法测定），也确实高时，应根据患者具体病情确定减少或不减少甲状腺激素的用量。对用全身扫描或示踪技术检查没有发现有甲状腺癌转移征象的病例，所用抑制剂量已表现出明显的甲状腺毒症者，再继续应用该剂量即无根据，也不必要。在另一方面，对已有明显转移的病例，稍有甲状腺毒症反应是可以接受的。因为该病的严重性，用这样的辅佐治疗是重要的。并需连续治疗，必要时可用 β 肾上腺素能受体阻滞剂控制甲状腺毒症。

80％的甲状腺乳头状癌及滤泡状癌对各种治疗均有很好的疗效。抑制疗法使甲状腺乳头状及滤泡状腺癌的复发率及与甲状腺癌相关的死亡率减少，甚至在老年进展期患者中已获证实，显示术后应用左甲状腺素钠（L-Ta）抑制疗法者累计复发率为 17%,而对照组达 34%,尽管抑制疗法组与对照组的 10 年生存率无明显差异,但 30 年生存率显示抑制疗法组明显优于对照组。如掌握好指征,注意及避免各种不良反应,抑制疗法的确有肯定的价值。

二、TSH 抑制治疗的指征

原则上 DTC 患者术后均应及时给予 TSH 抑制治疗(推荐级别 B)。对于髓样癌及未分化癌,因其对机体垂体甲状腺轴系统的依赖性较差,不受甲状腺素及 TSH 调控,一般不用于对其治疗。由于高危组 DTC 的预后较低危组差,而甲状腺素有导致心动过速、心脏耗氧的增加以及骨质疏松的风险,因此抑制疗法的最佳指征是年龄<65 岁,尤其是高危组及绝经期前妇女,对于有副作用较高风险者应适当调整,参见表 10-1～表 10-3。

另外,DTC 行全甲状腺切除术后也应使用抑制疗法,特别在容易复发的术后 5 年内,必须根据局部复发或全身转移的可能性评估,进行个体化处理,当存在某些预后不佳因素时,应给予抑制疗法,如不摄碘的甲状腺癌,侵犯包膜等。

三、TSH 抑制治疗制剂的选择

目前可用制剂有左甲状腺素钠($L-T_4$)、碘塞罗宁钠(T_3)和甲状腺素片。DTC 患者术后抑制治疗推荐首选左甲状腺素钠(推荐级别 A)。

左甲状腺素钠($L-T_4$),半衰期较长,约 7 天,每日清晨空腹服药一次即可产生稳定水平的 T_3,服用方便。而碘塞罗宁钠(T_3)是人工合成的三碘甲状腺原氨酸钠,其半衰期仅 24 小时,起效迅速,用药后数小时即发挥效应,24～72 小时作用达高峰,停药后作用持续 24～72 小时,但 24 小时内需多次服药以保持稳定的 $L-T_3$ 血药浓度,而且会伴随出现血清 T_3 水平的周期性升高,易出现心动过速、焦躁等症状,主要用于治疗需要迅速见效的甲状腺功能减退患者。对于随时须作核素扫描的高危组患者有利,可缩短检查前停药时间,及时作扫描检查。生物制剂甲状腺片(粉),一般取猪、牛、羊等动物甲状腺制成,其制剂粗糙,片中甲状腺激素剂量和 T_3/T_4 的比例不稳定,可能出现 TSH 的波动,此外还可能出现过敏反应。甲状腺粉(片)与左甲状腺素钠($L-T_4$)互换时的对等剂量约为甲状腺粉(片)40mg 相当于左甲状腺素钠 $100\mu g$,二者半衰期也相似。左甲状腺素钠($L-T_4$)制剂纯净,甲状腺素的含量精确,无过敏反应之虞。左甲状腺素钠已经大批量生产,价格已相当便宜.其优点明显,在临床已大量使用,而甲状腺素粉或片剂已较少使用,也不建议在长期抑制治疗中作为首选。

四、TSH 抑制治疗的目标

TSH 抑制治疗的最佳目标值应满足:既能降低 DTC 的复发、转移率和相关死亡率,又减少外源性亚临床甲亢导致的副作用,提高生活质量。近年来,TSH 抑制治疗的理念发生了转变,摒弃单一标准,提倡根据 DTC 患者的肿瘤复发危险度和 TSH 抑制治疗的副作用风险,制订个体化治疗目标。《甲状腺结节和分化型甲状腺癌诊治指南》建议,根据双风险评估结果,在 DTC 患者的初治期(术后 1 年内)和随访期中,设立相应的 TSH 抑制治疗目标。见表 10-1-表 10-2。

表 10-1　分化型甲状腺癌(DTC)的复发危险度分层

复发危险度组别	符合条件
低危组	符合以下全部条件: ①无局部或远处转移 ②所有肉眼可见的肿瘤均被彻底清除 ③肿瘤没有侵犯周围组织 ④肿瘤不是侵袭型的组织学亚型,并且没有血管侵犯 ⑤如果该患者清甲后行全身碘显像,甲状腺床以外没有发现碘摄取
中危组	符合以下任一条件者: ①初次手术后病理检查可在镜下发现肿瘤有甲状腺周围软组织侵犯 ②有颈淋巴结转移或清甲后行全身[131]I 显像发现有异常放射性摄取 ③肿瘤为侵袭型的组织学类型,或有血管侵犯
高危组	符合以下任一条件者: ①肉眼下可见肿瘤侵犯周围组织或器官 ②肿瘤未能完整切除,术中有残留 ③伴有远处转移 ④全甲状腺切除术后,血清 Tg 水平仍较高 ⑤有甲状腺癌家族史

表 10-2　TSH 抑制治疗的副作用风险分层

TSH 抑制治疗的副作用风险分层	适应人群
低危	符合下述所有情况：①中青年；②无症状者；③无心血管疾病；④无心律失常；⑤无肾上腺素能受体激动的症状及体征；⑥无血管疾病危险因素；⑦无合并疾病；⑧绝经前妇女；⑨骨密度正常；⑩无骨质疏松的危险因素
中危	符合下述任一情况：①中年；②高血压；③有肾上腺素能受体激动的症状或体征；④吸烟；⑤在心血管疾病危险因素或糖尿病；⑥围绝经期妇女；⑦骨量减少；⑧存在骨质疏松的危险因素
高危	符合下述任一情况：①临床心脏病；②老年；③绝经后妇女；④伴发其他严重疾病

五、TSH 抑制治疗的 L-T₄ 剂量和调整

TSH 抑制治疗的 L-T$_4$ 剂量就是达到其 TSH 抑制目标所需的 L-T$_4$ 剂量。对已清除全部甲状腺的 DTC 患者，抑制治疗的 L-T$_4$ 剂量通常高于单纯替代剂量，平均约为 $1.5\sim2.5\mu g/(kg \cdot d)$；老年患者（尤其大于 80 岁）因甲状腺激素外周清除率的降低大于口服吸收率的下降，其所需达标剂量较年轻人低 20%～30%。

L-T$_4$ 起始剂量应根据患者年龄各伴发疾病情况个体化给予。如患者甲状腺已全部清除，年轻患者直接给予目标剂量；50 岁以上者，如无心脏病变，初始剂量可给予 $50\mu g/d$；如患者有冠心病或其他高危因素，初始剂量为 $12.5\sim25\mu g/d$，甚或更少，增加剂量更级，调整间期更长，并注意监测心脏状况。L-T$_4$ 最终剂量应根据血清 TSH 监测结果确定。在此调整期间，每 4 周左右测定 TSH，达标后 1 年内每 2～3 个月、2 年内每 3～6 个月复查甲状腺功能，以确定 TSH 维持于目标范围。

此外，有以下因素时剂量必须增加：①胃肠道吸收不良者：如肝硬化；②同时服用某些阻止 T$_4$ 吸收的药物：如氢氧化铝；③同时服用某些阻断 T$_3$ 向 T$_4$ 外周转化的药物者：如胺碘酮（乙胺碘肤酮）；④同时服用抑制非去碘化 T$_4$ 清除的药物：如哌替啶；⑤硒缺乏者；⑥妊娠。

六、TSH 抑制治疗时机

术后何时给药尚未统一，无论单侧还是双侧甲状腺叶切除，术后 3 周内血清甲状腺素水平基本处在正常范围内，不会产生甲减的临床表现，尤以单侧切除者多见，且术后 5 天左右 T_4 和 FT_4 并不明显降低，早期给予外源性激素可能会进一步升高体内激素水平，加重上述症状，部分患者术后短期内 TSH 尚处于短暂抑制状态，故从抑制角度讲，早期服药尚不合适，应待术中释放激素的效应消失后再开始给药，单侧甲状腺切除的患者术后 3 周，超出正常范围上限一倍，因此建议在术后 2～3 周起，即单侧甲状腺切除术后 3 周起，双侧甲状腺切除术后 2 周起给予抑制疗法较为妥当。

七、TSH 抑制治疗的不良反应

只要甲状腺素的剂量恰当，大多无不良反应，但必须预防。剂量较大时可出现心绞痛、心律失常、心悸、骨骼肌痉挛、心动过速、腹泻、烦躁不安、兴奋、失眠、头痛、潮红、出汗、体重过量减轻等，但当降低剂量或停药数日后会逐渐消失。

1.甲状腺功能亢进（甲亢）或亚临床型甲亢　只要定期复查甲状腺功能，使 T_3 在合理范围内，便可避免此不良反应。

2.骨质疏松　表现为骨痛，血清甲状旁腺激素降低，特别绝经后女性、摄钙不足情况下容易发生。治疗前评估基础骨矿化状态并定期监测。当患者长期接受 TSH 抑制剂治疗导致亚临床甲亢时，体内成骨、破骨细胞均活化加速，显著缩短骨重塑周期，使得骨吸收速度大于骨形成速度，导致骨重塑周期内骨量迅速丢失。尤其是绝经后的 TSH 抑制治疗的患者，在确定每日摄入钙剂不小于 1g、维生素 D400～800U 的前提下，还应联用其他干预治疗药物（如双膦酸盐类、降钙素灯、雌激素类、甲状旁腺素、选择性雌激素受体调节剂类等）。

3.心血管系统副作用　TSH 抑制治疗可使心肌耗氧量增加，促发心绞痛，甚至心肌梗死。对伴有冠状动脉硬化性心脏病的且必须接受 TSH 抑制治疗的甲状腺癌术后患者，行 TSH 抑制治疗前必须充分评估患者的心脏情况。除了完成超声心动图、颈动脉超声、动态心电图检测之外，还需要定期进行血压、血糖、血脂水平监测以充分评估动脉粥样硬化危险性。TSH 抑制前或治疗期间发生房性心律失常尤其是心房颤动时，应予以规范化抗房颤治疗，并积极预防房颤并发症。对于有基础心脏基础疾病或高危风险的患者,应针对性地给予地高辛、血管紧张素转换酶抑制剂(ACEI)治疗,并适当下调 TSH 抑制治疗的期望值。此外,指南 C 级推荐应用 β 受体阻滞剂预防心血管系统副作用,其目的为逆转外源性亚临床甲亢所致心脏舒张功能下降及运动耐量的耗损。如无具体应用禁忌证,其使用指征应严格根据表 10-3 进行。

表 10-3　TSH 抑制期间 β 受体阻滞剂使用指征

	TSH＜0.1mU/L	TSH≤(0.1～0.5) mU/L
年龄＝65 岁	使用	酌情使用
年龄＜65 岁合并危险因素(高血压、高血脂、糖尿病)	使用	酌情使用
年龄＜65 岁合并基础心脏疾病	使用	使用
年龄＜65 岁,已并发亚临床甲亢表现	使用	使用

第十一章　甲状腺癌的其它治疗

一、甲状腺癌的外放射治疗

（一）外放射治疗的常规

放射治疗（即外照射治疗）利用高能射线如钴衰变释放的射线或直线加速器产生的高能电子和光子对病灶区照射，对控制甲状腺癌的残留病灶及某些转移灶有一定疗效，特别是对一些不摄取核素碘的病灶，如梭形细胞及巨细胞癌更是理想治疗方法。可与核素碘治疗联合应用。

1.指征　放射治疗的最佳指征是经过手术但残留了不摄碘的病灶，但对完全不能手术切除的病灶疗效较差。以下情况是放射治疗的常用指征：①以局部姑息治疗为目的；②有肉眼可见的肿瘤残留，无法手术或 ^{131}I 治疗；③疼痛性骨转移性；④位于关键部位、无法手术或 ^{131}I 治疗（如脊转移、中枢神经系统转移、某些纵隔或隆突下淋巴结转移、骨盆转移等）；⑤为减轻软组织压迫所致致命症状者，如上腔静脉受压综合征；⑥对某些巨大甲状腺癌为增加切除率及提高疗效的某些术前治疗；⑦作为贯序或联合化学疗法的一部分，如甲状腺淋巴瘤，特别是甲状腺未分化癌。

2.治疗　剂量及疗程对甲状腺淋巴瘤的放射剂量为 4～5 周内 45Gy，对其他甲状腺癌的治疗剂量均较大，多在 7.5 周内应用 70Gy 以上。

3.疗效　放射治疗的疗效与病理类型有关。分化型甲状腺癌的预后较好，10 年生存率达 94.5％；而滤泡状癌为 75.2％，这类患者术后无须放射治疗。因 DTC 通常能摄碘，故放射治疗的指征仅为不能摄碘的复发转移，放射治疗不应在核素治疗前进行，因为这样将有损核素碘的疗效。

（二）髓样癌的放射治疗

局部放射治疗对髓样癌的疗效尚有争议，10 年局部无复发的无瘤生存率达 86.5％，仅对有骨转移者，放射治疗较好，能延长 75％患者的生存期，5 例肿块缩小

＞50％,一例获完全缓解,生存期达 6 年,另一例生存 4 年,5 例 3 年后死亡。放射治疗对骨转移所致的疼痛及区域转移所致的症状有一定的缓解作用。

（三）未分化癌的放射治疗

甲状腺未分化癌的预后极差,1 年生存率仅 0～20％,单独放射治疗的疗效也不满意,中位生存期约 3～7 个月,部分病例甚至在 6 周内应用 60Gy 仍无效,1 年生存率仅 6％,以维持治疗期间的气道通畅,有生存期延长数年的报道,但治疗的并发症甚多,而且能手术切除,特别是未侵及甲状腺包膜者,能明显延长生存期,对局限于腺体内的未分化癌仍以手术为主,放射作为辅助治疗,不延长生存期。

（四）原发性甲状腺淋巴瘤的放射治疗

原发性甲状腺淋巴瘤较少见,仅占甲状腺肿瘤的 4％～8％,占淋巴瘤的 1.3％,几乎均为 B 细胞淋巴瘤,常伴慢性淋巴细胞性甲状腺炎,早期患者术后宜辅以放射治疗,在 4～5 周内总剂量 40～50Gy,可控制局部病灶,疗效良好,应联合化学治疗,以增强局部疗效及预防远处转移。

二、甲状腺癌的化学药物治疗

在甲状腺恶性肿瘤治疗中,化学治疗只是一种辅助手段。因甲状腺组织具有多药耐药基因(MDR)产生 P-糖蛋白高表达现象,对化疗药物敏感性极差,大多只能起局部缓解作用,单药治疗的疗效更差,特别是对核素碘及放射治疗不敏感者,故而化疗主要用于不能手术或远处转移的晚期癌的综合性姑息治疗。对晚期甲状腺癌或未分化癌可试用环磷酰胺。

（一）分化型甲状腺癌的化学治疗

DTC 对化学治疗药物治疗不敏感。化学治疗仅作为姑息治疗或其他手段无效后的尝试治疗。

对核素碘及放射治疗不敏感,或有不宜手术的进展期 DTC,特别是伴肺转移者,化学治疗有一定疗效,治疗伴心力衰竭,有效率为 17％,但无 1 例显效,有效率达 26％,其中 11.6％获显效,2 年以上生存率达 10％,5％患者停药后仍存活。

Burgess 等(1978)单用多柔比星(阿霉素)治疗甲状腺癌 53 例,2/3 有效,肿块稳定或缩小,生存期延长,尤以分化型及髓样癌较敏感,未分化癌的疗效较差,中位有效期 8 个月,生存期为 17 个月,避免产生严重并发症。多柔比星是唯一经美国FDA 批准用于转移性甲状腺癌的药物,其对肺转移的疗效优于骨转移或淋巴结转移。

（二）髓样癌的化学治疗

大多数甲状腺髓样癌的预后较好，但约有 20％患者进展迅速，出现远处转移，预后欠佳，APUD（肿瘤，特别是多柔比星（阿霉素），疗效可达 15％～30％，单药治疗的疗效不及联合用药。

（三）甲状腺未分化癌的化学治疗

甲状腺未分化癌的预后极差，虽对化学治疗的疗效较差，但仍有一定的反应，反应率达 33％，而单用多柔比星（阿霉素）的反应率仅 5％，平均年龄 68 岁，2 例生存时间超过 2 年。因此，对治疗方法匮乏的进展期未分化癌，在放射治疗无效或不宜应用时，化学治疗为可能有效的方法。

（四）原发性甲状腺淋巴瘤的化学治疗

原发性甲状腺淋巴瘤的化学治疗与淋巴瘤相似，8 年生存率达 100％。

（五）髓样癌的生物制剂疗法

甲状腺髓样癌由滤泡旁细胞发展而来，属神经内分泌肿瘤，除分泌 CEA 外，还分泌其他肽类物质，如血清素、P 物质等，导致髓样癌特有的某些临床症状如腹痛、腹泻及颜面潮红等，应用对抗这些肽类的生物制剂进行治疗，有对症治疗的作用。

生长抑素是具有抑制肿瘤细胞中几种生长因子及激素的分泌，而且 50％的髓样癌有生长抑素受体，生长抑素可使因这些激素造成的症状，如腹泻，生长抑素使肿瘤缩小的可能性较小，亦有报道称，生长抑素能使肿瘤稳定数月，已有转移的 APUD 肿瘤也有某些疗效，可阻断肿瘤细胞在 $G_0 \sim G_1$ 期的分裂，并可激活免疫调节系统。

生长抑素衍生物与干扰素（重组干扰素）联合应用，有报道可缓解肿瘤分泌多肽类激素引起的症状，降低血清肿瘤标记物水平，提示肿瘤抑制，但对肿瘤本身的控制作用仍比较微弱。

三、甲状腺癌的单克隆抗体靶向药物治疗

随着对甲状腺分子机制研究的不断深入，越来越多的靶向药物开展了针对甲状腺癌的临床试验。分化型甲状腺癌靶向治疗的研究包括：靶向 VEGF 通路、新靶向 MAPK 通路及新靶向 PI3K 通路。酪氨酸激酶抑制剂（TKIs）是目前甲状腺癌中研究最多的靶向治疗药物。对[131]I 难治性 DTC，包括索拉非尼、帕唑帕尼、舒

尼替尼、凡德他尼、阿昔替尼、莫替沙尼和吉非替尼等在内的多个 TKIs 已开展了临床试验,证实 TKIs 在一定程度上可缓解疾病进展。其可通过抑制肿瘤细胞的增殖以及抑制血管生成,抑制肿瘤生长。但是,至今尚无一例患者出现完全治愈,而且也存在较多副作用。目前,仅在常规治疗无效且处于进展状态的晚期 DTC 患者中,特别是碘难治性甲状腺癌患者,可考虑使用此类药物。

(一)索拉非尼

索拉非尼是一种同时靶向于 VEGFRs、RET/PTCs 及 BRAF 的口服的小分子酪氨酸激酶抑制剂(TKI)。2013 年 12 月 22 日美国食品及药物管理局(FDA)批准索拉非尼为治疗放射碘抵抗、局部复发或者转移的进展期 DTC。此决定是基于编号 NCT00984282 和 EudraCT2009-012007-25 多中心、双盲、安慰剂对照的Ⅲ期临床试验的最终结果。

此项研究共 18 个国家 77 个中心参与,共纳入成年患者 417 位,独立评估肿瘤组织学类型,其中 57% 的为 PTC,25% 为 FTC 及 10% 为低分化癌。治疗组与对照对无进展中位生存期分别是 10.8 个月 VS5.8 个月(HR:0.59,95%CI0.45～0.76;P<0.0001),没有一例完全缓解,但部分缓解有 12 例占 0.5%,次稳定有 42 例占 33%。78 例需要剂量的调整,19% 的受试对象不得不中止治疗。索拉非尼组不良事件发生率 98.6%,包括手-足皮肤反应(76.3%)、腹泻(68.6%)、脱发(67.1%)、皮疹及脱屑(50.2%)。

同时,索拉非尼对甲状腺髓样癌和未分化癌也显示有益效应,尽管尚无必要的药学标准的评价。最近一项关于研究索拉非尼对 DTC、MTC 及 ATC 疗效的系统回顾表明,部分缓解率、次稳定率及次进展率分别是 21%、60% 及 20%。另外,占 16% 的患者因药物毒性及患者不耐受中止治疗,剂量也进一步降低了 56%。

何时开始使用 TKI、是否应该更早应用 TKI 以及如何处理无法使用 TKI 的老年体弱患者等困惑医生的问题仍悬而未决。针对经过索拉非尼一线靶向治疗失败患者的挽救治疗方案问题,达杜等的研究提示,舒尼替尼、乐伐替尼等其他 TKI 的挽救治疗将使上述患者的总生存时间从单独使用索拉非尼的 28 个月延长至 58 个月。

(二)帕唑帕尼

帕唑帕尼也是一种酪氨酸酶抑制剂(TKI)。该药经过了美国国家癌症机构赞助的受试对象一共是 37 位分化型甲状腺癌患者的无对照多中心Ⅱ期临床试验。

反应率在滤泡癌及 Hiirthle 细胞癌中显示较高,分别是 73%、45%;在乳头状癌中显示较低,为 45%。一年无进展生存期和总生存率分别是为 47% 及 81%。但是,最近一项关于帕唑帕尼单药治疗 ATC 的多中心Ⅱ期临床试验的最终结果令人失望。该试验一共 15 名受试对象,结果没有一名显示有确切的疗效。因此作者得出结论:单独使用帕唑帕尼几乎没有疗效,可能在联合药物疗法中起一定的作用。紫杉醇和帕唑帕尼联合与安慰剂对照的进一步研究正在进行,用来补充多中心Ⅱ期临床试验结果的不足。

同时,有一项研究报道了帕唑帕尼联合微管抑制剂如紫杉醇通过加强抑制有丝分裂对未分化型甲状腺癌细胞和异种移植能够提高及协同抗癌的疗效。此研究表明,帕唑帕尼联合紫杉醇疗法治疗未分化型甲状腺癌(ATC)是一种有希望的候补疗法,同时极光激酶 A 对 ATC 也具有潜在可行的靶向分子治疗疗效。

在此基础上,一项放射治疗肿瘤组(RTOG)随机临床试验已设计出并施行,在强调颈部放射疗法的基础上旨在比较紫杉醇单独疗法与紫杉醇联合帕唑帕尼疗法的疗效。

(三)凡德他尼

凡德他尼是一种口服的小分子多靶点酪酸激酶抑制剂(TKI),可同时作用于肿瘤细胞 VEGFR-1、VEGFR-2 和 RET。2011 年 4 月,凡德他尼成为第一个被 FDA 批准的治疗症状性或者进展性甲状腺髓样癌。此次批准是基于一项国际的随机化、双盲、安慰剂对照Ⅲ期临床试验的最终结果。

在此Ⅲ期随机临床研究中,331 名受试对象按 2∶1 随机化分为两组,其中大组接受凡德他尼,另一组接受安慰剂治疗。此研究的首要观察终点是比较两组延长的无进展生存期。次要观察终点包括客观反应率、总死亡率、生化反应(CT 和 CEA 降低)及疼痛加剧的时间。最近的一项研究凡德他尼治疗癌症患者的 Meta 分析表明,non-TC 组 QT 间期延长的发生率与重度级别分别是 16.4% 和 3.7%,TC 组 QT 间期延长的发率生与重度级别分别是 18.0% 及 12.0%。

(四)Cabozantinib

Cabozantinib(XL184)是一种口服的小分子多靶向治疗药物,可同时作用 VEGFR-1 及 VEGFR-2、MET 还有 RET,其半数最大抑制浓度分别是(5.2±4.3)nmol/L、(0.035±0.01)nmol/L 和(1.3±1.2)nmol/L。2012 年 12 月 Cabozantinib 被 FDA 批准为治疗进展期转移性甲状腺髓样癌的药物。

2013 年 1 月 Exelixis 公司宣布了,欧洲药物管理局(EMA)已经通过了对 Cabozantinib 治疗进展期、不能切除、局部高级别或者转移的甲状腺髓样癌的营销批准的申请。批准 Cabozantinib 是基于一项随机化、双盲、安慰剂对照Ⅲ期国际临床试验。

　　Cabozantinib 对甲状腺高级别髓样癌的疗效在一项队列研究及延长的Ⅰ期临床试验中因显著抗肿瘤活性所被证实。因为研究纳入了 330 名按照实体瘤疗效评价标准经 14 个月的筛选证实为进展期、不能切除、局部高级别或者转移的甲状腺髓样癌受试对象，因此，此项Ⅰ期临床试验中又包括了一项队列研究。

　　（五）Lenvatinib

　　Lenvatinib 是一种口服的选择性受体酪酸激酶抑制剂（TKI），可同时作用于肿瘤细胞 VEGFR-1 及 VEGFR-3、FGFRl-4、PDGFR-b、KIT 和 RET，从而影响血管生成及肿瘤增殖。2012 年美国和日本，2013 年欧洲分别批准其作为治疗放射碘抵抗的多种甲状腺癌的孤儿药地位。

　　因之前Ⅱ期临床试验结果取得了令人振奋的结果，随后于 2011 年开展Ⅲ期临床试验，研究中 RR-DTC 患者以 2:1 的比例被随机分成两两组（分组前以年龄≤65 岁和＞65 岁、地域、既往接受过 VEGFR 靶向治疗为基础进行分层），治疗组予 LEN，对照组予安慰剂，两组均使用 24mg/d，28 天为一个周期。一旦对照组患者疾病进展，可立即使用 LEN 治疗。

　　研究主要终点是无进展生存期（PFS），次要终点包括总缓解率（ORR，即 CR＋PR）、总生存期（OS）和安全性。

　　研究患者共纳入 392 例（51％为男性，平均年龄 63.0 岁），最终结果显示，治疗组的 PFS 明显高于对照组（18.3mvs3.6m），风险比为 0.21，其中，既往未接受过 VEGFR 靶向治疗的患者（195 例）比接受过（66 例）的 PFS 更长（18.7mvs15.lm）。

　　另外，治疗组的完全缓解率、部分缓解率和中位暴露时间分别为 1.5％（4 例）、63.2％（165 例）和 13.8 个月；而对照组分别为 0、1.5％（2 例）和 3.9 个月。治疗组的中位响应时间为 2 个月。

　　在不良事件发生率方面，使用 LEN 治疗的 5 个最常见的不良反应分别为：高血压（68％）、腹泻（59％）、食欲下降（50％）、体重减轻（46％）和恶心（41％），其中＝3 级的为高血压（42％）、蛋白尿（10％）、体重减轻（10％）、腹泻（8％）和食欲下降（5％）。78.5％的患者因为不良反应减少了使用剂量，14.2％的患者停止了 LEN 治疗。

　　研究表明，lenvatinib 能显著改善放射性碘 131 抵抗的分化型甲状腺癌的 PFS，且其不良反应在可控制范围内。

　　2014 年 2 月 2 日，卫材公司公布了实验性抗癌药物 lenvatinibⅢ期 SELECT 研究达到主要终点的数据。与安慰剂组相比，lenvatinib 在治疗放射性碘 131 抵抗的分化型甲状腺癌的疗效上显示有高度显著的统计学意义。基于这些临床结果，卫材(将会向美国、日本及欧洲卫生当局呈交批准营销 lenvatinib 的申请。其他VEGF-靶向药物包括舒尼替尼、莫特塞尼及阿西替尼,仅经过了Ⅱ期临床试验。关于甲状腺癌靶向治疗还有很多问题尚未清楚。比如什么时间使用这些靶向药物,是否提高了总体生存率,什么时候顺序给药,什么时候联合给药,是否这些靶向药物能够恢复放射碘治疗的敏感性。在适合使用靶向药物的患者中生物标记和分子诊断的作用尚不清楚。由于现在没有充足的直接研究比较,因此是否其中一种比其他所有的靶向药物作用显著也尚未可知。研究现状表明甲状腺癌新颖的靶向治疗是一种有前途的方向,由此倡导进一步的研究和调查。

　　甲状腺癌治疗上的难点在于放射性碘抵抗型甲状腺癌和 MTC 患者。针对放射性碘抵抗甲状腺癌的治疗,一方面寻找有效的替代放射性碘治疗方法,另一方面的研究集中在重新诱导摄碘。

　　激酶靶向药物在替代治疗方面取得了一定的成果,随着研究的深入重新诱导摄碘方面也取得突破性的成果。所以,对于难治性甲状腺癌随着科研的投入和研究的进展,有望获得良好的治疗结果。激酶靶向药物在难治性甲状腺癌上的研究成果也为其他肿瘤的治疗提供了思路。

四、无水酒精注射及激光消融在低危甲状腺肿瘤患者中的应用

　　当患者没有手术指征,患者本人也没有手术意愿时,可以采用创伤最小的非手术治疗方案。这些治疗基于的原则是针对肿瘤组织进行准确的破坏,从而诱导肿瘤内的小血管栓塞和凝固坏死,这类治疗方案已经成为了低危甲状腺乳头样癌患者的主要治疗方案。

　　在超声引导下进行经皮无水乙醇消融主要是将 95% 的无水乙醇直接注入肿瘤内,需要进行局麻。虽然在良性甲状腺囊性结节和甲状腺乳头样癌结节转移的治疗中这一治疗技术安全有效(有可能引起一过性的声音嘶哑),但是在低危甲状腺肿瘤患者中这一治疗方法的有效性目前还没得到充分的证据支持。

　　有一个队列研究中纳入了 3 例患者,这些患者存在 5 个甲状腺内的乳头样癌微病灶,在这些已经被活检证实的甲状腺乳头样癌病灶内注入无水酒精。在所有的患者中,病灶都变得无血管和缩小,甚至有一个病灶消失。但是由于缺乏对照和可能存在的选择性偏倚,这些结果具有一定的局限性。

　　然而,也有一些观点认为上述治疗方案可能会造成无水酒精在甲状腺内的随机分布,这有可能会使得无水酒精渗透至周围的颈部组织,从而造成局灶性的不良反应。他们认为激光热消融可能是甲状腺肿瘤患者更为理想的治疗选择,因为这一疗法所造成的坏死区域是可以在治疗前被预测并且精确确定的。

　　最近的一项研究评估了在低危甲状腺乳头样癌患者中激光消融的有效性,该研究在三名患者中进行。所有的患者都在手术室内接受了针对甲状腺肿瘤部位的经皮激光治疗,治疗后即刻进行甲状腺手术切除术。之后对切除的甲状腺组织进行了病理和免疫组化分析,结果提示恶性细胞遭到了破坏。

　　对于原发性低危甲状腺乳头样癌患者而言,射频消融是另一个可供选择的无创性治疗方案。这一治疗技术可以成功地用于肝癌、肺癌和肾癌患者的治疗。最近的一项针对前瞻性研究的系统综述的结果指出,在有症状的良性甲状腺结节患者中,射频消融术是安全且有效的,在治疗甲状腺肿瘤局部区域复发中,射频消融术也是有效的。但是,还没有研究针对射频消融术在低危甲状腺肿瘤患者中的应用进行报道。

五、甲状腺癌的中医中药治疗

　　根据甲状腺癌不同阶段病因病机的特点进行辨证论治,给予中药治疗可以增效、减毒、改善临床症状,提高患者生活质量。但对于甲状腺癌的治疗仅仅以症状为基础进行辨证论治是不够的。目前中医药对甲状腺癌的治疗仍以专家经验为主,缺少大样本、多中心、随机、双盲的临床研究。需要建立辨证与辨病相结合的模式,并考虑现代医学治疗方案、疗效以及毒副作用,分阶段对甲状腺癌的病机、证候特点,以及治则治法进行研究,为临床治疗提供可靠的依据。

　　中医甲状腺癌四种分型:①气郁痰阻型;②痰结血瘀型;③肝火旺盛型;④心肝阴虚型。甲状腺癌治疗有 5 法,即软坚散结、活血化瘀;理气消瘿、化痰解毒;益气养血、扶正祛邪;疏肝解郁、理气止痛;清肝泻火、化毒散结。

六、甲状腺癌的综合治疗

　　各种甲状腺癌非手术治疗的选择:包括未分化癌在内所有甲状腺癌,在有条件时均应以手术为首选治疗方法,因手术治疗的疗效肯定,且为今后的非手术疗法奠定了基础,非手术疗法是在无手术条件或作为术后辅助治疗时的选择,通常在众多的非手术疗法中依以下次序选择：^{131}I（核素碘）治疗、TSH 抑制疗法。但应须根据肿瘤的病理类型最后决定。

低危组 DTC 只要手术范围恰当，术后只需行 5 年 TSH 抑制疗法并定期随访，并辅以核素碘消融治疗，治疗方案应根据肿瘤摄碘情况而定，具摄碘功能者首选治疗量的核素碘，摄碘功能较差者可选用核素碘与放射联合治疗，无摄碘功能者单独应用放射治疗，其间仍应坚持 TSH 抑制疗法。

低分化甲状腺癌，如圆柱细胞癌有时对核素碘也有一定疗效。

甲状腺髓样癌术后只有血清降钙素或 CEA 增高，而无临床影像学复发，应首先除外因乳腺癌，可选用核素碘消融疗法，消融后 5～10 天扫描，只有生化复发者的 10 年生存率仍高达 86%，若已有临床或影像学的复发，而不能再手术时，可采用放射治疗，化学治疗也可能有效，可选用生物疗法，特别是联合应用生长抑素衍生物及干扰素（r-IFN-a-2b），具减轻及缓和症状作用，只有淋巴转移者的 5 年生存率也有 94.5%，明显高于淋巴外转移（41%）。

未分化癌若病变局限在腺内，仍以手术为主，术后辅以放射治疗及化学联合治疗。

甲状腺淋巴瘤过去以广泛切除为主，但近来认为，大多数病例已同时伴有其他部位的淋巴瘤，因此仅对局限于甲状腺的淋巴瘤行手术切除，手术只起诊断性作用，须在减负手术后加作放射与化学联合治疗。

对滤泡状癌的老年患者尚需监测远处转移，可用几个疗程的核素治疗延长寿命，放射治疗可减少局部症状及病理性骨折的危险性。无法切除的病灶可联合核素及放射治疗。

七、甲状腺癌的病变监测

在日本有两个大型的观察性研究对 1465 例甲状腺肿瘤患者进行了观察，研究设计是基于下述假说广一即绝大部分的低危甲状腺乳头样癌患者并不需要立刻或最终进行甲状腺手术治疗。在研究中，患者可以选择两种方案，一种是进行积极的监测，另一种是接受甲状腺切除术。

那些选择进行积极监测的患者就进入了密切随访阶段，主要是在第 6 个月时进行颈部 B 超检查，然后每年检查一次，平均随访时间为 5 年。在随访结束时，只有一小部分（<2%）的患者出现了淋巴结转移，或出现了无症状性病灶生长（5%）。

在接受观察的患者中没有出现疾病特异性死亡的患者。并且研究者也没有发现存在其他常见的淋巴结转移的危险因素与不良结局相关。

第十二章　浸润性乳腺癌

第一节　非特殊型浸润性乳腺癌

【定义】　浸润性乳腺癌非特殊类型（NST），即通常众所周知的浸润性导管癌，非特殊型包括了一大组浸润性乳腺癌。它并不是一个肿瘤实体，而是代表了一组异质性肿瘤，因缺乏足够的形态学特征而不能归入任何一个特殊的组织学类型，如小叶癌或管状癌。

【概述】　浸润性乳腺癌非特殊型的发病风险随年龄的增长而升高，好发于40岁以上的女性，占乳腺癌的大多数（约占65％）。与BRCA1突变有关的家族性乳腺癌常见于其中。据文献统计，非特殊型浸润性癌占浸润性乳腺癌的40％～75％，如此广的范围可能与缺乏严格的病理诊断标准有关。非特殊型浸润性癌最常表现为可触及的肿块或钼靶摄片异常。直径＞2cm的肿瘤很容易被患者和临床医师发现，由于影像医学与超声波分辨率的提高，越来越多的直径＜2cm的乳腺癌被射片医师和超声医师发现。在钼靶射片上常常呈不规则的边界不清的肿块，部分伴有钙化，尤其是与导管内原位癌同时存在时。在非特殊型浸润性癌与其他组织学类型鉴别中，无明显临床与钼靶摄片特征可供参考。偶见伴有乳头Paget病的表现。

乳腺癌的遗传学十分复杂，其主要原因是乳腺癌的异质性很大。近年来的大量研究证明不同级别的乳腺癌沿着不同的进展途径进展。

浸润性乳腺癌非特殊型的预后跟一系列临床和病理指标密切相关，如患者年龄、月经状况、肿瘤的大小、组织学分级、淋巴结转移以及远处转移等等。长期随访资料显示，1级的乳腺癌预后明显好于2级和3级的肿瘤。因此肿瘤分级对判定临床预后十分重要。ER和PR的表达与较好的预后相关，同时也可以预测其对激素治疗的反应。HER2 的过度表达预示着预后比较差,同时也可以预测对赫赛汀的疗效。另外 Ki-67 的高表达、p53 的过度表达均预示着预后不良。淋巴血管的浸滤情况与淋巴结和远处转移呈正相关.切缘情况与局部复发密切相关。

【大体病理】　非特殊型浸润性乳腺癌大体形态无特征性。肿瘤大小 1～10cm。肿瘤不规则,呈星状或结节状,边界不清,无锐利的边缘。切面灰白、灰黄色,有光泽,质坚硬,刀切时可有砂砾感。这种结构和表现是由于肿瘤间质纤维化所致。某些肿瘤细胞伴有少量的纤维间质反应,此时肉眼观察为黄褐色,较柔软。虽然大多数浸润性乳腺癌非特殊型有星状或毛刺状不规则边缘,但少数病例表现为圆形、推进式边缘,边界清楚。

【组织病理】　非特殊型浸润性乳腺癌具有很宽的组织学形态谱,缺乏组织学上的特征。在生长方式、细胞特征、核分裂活性、间质纤维增生程度、导管原位癌成分的多少和类型等方面,均表现为高度的异质性。肿瘤的边缘变化多样,可以高度的浸润性生长,浸润小叶间质并破坏小叶结构,也可呈推进性生长。在组织结构上,肿瘤细胞呈腺管状、巢状、条索状、大小不一的梁状或实性片状排列,部分病例伴有小管结构。有时肿瘤也可呈列兵样的单行或靶环样的排列,但缺乏浸润性小叶癌的细胞学特征。瘤细胞的形态变化也多样。瘤细胞胞质丰富嗜酸。细胞核可比较规则一致,也可显著异形,一般具有多个核仁。核分裂象多少不一。80％的非特殊型浸润性乳腺癌伴有导管原位癌成分。间质纤维增生不明显或略有,有些则显示出明显的间质纤维化。一般来说,高级别的肿瘤往往含有较少的间质或间质呈明显的纤维细胞增生和炎细胞浸润。低级别的肿瘤间质较多,没有明显炎细胞浸润或纤维组织的透明变性。肿瘤组织可局部发生坏死,并继发囊性变。淋巴管和血管内瘤栓常常可以见到,但只有位于肿瘤外时才具有预后的差异。

【组织学分级】　乳腺浸润性癌的 WHO(2012)乳腺肿瘤组织学分级根据腺管形成、核的多形性和核分裂计数三项指标,三者中每一方面均以 1～3 分计分。三种参数的分值相加,总分 3～5 分者为组织学分级 1 级,6～7 分者为 2 级,8～9 分者为 3 级。

1.腺管形成的评价　计算腺腔比率时应计数具有清晰中央腺腔的腺管。这些腺管应具有明确的中央腺腔和与周围基底膜垂直的上皮细胞。要注意区分由于固定不良导致组织收缩后形成的裂隙。腺腔/肿瘤的比率 10％ 和 75％ 为得分临界值。计数时应先在低倍镜下观察肿瘤的全貌,根据肿瘤的总体形态确定腺管形成的得分。

2.核多形性的评价　核多形性的评价主要根据细胞的大小(以周围正常上皮细胞或淋巴细胞为对照)和形态(异型性)而定。核型不规则、核仁数目和大小的增加在确定得分时也是有用的辅助特征。1级的核小而规则,具有一定异型性的核归为2级。而3级的核大小和形态具有较大的差别,常常是正常细胞核的2~2.5倍,核仁明显。判定时应该检测肿瘤异型性最明显的区域,且该区域应占整个肿瘤的10%~25%及以上。

3.核分裂象的评价　必须计数确定的核分裂象。计数一般选择肿瘤的周边区域,并在所选区域内回纹样迂回计数,计数10个高倍镜视野的核分裂象总数。当肿瘤异质性明显时,应当选择核分裂象最多的区域进行计数。见表12-1-1和表12-1-2。

表 12-1-1　组织学评价乳腺肿瘤分级的半定量法

特征	计分
小管和腺体形成	
大多数肿瘤(>75%)	1
中等程度(10%~75%)	2
极少或没有(<10%)	3
核多形性	
小、规则单一的核	1
中等大小及中等程度的多形性	2
明显的多形性	3
核分裂数目	
根据显微镜视野区域	1~3
最终分级根据三种参数的分值相加所得	
总分	
Ⅰ级	3~5
Ⅱ级	6~7
Ⅲ级	8~9

表 12-1-2 **核分裂计数的得分视野直径（mm）**

视野直径（mm）	核分裂计数（分）		
	1	2	3
0.40	≤4	5～9	≥10
0.41	≤4	5～9	≥10
0.42	≤5	6～10	≥11
0.43	≤5	6～10	≥11
0.44	≤5	6～11	≥12
0.45	≤5	6～11	≥12
0.46	≤6	7～12	≥13
0.47	≤6	7～12	≥13
0.48	≤6	7～13	≥14
0.49	≤6	7～13	≥14
0.50	≤7	8～14	≥15
0.51	≤7	8～14	≥15
0.52	≤7	8～15	≥16
0.53	≤8	9～16	≥17
0.54	≤8	9～16	≥17
0.55	≤8	9～17	≥18
0.56	≤8	9～17	≥18
0.57	≤9	10～18	≥19
0.58	≤9	10～19	≥20
0.59	≤9	10～19	≥20
0.60	≤10	11～20	≥21
0.61	≤10	11～21	≥22
0.62	≤11	12～22	≥23
0.63	≤11	12～22	≥23
0.64	≤11	12～23	≥24
0.65	≤12	13～23	≥25

续表

视野直径(mm)	核分裂计数(分)		
	1	2	3
0.66	≤12	13~24	≥25
0.67	≤12	13~25	≥26
0.68	≤13	14~26	≥27
0.69	≤13	14~27	≥28

【免疫组化】 最常用的免疫组化标记是雌激素受体(ER)、孕激素受体(PR)和 HER2,其他生长因子、肿瘤形成和肿瘤抑制基因产物以及其他标记在乳腺浸润性癌中具有高度的可变性,这可能解释其组织学的异质性。据文献报道,60%~70%乳腺癌患者的癌细胞有 ER、PR 表达。ER 和 PR 的表达在预测内分泌治疗反应和患者预后上十分重要,因此在病理报告上应同时报告 ER 和 PR 的阳性率(%)和阳性强度。

HER2 是人表皮生长因子受体 2 的简称,即 c-erbB-2 基因,定位于染色体17q12-21.32 上,编码相对分子质量为 185000 的跨膜受体样蛋白,具有酪氨酸激酶活性。HER2 是重要的乳腺癌预后判断因子,HER2 阳性(过表达或扩增)的乳腺癌,其临床特点和生物学行为有特殊表现,治疗模式也与其他类型的乳腺癌有很大的区别。《中国的乳腺癌临床实践指南》已将 HER2 阳性作为乳腺癌的预后评价的指标之一,并指导临床治疗方案的制定。HER2 检测方法主要是免疫组化和FISH。目前已有针对该基因过度表达的药物——赫赛汀。

HER2 阳性的判读标准:IHC 和 FISH 检测方法结果均可分为阳性、不确定和阴性。

阳性:IHC3＋或 FISHHER2/CEP17 比>2.2,细胞核内基因数>6 个。HER2阳性结果定义为 IHC3＋,即>30%浸润性癌细胞膜呈全周的强着色,或 FISH 结果显示 HER2 基因扩增(在未设内对照探针的检测中,平均每个细胞核内>6 个基因拷贝)或 HER2/17 号染色体(HER2/CEP17)信号比>2.2。

不确定:IHC2＋或 FISHHER2/CEP17 比为 1.8~2.2,细胞核内基因数 4~6个。不确定结果是指 IHC2＋,即指至少 10%肿瘤细胞有完整的胞膜染色,但是不均匀或强度较弱。少数情况下≤30%的肿瘤细胞呈现强的、完整的胞膜着色。一些(不是全部)病例有 HER2 基因扩增,需要 FISH 检测来确定。不确定的 FISH

结果是指 HER2/CEP17 比值在 1.8～2.2 之间,或在无内对照探针的检测中平均每个细胞核内基因拷贝数为 4.0～6.0。

需要注意的是 HER2/CEP17 比值为 2.0～2.2 者过去被判定为 HER2 扩增,宜采用靶向药物治疗,但无证据说明这些患者必须进行靶向药物治疗,因此现有标准将其划归为不确定结果。对不确定的 FISH 结果应再计数另外的细胞或重复 FISH 检测。如果仍不确定,建议进行确认性的 IHC 检测,以明确 HER2 蛋白表达情况。关于 17 号染色体多体尚无明确的定义,约占检测病例的 8％,多数显示 4～6 个 HER2 基因拷贝,若将 17 号染色体多体定义为 CEP17≥3,实际上多数患者并无蛋白和 mRNA 表达增加,对无内对照探针的检测中 HER2 基因拷贝数在 4～6 个的患者也是如此。

阴性:IHC 0/1＋或 FISHHER2lCEP17 比＜1.8,细胞核内基因数＜4 个。这是指 IHC0 或 1＋,即任何比例的肿瘤细胞有微弱的、不完整的膜染色或无着色,或 FISH 中 HER2/CEP17＜1.8,或在无内对照探针的检测中平均每个细胞核内＜4 个 HER2 基因。

【鉴别诊断】

1.其他类型的浸润性癌 浸润性乳腺癌非特殊型的诊断需要确认有无伴发的其他类型的浸润性上皮肿瘤,如存在,需少于 50％。免疫组织化学对鉴别会有一定的帮助。有时浸润性非特殊型可呈列兵样或靶环样的生长方式,需要与浸润性小叶癌进行鉴别,免疫组化 E-cadherin 和 CK3413E12 有助于鉴别诊断。

2.炎症性病变 一些炎症性病变如乳腺导管扩张症、浆细胞性乳腺炎、硬化性淋巴细胞性乳腺炎等,容易形成固定质地硬且边界不清的包块,有时可以具有明显的"橘皮征",临床上容易混淆,肿块穿刺显微镜下比较容易区分。

3.硬化性腺病 硬化性腺病增生变形的腺体出现在纤维化的间质或脂肪组织内时,易误诊为浸润性癌,尤其在冷冻切片时。两者的区分要点:硬化性腺病的腺体周围有肌上皮,而浸润性癌无肌上皮。采用免疫组化染色同时进行腺上皮和肌上皮标记即可鉴别。

第二节 非特殊型浸润性乳腺癌变型

WHO(2012)乳腺肿瘤组织学分类中非特殊型浸润乳腺癌存在以下变型:混合型癌、多形性癌、伴有破骨细胞样巨细胞的癌、伴有绒癌特征的癌和伴有黑色素细胞特征的癌。

1.多形性癌 多形性癌 是一种罕见的高级别非特殊型浸润性乳腺癌变型。

【临床表现】 发病年龄 28～96 岁(中位 51 岁)。大多数患者表现为可触及的肿块,约 12％的病例以转移性肿瘤为最初症状。

【大体病理】 肿物大小平均 5.1cm。肉眼所见与其他非特殊型浸润性乳腺癌无明显差别。

【组织病理】 多形性癌组织学特征为多形和奇异的肿瘤巨细胞占肿瘤细胞的50％以上,肿瘤背景为腺癌或腺癌伴梭形细胞和鳞状细胞分化。肿瘤细胞分化差,核分裂＞20/10HPF。所有肿瘤组织学分级均为 3 级。上皮性成分显示伴有坏死的高级别导管癌,19％的病例见淋巴管浸润,50％的病例腋窝淋巴结转移,转移数目常在 3 个以上,多数患者表现为晚期病变。

【免疫组化】 ER、PR、HER2 一般为阴性。CAM5.2、EMA、细胞角蛋白(AE1/AE3、CK1 一般)阳性,部分病例 P53 阳性,约 30％的病例 S-100 阳性。

2.伴有破骨细胞样巨细胞的癌 伴有破骨细胞样巨细胞的浸润性癌以浸润性上皮成分混合形态上类似于破骨细胞的巨细胞为特征,经免疫组化和超微结构分析,发现巨细胞具有组织细胞的表型特征。肿瘤的上皮成分通常是中等到低分化的非特殊型浸润性乳腺癌,已有破骨细胞样巨细胞存在于浸润性小叶癌、浸润性筛状癌、小管癌、黏液癌、乳头状癌和其他特殊型癌的报道。巨细胞成分可以出现在转移灶中。肿瘤间质除可见破骨细胞样巨细胞外,还可见炎细胞浸润、成纤维细胞增生和血管增生。约 1/3 的患者有淋巴结转移,5 年生存率占 70％,类似或好于普通型浸润癌。免疫组化染色巨细胞表达 CD68,而 S-100、肌动蛋白阴性,角蛋白、EMA、ER、PR 也阴性。巨细胞形态特征与组织细胞和破骨细胞相似,酸性磷酸酶、非特异性酯酶和溶菌酶强阳性,而碱性磷酸酶阴性。

3.伴绒毛膜癌特征的浸润性癌 伴绒毛膜癌特征的浸润性癌(BCCF)极其罕见,仅有少数病例报告描述普通型乳腺癌混合存在绒毛膜癌成分(滋养层分化)。自 1981 年 Saigo 和 Rosen 首次报道以来,国内外文献报道不足 20 例,年龄 38～71岁,平均 54.5 岁。绒毛膜癌成分产生人绒毛膜促性腺激素,患者血清中 HCG 可升高。有 60％的浸润性非特殊型乳腺癌可以找到 HCG 阳性的肿瘤细胞。12％～33％的患者血清 HCG 水平升高,免疫组化标记结果显示 12％～18％患者可表达β-HCG,镜下观察产生 HCG 的细胞与浸润性导管癌细胞相似,但非绒毛样细胞。多数病变发生于右侧乳腺,肿瘤直径 2.0～5.0cm,如果在乳腺肿瘤中遇到绒毛膜癌特征,则需要和转移性绒毛膜癌进行鉴别,已有绒毛膜癌转移到乳腺的病例报告。

4.伴黑色素特征的癌 少数病例报告导管癌和黑色素瘤混合,在某些病例中可见二者的过渡。近期的遗传学分析见肿瘤不同成分均存在染色体同一位点的杂合性丢失,提示这些不同成分起源于同一肿瘤细胞克隆。乳腺癌细胞内黑色素的存在不应认为是黑色素细胞分化,因为乳腺癌侵犯皮肤和真皮交界处时可出现癌细胞内黑色素。

伴黑色素细胞特征的癌要与转移至乳腺的恶性黑色素瘤鉴别。大多数乳腺黑色素瘤来自乳腺外恶性黑色素瘤转移。乳腺原发性黑色素瘤可发生于乳腺皮肤的任何部位,但乳头乳晕区罕见。伴黑色素细胞特征的癌与恶性黑色素瘤的主要鉴别点为前者除有黑色素细胞特征外,还有乳腺导管癌的表现。

第三节 浸润性小叶癌

【定义】 浸润性小叶癌(ILC)是一种具有特殊生长方式的浸润性乳腺癌,肿瘤细胞形态单一,缺乏黏附性,在纤维性间质中分呈散或单行排列方式浸润,也可围绕着终末导管呈靶环样浸润。

【概述】 浸润性小叶癌是浸润性乳腺癌第二大常见类型。多数资料显示该肿瘤占浸润性乳腺癌的 5%-15%。大多数研究显示,ILC 的发病年龄高峰在 45～67 岁之间(中位年龄一般在 61～65 岁),75 岁以上患者多于 35 对以下者。有研究显示,绝经后的妇女接受雌激素治疗可增加 ILC 发生的危险性,近 20 年由于雌激素替代治疗的增加,>50 岁妇女 ILC 的发生率有明显提高。自从 Foot 和 Stewart 首次提出浸润性小叶癌经典型诊断标准以来,文献报道了许多浸润性小叶癌的变异型。WHO(2012)乳腺肿瘤组织学分类中浸润性小叶癌除经典型外,还有其他的变异型,分别为实质型、腺泡型、多形型、小管—小叶型和导管小叶混合癌。由于浸润性小叶癌类型涵盖范围扩展,浸润性小叶癌检出率比过去也有所上升。另外,有研究提示浸润性小叶癌发病率增加与绝经后激素替代疗法可能有关。

浸润性小叶癌的临床特征和非特殊型浸润性乳腺癌相似,表现为可触及的肿块和钼靶摄片检查异常,例如:可触及有边界、质硬包块,钼靶摄片显示为毛刺状肿块。肿块可位于乳腺任何象限,但乳腺中央区浸润性小叶癌发生率稍高于非特殊型浸润性乳腺癌。钼靶摄片最常见的图像是不对称性,没有明确边缘的密度改变,钙化灶少见。有时体检和铝靶摄片检查低估了肿瘤的病变范围。体检表现为大区域乳腺组织增厚或硬化,边界不清,而钼靶摄片检查无明显的肿块,仅表现密度不均匀,结构变形。

大量研究表明,浸润性小叶癌和非特殊型浸润性乳腺癌的转移播散方式不同,尤其是转移到肺、肝和脑实质,小叶癌比导管癌少见。小叶癌常转移到骨、软脑膜、腹膜表面、腹膜后、胃肠道和生殖器官。

由于浸润性小叶癌组织学诊断标准不同,在很大程度上难以决定浸润性小叶癌的总预后是否和非特殊型浸润性乳腺癌不同。浸润性小叶癌患者预后不一致,这和非特殊型浸润性乳腺癌不同。有些研究提示,经典型浸润性小叶癌预后比非特殊型浸润性乳腺癌好;而有些研究显示两者无明显的差异或者浸润性小叶癌预后较差。DiCostanzo 等研究却发现在工期患者中.浸润性小叶癌比非特殊型浸润性乳腺癌进展快;在组织亚型中,一般经典型浸润性小叶癌比变异型预后好。变异型中,腺泡细胞变异型为低度恶性,而多形性癌预后较差,小管一小叶变异型预后较好。

浸润性小叶癌与其他类型的浸润性乳腺癌相比,常以同侧乳腺多灶性以及双侧乳腺发病为特征。发病年龄为 27～81 岁,平均 51 岁,老年患者比 35 岁以前的妇女常见,累及双侧者比例较高。近期的临床随访研究显示,浸润性小叶癌继发对侧乳腺癌的发病率和非特殊型浸润性乳腺癌相似。

【大体病理】 一些浸润性小叶癌肉眼表现为边缘不规则的肿块,质地硬到坚硬,砂砾感,灰白色,和非特殊型浸润性乳腺癌难以鉴别。而另一些病例肉眼表现无明显肿块,仅表现乳腺组织具有似橡胶样硬度或揉面感,给人一种良性的感觉。有的病例形成多数小硬结,触及砂粒感,局部与硬化性乳腺病类似。还有些病例肉眼或触摸均未发现乳腺组织明显异常,癌只在显微镜下查见。

【组织病理】 浸润性小叶癌有明显的细胞形态特征和浸润间质的特殊排列方式,分为经典型和变异型两大类。经典型的特征为肿瘤细胞较小,形态一致,单个细胞侵犯间质,排列呈线样结构,常围绕乳腺导管呈靶环样。肿瘤细胞浸润乳腺间质和脂肪组织,无或仅有少量间质反应。这种情况在体检、钼靶摄片以及肉眼病理检查时很难发现。细胞核较小,大小较一致,常偏位。核分裂象少见。细胞质可有空泡,呈印戒细胞样。在经典的浸润性小叶癌中,具有印戒细胞形态的肿瘤细胞仅占少数。90％的浸润性小叶癌伴有小叶原位癌。许多浸润性小叶癌组织学特征为细胞间失去粘连。这种表现至少与小叶原位癌和浸润性小叶癌内粘连分子 E-cadherin 失表达有关,E-cadherin 蛋白表达可用于浸润性小叶癌与非特殊型浸润性乳腺癌的鉴别。

【组织类型】 浸润性小叶癌的组织类型比较复杂,大部分为经典型浸润性小叶癌,少部分为浸润性小叶癌变异型。变异型包括腺泡型、实体型、小管型、多形型和混合型。在实质、腺泡和小管变异型中,除癌的细胞学特征与经典型浸润性小叶癌相同外,肿瘤的生长方式均不同于经典型。

1.经典型小叶癌　癌细胞一般比较小,大小一致,彼此之间缺乏黏附性,撒石子样散布。细胞核呈圆形或不规则卵圆形,核分裂象少见。在胶原化间质中,癌细胞常表现为单个细胞线状排列,在区域性范围内有一定的方向性,或者围绕残存的腺管呈"靶环状"或洋葱皮样浸润。有的病例像"硬癌",癌细胞散在浸润。90％以上的经典型浸润性小叶癌伴有小叶原位癌成分。

2.腺泡状小叶癌　瘤细胞排列成腺泡状,腺泡由20个或20个以上细胞呈球状聚集在一起,腺泡之间被少量纤维血管间质均匀分隔,类似与小叶原位癌,但缺乏肌上皮细胞和基底膜。肿瘤细胞类似于经典型细胞,比较小或中等大小,较均匀一致,排列紧密或松散。胞质淡染或呈透明状。

3.实体型小叶癌　肿瘤细胞以大而融合成片状方式生长,其内插入少量间质,或在脂肪组织内广泛浸润。细胞小到中等大,大小一致,缺乏黏附性,或者细胞界限不清,间质成分少,坏死和核分裂均少。细胞多形性及核分裂活性要高于经典型小叶癌。

4.管状小叶癌　这种亚型的特点是由小管和经典型ILC组成,即总体上是经典型ILC,但存在不同比例的小管状结构。一些肿瘤细胞具有经典型浸润性小叶癌的线样排列特征,另一些肿瘤细胞排列呈发育不好的小管状,圆形到卵圆形,其管腔常狭小和闭塞,但形状比较整齐,比小管癌的腺管小,而且角也少。管状小叶癌临床病理显示腋淋巴结转移率(43％)比纯粹型小管癌(12％)高。

5.多形性小叶癌　癌细胞比较大,多形性和异型性均比较明显。具有明显的小叶癌结构,但很大程度上细胞呈非典型和多形性,小叶内由多形性细胞组成。可伴有大汗腺或组织细胞样分化。

6.混合型小叶癌　上述组织学类型均不占优势,表现为两种或两种以上类型的混合。

以上各亚型之间在形态学上有许多共性,一组资料显示,74％的病例具有靶环样结构和"列兵"样排列(或称单列线样排列),83％的病例癌灶中残留正常小叶单位,53％的病例癌组织呈跳跃式分布(或称多灶性),65％的病例有小叶原位癌存在,40％的病例癌内和癌旁有淋巴细胞反应,大多数病例都有不同程度的胶原纤维化,核分裂和细胞坏死均少见。

纪念Sloan-Kettering癌症中心的研究资料显示在230例浸润性小叶癌中,经典型 176 例(77%),其余为变异型:实体型 10 例(4%)、腺泡型 14 例(6%)、混合型 30 例(13%)。多形性变异型较为少见,一组资料中 843 例浸润性癌仅有 9 例为多形性变异型。

【免疫组化】 经典型浸润性小叶癌常表达 ER、PR,ER 阳性率为 70%～95%,略高于非特殊型浸润性乳腺癌;PR 阳性率 60%～70%,与其他型乳癌无明显差别。罕见表达 HER2 或 P53 蛋白。腺泡型变异型 ER 阳性率 100%,而多形性浸润性小叶癌 ER 阳性率仅为 10%,HER2 也常过表达以及 P53 蛋白堆积。浸润性小叶癌 80%～100% 存在 E-cadherin 表达完全丧失,P120 显示细胞质阳性,高相对分子质量细胞角蛋白、GCDFP-15 阳性。

【鉴别诊断】

1.硬化性腺病　可以出现索条状、线状假浸润图像,也可排列成洋葱皮样结构,甚至累及周围神经和血管壁,低倍镜容易和浸润性小叶癌混淆。以下几点有助区别:①硬化性腺病假浸润的腺体明显受压,仍可见两种细胞。浸润性小叶癌细胞单一,常为单行排列,一般不受压(有时可以出现细胞受压变形的人为现象)。②硬化性腺病一般可见小叶轮廓;浸润性小叶癌小叶结构破坏,但病变可呈跳跃性,之间存在残留的正常小叶。③硬化性腺病的基质内可见到梭形细胞;浸润性小叶癌则无。④硬化性腺病缺乏真正的单列线状浸润,浸润性小叶癌常有。⑤浸润性小叶癌可浸润脂肪,而硬化性腺病一般缺乏。⑥浸润性小叶癌免疫组化染色 E-cadherin 阴性,CD10 及 p63 也阴性,而在硬化性乳腺病中均阳性。

2.微腺型腺病　小管型浸润性小叶癌有时会误诊为微腺型腺病。以下几点有助于区别:①小管型浸润性小叶癌的小管常为发育不好的腺管,腺腔多呈闭塞状,而微腺型腺病的小管呈开放性;②微腺型腺病的小管内常有胶样分泌物,而小管型浸润性小叶癌常无;③小管型浸润性小叶癌除小管外,还可以见到经典型的浸润特点。

3.浸润性小叶癌和非特殊型浸润性乳腺癌的鉴别　浸润性小叶癌在诊断上主要与非特殊型浸润性乳腺癌鉴别。对典型病例鉴别一般比较容易,但有不少病例存在程度不同的困难,主要原因是两者在细胞形态上和浸润方式上有相似性。以下几点有助于区别:①非特殊型浸润性乳腺癌细胞一般较浸润性小叶癌大,多形性和异型性比较明显,黏附性强;而浸润性小叶癌细胞较小,形态单一,均匀一致,细胞之间松散。②非特殊型浸润性乳腺癌常无散在、间断性单列线状和靶环样浸润的特点,虽然偶尔也会出现单列线样和靶环样浸润,但其细胞更富黏附性,呈连续粗线状,局部可出现两排细胞,而不是泪滴状。③非特殊型浸润性乳腺癌常无多灶性和跳跃式分布,也较少见到癌灶内残留终末导管小叶单位。④非特殊型浸润性乳腺癌坏死多且核分裂易见。⑤浸润性小叶癌可见到小叶原位癌,而非特殊型浸润性乳腺癌常有导管原位癌的各种表现。⑥浸润性小叶癌和非特殊型浸润性乳腺癌都可以出现腺泡样结构,但前者仍具备细胞小、圆且一致、黏附性差和核分裂少等特点。另外,非特殊型浸润性乳腺癌在原发灶内的腺泡样结构比较少见,但在脂肪和肌肉中浸润灶内及淋巴结转移灶内可以见到。⑦浸润性小叶癌的小管结构形状比较一致,管腔闭塞的比较多,细胞小,有极向感;而非特殊型浸润性乳腺癌的管状形态不规则,细胞异型性大。⑧胞质内的黏液空泡和小红球样的结构及印戒样细胞多见于浸润性小叶癌,少数情况可以在非特殊型浸润性乳腺癌看到。⑨多形性浸润性小叶癌的细胞多形性和异型性都比较明显,与非特殊型浸润性乳腺癌类似,但不同的是前者保留了经典型的浸润方式。此外,炎细胞反应一般在非特殊型浸润性乳腺癌较浸润性小叶癌更明显。⑩免疫组化检查:E-cadherin 在浸润性小叶癌中 80%～100%阴性。

第四节　少见类型乳腺癌

一、黏液癌

【定义】　黏液癌是指以成簇的小而单一的细胞漂浮在大量细胞外黏液中为特征的癌。

【概述】　患者的发病年龄分布较广,25～85 岁,中位年龄比非特殊型浸润性癌偏大,主要见于绝经后的妇女,一般超过 60 岁,平均年龄 70 岁。多数黏液癌患者首先发现乳腺可推动的包块,软到中等硬度。肿块好发于外上象限,其次为外下象限。体积较大时可有皮肤粘连和胸壁固定的症状。单纯型黏液癌钼靶摄片表现境界清楚的分叶状肿物,少数可伴有钙化。最新研究显示黏液导管原位癌为乳腺黏液癌的前期病变,其对 106 例单纯型黏液癌和 24 例混合型黏液癌的病例进行了分析,发现黏液原位癌出现在 68%(88 例)的病例中。单纯型黏液癌预后好,10 年生存率达 80%～100%。腋窝淋巴结转移率(4%～39%,平均 15%)比混合型癌(38%～59%)或非特殊型乳腺癌(43%～63%)低。单纯型黏液癌患者与混合型黏液癌比较,远期复发率较低。黏液癌偶尔有特殊的转移现象,包括黏液栓子导致大脑梗死及腹腔假黏液瘤。有报道称,微乳头型黏液腺癌的比普通黏液腺癌更具有侵袭性,免疫组化标记 EMA 阳性部位位于肿瘤细胞团的间质侧。

【大体病理】 黏液癌肿块大小差别较大,从＜1cm 到＞20cm,平均约 3cm 大小。黏液癌具有明显的大体特点,肿瘤边界清楚但缺乏真正的包膜,质地较软,胶胨状,切面常有光泽。囊性变可以出现在体积较大的病例中。病变质地及其黏稠度取决于细胞外黏液与纤维性间质的比例。当间质疏松时肿瘤质软,切面湿润,呈亮灰色,半透明胶胨状,有纤细的纤维间隔。伴大量纤维间质的区域质地较硬。

【组织病理】 黏液癌的特点是单一的小圆形细胞漂浮在由细胞外黏液形成的黏液湖中,由纤细的纤维分割。肿瘤细胞簇大小不一,形状各异,有时小管状排列,罕见微乳头和筛状结构。瘤细胞较小,均匀一致,圆形或多角形,边界不清,胞质少嗜酸性,缺少细胞内黏液。细胞核小,圆形或椭圆形,深染或略呈泡状,无明显异型性,核分裂象少见。很少见到细胞核的不典型性,但在极少数病例中可见到核的不典型性和核分裂象。

有人将黏液癌分为 A 型(细胞稀少)、B 型(富于细胞)和 AB 型(交界型)。但尚未被进一步研究证实其与患者的预后明显相关,故在临床上很少应用。

黏液癌亦可以分为单纯型和混合型两种类型。单纯型由＞90％的黏液癌组成,黏液癌混有其他非黏液性浸润性癌成分归类为"混合型"黏液癌。部分区域可伴神经内分泌分化,通过 Grimelius 染色和免疫组化染色嗜铬素和突触素标记可进一步证实,混合型常常伴有非特殊型浸润性乳腺癌。黏液癌常伴发导管原位癌,呈乳头状、微乳头状、筛状,甚至为蜂窝状结构。有些病例中,导管原位癌也可有明显的细胞外黏液产生。

【免疫组化】 单纯型黏液癌中 ER 表达率为 87.1％,PR 阳性率 90.3％,一般无 HER2 过表达,Ki-67 增殖指数一般＜10％,较少 P53 蛋白堆积(9.7％)。几乎所有纯粹型黏液癌均为二倍体,＞50％的混合型为异倍体。

【鉴别诊断】 应与乳腺的黏液样纤维腺瘤和黏液囊肿样病变相鉴别。

1.**黏液样纤维腺瘤** 由腺上皮和肌上皮构成,被挤压成裂隙的腺管及黏液样基质中的肥大细胞均有助于与黏液癌的鉴别。

2.**黏液囊肿样病变** 又称黏液样肿瘤,镜下为充满黏液的多发性囊肿,被覆单层扁平-立方状上皮,腺管上皮可增生。囊内黏液可溢入间质形成黏液湖,类似于黏液癌的改变。但大多数黏液湖内无漂浮的细胞,少数可见散在小的漂浮上皮细胞,上皮细胞团外层常有肌上皮细胞,无恶性表现。免疫组化囊肿内衬上皮外围的肌上皮细胞 SMA,p63 阳性,HER2 阴性。黏液癌中黏液湖内漂浮细胞有异形,细胞单一,缺乏肌上皮细胞。免疫组化 SMA 和 p63 阴性,而 HER2 可阳性。另外,黏液癌患者的年龄多在 60 岁以上,而黏液囊肿样病变平均 30～40 岁。高龄患者即使病变的组织学特征支持黏液囊肿样病变也不能轻易诊断,需多取材,寻找黏液癌的证据,排除黏液癌后,才能诊断黏液囊肿样病变。

二、伴髓样特征的癌

【定义】　伴髓样特征的癌包括典型髓样癌、不典型髓样癌和一组非特殊型浸润性癌。这些肿瘤具有以下全部或部分特点:肿瘤边界清晰,瘤细胞合体样的生长,具有高级别的核,并伴间质显著淋巴细胞浸润。

【概述】　髓样癌发病年龄较其他类型乳腺癌年轻。发病中位年龄 45～52 岁。多数髓样癌患者可触及肿块,通常在外上象限。有些髓样癌患者表现腋下淋巴结肿大,临床提示有转移,而组织学检查淋巴结却为反应性增生。髓样癌患者无多中心病灶或对侧乳腺癌发生。髓样癌罕见于男性。许多研究发现 BRCA1 基因突变和髓样癌、伴髓样癌特征的非特殊型浸润性乳腺癌的发生相关。

经典型髓样癌非常少见,依据严格的组织学标准髓样癌占所有浸润性乳腺癌的 5％～7％。一些研究资料表明这种类型乳腺癌尽管有侵袭性组织学表现,但有较好的预后。文献报道 10 年生存率为 s0％～90％。腋窝淋巴结转移率(10％)低于非特殊型浸润性乳腺癌(29％～65％)。

总的来说,伴髓样特征的癌的患者预后比非特殊型乳腺癌患者好。Cao 等对中国 188 例髓样癌和 2202 例浸润性导管癌非特殊类型(2012 版 WHO 改为浸润性乳腺癌非特殊类型)临床病理特征及预后进行了分析和对比发现,髓样癌 10 年生存率和无复发/转移率分别为 91％和 74％,显著高于 IDC-NOS(81％和 64％)。病理诊断的可靠性和可重复性难以令人满意。当临床医生看到髓样癌诊断的病理报告时,应意识到这个诊断名词的限制性。由于诊断髓样癌有难度,因此在确定治疗方案,尤其是辅助化疗有关的方案时,不应仅依靠髓样癌有关预后资料所提示的结果。

【大体病理】　髓样癌的大小与非特殊型乳腺癌相似。肉眼见肿瘤多为圆形,直径 2.0～2.9cm。界限清楚,质地柔软,灰白到棕褐色,切面向上隆起。在一些病例出现多结节。不论肿瘤大小均可有出血、坏死或囊性变,但是在较大的肿瘤中坏死更突出。

【组织病理】　镜下具备以下 5 个特征的癌被称为髓样癌:①75％以上的肿瘤

细胞呈合体状生长,成片状排列,4～5层细胞以上厚度,少量的纤维组织间隔;②癌细胞胞质丰富,空泡状核,核仁明显,含1个或几个核仁,为2级或3级核,核分裂多见;③缺少腺样分化;④间质内大量或中等程度的弥漫淋巴细胞浸润,当浸润的淋巴细胞数量较多时,可以使癌巢表现不明显,有时可见淋巴滤泡和淋巴上皮样肉芽肿;⑤低倍镜下在癌巢周边可见被推挤的纤维结缔组织,呈现清楚的肿瘤边界。缺少这些特征者应归为非特殊型浸润性乳腺癌和"非典型髓样癌"。这些诊断标准很难把握,同行之间的可重复性很差,因此我们推荐经典髓样癌、不典型髓样癌和伴髓样特征的非特殊浸润癌统一归入伴髓样分化的癌里面。

髓样癌可伴发少量导管原位癌成分,有出血、肿瘤坏死、囊性变,肿瘤细胞表现各种类型的组织转化,最常见鳞状细胞组织转化。但有些学者认为,见到导管内癌成分可以排除髓样癌,目前对该观点仍存争议,尤其当导管内癌位于肿瘤边缘或在肿瘤内呈小灶分布时。由于该病变有着较好的预后,因此诊断髓样癌要严格把握上述诊断标准,以减少误诊。

【免疫组化】 该组肿瘤的各种生物学标志物的表达,与癌细胞分化较差的组织学特征(细胞异型性大、核分裂象多等)一致,而与本病良好预后不相关。40.4%的患者ER、PR和HER-2呈三阴性表达。对ER、PR、HER2缺乏或极少阳性表达流式细胞及免疫组化分析发现85%的髓样癌是异倍体,具有较高的增殖指数。

该组肿瘤细胞表达一定程度的E-cadherin,提示细胞间的黏附性较强,这虽然与癌细胞较差的形态学特征不一致,但有助于解释肿瘤较局限以及很少出现淋巴结转移等生物学行为。

间质内浸润的淋巴细胞大多数为T细胞标记,少数为B细胞标记,还有表达IgG或IgA的浆细胞。该组肿瘤中活化的细胞毒性T淋巴细胞明显增多,提示存在较强的宿主抗肿瘤反应。

【鉴别诊断】 严格掌握髓样癌诊断标准并注意与其他浸润性乳腺癌鉴别,对判断患者的预后非常重要。主要和EB病毒相关性淋巴上皮瘤样癌鉴别。尽管EB病毒相关性淋巴上皮瘤样癌与髓样特征的浸润性癌的形态相似,但只有少数病例与EB病毒有关,远远低于普通浸润性乳腺癌非特殊类型的EB病毒的阳性率。

三、小管癌

【定义】 小管癌是一种预后很好的特殊型乳腺癌,由内衬单层上皮细胞、具有开放性管腔的高分化小管结构构成。

【概述】　小管癌是一种特殊类型癌，由 McDivit 等于 1968 年首次命名。近年来，随着影像及病理诊断技术的进展，小管癌的检出率明显提高。单纯型小管癌的发病率约占所有乳腺癌的 2%。主要发生在女性，年龄 23～87 岁，中位年龄 50 岁左右。在工期乳腺癌中，小管癌约占 7%。在钼靶摄片普查发现的乳腺癌中，小管癌占有相当高的比例，为 7.7%～27%。小管癌预后好，一些研究提示即使淋巴结有转移的小管癌，患者也具有相当好的预后。小管癌的淋巴结转移，通常为 1 个，很少超过 3 个（腋窝下部）淋巴结。伴有淋巴结转移的小管癌患者并不影响总生存率。8%～20% 的小管癌患者出现远处转移。单一病灶的单纯型小管癌患者适合保守治疗。如果标本切缘阴性，缺乏周围导管内癌，则可不进行术后辅助化疗。淋巴结阳性对小管癌的生存影响较小，故有学者认为小管癌不需要进行全身辅助治疗和腋窝淋巴结切除。

【临床表现】　小管癌患者发病年龄一般比非特殊型乳腺癌大，中位年龄为 60 岁（23～89 岁）。大多数小管癌患者可触及肿块，一般肿块较小。15% 的患者出现皮肤皱缩、固定。10%～20% 的小管癌呈多灶性，12%～38% 的病例为双侧性。少数可发生于输入管乳晕下区，导致乳头变形。淋巴结转移较少。80% 未触及肿块的小管癌患者钼靶摄片有异常表现，常表现为针状、边界不清、缺乏钙化的肿块。40% 的小管癌患者其一级亲属中有乳腺癌家族史，与其他类型乳腺癌相比有很高的家族发生概率，如此明显的家族倾向在其他类型乳腺癌很少见到。多中心性者占 56%，对侧乳腺癌发病率为 4.5%～38%，明显高于对照的其他类型乳腺癌。男性小管癌较罕见。

【大体病理】　纯粹型小管癌体积较混合型小管癌及其他类型小，0.2～2cm，平均直径<1.5cm 或更小。钼靶摄片发现的肿块大小比触及的肿物要小，肉眼见小管癌质地硬，毛刺状，边界不清，切面星状，周围组织向病变中央收缩、集中，切面呈灰白色或黄白色，不易和浸润型导管癌鉴别。

【组织病理】　小管癌的组织学特点是分化好、内衬单层上皮细胞的腺管占优势。这些腺管结构必须占肿瘤的 90% 以上才能归为"纯粹型"小管癌，肿瘤 50%～90% 为小管癌成分且伴有其他类型癌时归为混合型癌。

小管癌以分化好、规则的腺体或小管增生为特征，腺管衬以单层上皮细胞，缺乏肌上皮细胞成分。这些小管常呈卵圆形或圆形，往往外形带有棱角，呈锥形，管腔开放，腔内分泌物少。腺管内衬单层上皮细胞，上皮细胞呈立方状或矮柱状，小而规则；细胞核呈圆形、卵圆形、深染，没有明显的异型性或仅有轻度的异型，核仁不明显，核分裂象少见；细胞极性朝向腔面，常显示胞质顶浆"分泌"现象。有些小管周围围绕一层不完整的基底膜成分。小管周围间质纤维增生、富于细胞是小管癌一个重要特征，有些病例伴有明显的纤维组织变性。多数病例中可见导管原位癌，一般为低级别筛状型和微乳头型结构；偶尔原位癌成分为小叶型。

【免疫组化】　70％～80％的小管癌 ER 阳性，60％～83％PR 阳性。HER2、EGFR 和 P53 蛋白常阴性。肌上皮标记，如 p63、SMA、CD10、calponin 等阴性或局灶阳性。

【鉴别诊断】　由于小管癌分化相当好，细胞形态温和，而且常常与一些良性病变共存，应要注意和一些良性病变，如复杂的硬化性病变、放射性瘢痕和微腺型腺病以及低级别的非特殊型浸润性乳腺癌鉴别。

1.硬化性腺病　小管癌与有假浸润现象的硬化性腺病（SA）十分相似，易引起混淆。两者的鉴别点是，小管癌为真正的浸润，表现肿瘤边缘呈放射状，并可侵入脂肪组织。小管由单层细胞排列，一般无肌上皮细胞成分，多为扩张状，呈圆形或卵圆形，有棱角并杂乱无章地分布在增生的纤维间质内。肌上皮标记多为阴性。而硬化性腺病间质明显纤维化时，小管受挤压，萎缩或变形，形成假浸润现象。但增生的小管常簇集成群，呈小叶状分布，有明显的上皮、肌上皮双层细胞排列，增生的间质常伴透明变性。免疫组化染色通常显示广谱细胞角蛋白和 p63、CD10、calponin、SMA 阳性。

2.微腺型腺病　其小圆形腺管（腺泡）杂乱地分布乳腺间质和脂肪组织内，管腔较圆，无棱角，腔膜面平坦。小管周围环有一层基底膜。而小管癌显示真正的浸润，小管呈扩张状，有棱角，80％的小管癌伴有导管原位癌等其他乳腺癌成分。因此，若附近见到导管原位癌，则更有助于诊断。

3.分化良好的非特殊型浸润性乳腺癌　小管癌衬以类似良性形态的单层细胞，且有顶泌突起，而非特殊型浸润性乳腺癌异型性比较大。

4.复杂的硬化性腺病/放射状瘢痕　有典型的结构特征，中央纤维化和弹性纤维组织变性，其中可见小的变形管状结构，肌上皮细胞存在，周围的腺样结构显示不同程度的扩张和导管上皮增生。

5.管状小叶癌　由 Fisher 等首次报道，因其病理形态和免疫组化标记等方面具有独特的特点，已被 WHO 分类列为独立的特殊类型浸润性乳腺癌。多见于 50 岁以上的老年人，发病率为 0.9％～1.4％，常在体检时偶然被发现，B 超检查常可见到边缘毛刺，镜下可见小管和小叶两种成分相互混杂并浸润正常小叶，尤其是小管成分也围绕导管呈小叶癌经典的靶环状方式排列。免疫组化标记显示，多数呈 ER、PR 阳性表达，HER2 及 P53 阴性表达。其中，E-cadherin、CK34pE12 和 CK8

在管状和索条状结构中均一致表达是其显著特点。行乳腺改良根治术后预后良好。

第五节　罕见类型乳腺癌

一、筛状癌

【定义】　乳腺筛状癌,一种生长方式类似导管内筛状癌的浸润性癌,预后非常好,可混有50%小管癌成分。

【概述】　浸润性筛状癌约占所有乳腺癌的0.3%～0.8%,但有的报道可高达4%。平均发病年龄为53～58岁,可见于男性。肿瘤可表现为肿块,但临床常不易发现。在钼靶摄片检查中,有一定比例的浸润性筛状癌未被发现,其余的病变显示非特异的钼靶摄片征象,通常为毛刺状肿块,常常伴有微小钙化。10%～20%的浸润性筛状癌为多灶性病变。

单纯性浸润性筛状癌预后好,10年生存率达90%～100%。Page等报道35例经典型浸润性筛状癌,均无淋巴管、血管浸润,而16例混合型中3例(19%)有淋巴管、血管浸润。混合型浸润性筛状癌的预后要差,因此诊断时要严格把握标准,而且有必要分清楚是单纯型还是混合型。

【大体病理】　浸润性筛状癌无明显大体特征。肿瘤较大,经典型筛状癌平均3.1cm(1～14cm),混合型平均4.1cm(2～9cm)。

【组织病理】　浸润性筛状癌以肿瘤细胞呈筛状排列浸润间质为特征。其筛状排列与导管原位癌筛状型相似,癌细胞形成不规则的浸润性巢团,具有筛状结构,可见特征性细胞质顶泌突起。肿瘤细胞较小,低级别到中级别核,核分裂象少见。大多数浸润性筛状癌伴有纤维间质反应性增生。单纯型浸润性筛状癌的定义为几乎全部(>90%)由浸润性筛状结构组成,或者有>50%的浸润性筛状结构成分而其余部分为小管癌成分组成。伴有任何非小管癌成分的浸润性筛状癌被描述为"混合型"。这些形成筛状结构的细胞有低至中等级别的核特征。核的多形性仅见于非筛状成分。80%的浸润性筛状癌伴有导管原位癌,通常为筛状型。14.3%的病例发生淋巴结转移,转移成分也为筛状结构。

【免疫组化】　浸润性筛状癌100%ER阳性,69%PR阳性,HER2一般阴性,Ki-67低增殖活性,肌上皮标记物阴性。关于浸润性筛状癌的其他生物学标记物目前了解很少。

【鉴别诊断】

1.筛状型导管原位癌　主要是要分清原位癌和浸润性癌。导管内筛状癌常含有正常导管和小叶结构,癌巢外周围绕一层平滑肌,呈圆形,而浸润性筛状癌不规则,边缘棱角状。浸润性筛状癌常有间质反应,并且缺乏肌上皮细胞。

2.分化好的神经内分泌肿瘤　分化好的神经内分泌肿瘤细胞质内含有嗜银颗粒,免疫组化染色突触素和嗜铬素 A 阳性。

3.腺样囊性癌　乳腺腺样囊性癌的筛状结构与浸润性筛状癌非常相似,在病理诊断特别是穿刺活检中,很容易造成诊断困难。腺样囊性癌除了具有各种囊内分泌物及基底膜样成分外,还可见两种细胞成分。ER、PR 及 HER2 染色阴性,而CD117 染色阳性。浸润性筛状癌的浸润细胞巢周围缺乏肌上皮细胞及基底膜,且肿瘤细胞分布杂乱,结构不规则,ER、PR 及 HER2 呈不同程度阳性表达。

二、伴印戒细胞分化的癌

【定义】　伴印戒细胞分化的癌是指由具有丰富细胞内黏液的印戒样细胞组成的癌。

【概述】　由完全或大多数印戒细胞组成的原发性乳腺癌非常罕见。局灶伴印戒细胞分化的癌比较容易见到。该组肿瘤没有特殊的临床特征,也没有特殊的大体特征。

【组织病理】　印戒细胞占优势的肿瘤最常见于浸润性小叶癌,也可见于非特殊型浸润性癌和其他特殊类型乳腺癌中。伴印戒细胞分化的癌不能代表一个独特的肿瘤实体。在乳腺中,伴印戒细胞分化的癌包括两种亚型,一种和小叶癌有关,以具有大量细胞质内黏液,核被挤向细胞一端为特征,浸润成分呈经典型浸润性小叶癌的靶环样结构;另一种类似于弥漫性胃癌,以充满细胞质的嗜酸性黏液物质把核挤向一端为特征,和导管原位癌印戒细胞变型相关。

三、浸润性微乳头状癌

【定义】　浸润性微乳头状癌(IMPC)指在类似于脉管的间质裂隙中肿瘤细胞呈小簇状排列的浸润性癌,形态和微乳头型导管内癌相似。瘤细胞呈特征性的"反转性"或"由内往外翻"生长方式,即瘤细胞的顶级朝向间质,而不是腔面。

【概述】　IMPC 是一种少见而独特的乳腺癌类型,文献报道占乳腺癌的 2.0%～7.5%。组织学表现为肿瘤由位于类似于脉管腔的明显的间质腔隙内的、排列成小簇状的瘤细胞构成。1993 年 Siriaunkgul 和 Tavassoli 首次提出 IMPC 的概念,认为它是乳腺非特殊型浸润性乳腺癌的一种少见变异亚型,可单独存在或与其他类型导管癌混杂。从 WHO(2003)乳腺肿瘤组织学分类开始将其作为一种特殊类型乳腺癌单独列出。比较基因组杂交研究发现,微乳头状癌有 7.4 个染色体拷贝数改变,较浸润性导管癌低。

IMPC 患者发病年龄与非特殊性非特殊型浸润性乳腺癌相似,平均年龄 50～60 岁。通常表现为实性肿块,钼靶摄影常常显示实性的不规则的肿块,边界不清,伴有微小钙化。超声显示,IMPC 多呈低回声,偶尔低回声,均一的低回声的边界不清的肿块。72%～77% 的病例在发现乳腺肿块时即有腋淋巴结转移。当 IMPC 与非特殊型浸润性乳腺癌或其他类型的乳腺癌共存时,可表现为共存类型乳腺癌的临床表现。大多数研究显示,IMPC 具有较高的淋巴管侵犯(33.3%～71.0%)和淋巴结转移率(33.3%～90.5%),其中大多数病例在发现肿瘤时已有局部淋巴结转移,甚至出现远处转移,术后 5 年复发率 62.6%,5 年生存率 50.5%。因此,目前国内外学者一致认为,乳腺浸润性微乳头状癌是预后差的癌,并且 ER 阴性表达及淋巴结转移与 IMPC 预后差相关。

【大体病理】　大体形态与普通的非特殊型浸润性乳腺癌相似,呈灰白或淡黄色,浸润性生长,质地较硬。单纯型 IMPC 由于其膨胀性生长方式,致使肿瘤呈分叶状。肿瘤大小为 1.5～5.5cm。这些肿瘤的大小比非特殊型浸润性癌意义大。

【组织病理】　WHO 乳腺肿瘤组织学分类把 IMPC 定义为肿瘤细胞排列成小簇,位于类似于脉管的间质裂隙中的癌。其组织学表现肿瘤细胞排列成不含纤维脉管束的微小乳头状、桑葚状或腺管状细胞簇,位于明显扩张的类似于血管或淋巴管的腔隙内。病变以细胞团簇排列呈乳头或管泡状悬浮在透明的腔隙内,或者在有些病例中细胞悬浮在黏液或浆液型液体中为特征,微乳头团簇不像“真正”的乳头,缺乏纤维脉管轴心,这些细胞团簇以“由内向外翻”方式排列,顶浆的极向朝向外侧。细胞簇周围有透明带包绕,并由纤细的纤维组织将癌细胞簇分隔,缺乏促纤维增生现象。细胞簇的细胞由内向外呈放射状排列,外缘呈锯齿状,也可呈腺样结构。癌细胞呈柱状或立方形,胞质多少不等,淡染至强嗜伊红,胞核有不同程度的异型性。纯 IMPC 少见,常常与非特殊型浸润性乳腺癌或其他类型的乳腺癌以不同比例共存。浸润性微乳头状癌总体上表现类似于卵巢浆液性乳头状癌,可造成淋巴管/血管腔隙侵犯的假象。真正的淋巴管、血管内侵犯占 33%～67%,可以是广泛的侵犯。细胞学上，肿瘤细胞由低至中级核构成。多数肿瘤（67％～70％）伴有微乳头型和筛状型导管内癌成分，少数病例（33％）镜下可见钙化。

关于 IMPC 诊断标准：有关 IMPC 的病理诊断标准仍然存在分歧，WHO（2003）乳腺肿瘤组织学分类中没有明确规定 IMPC 成分在肿瘤中应占的比例。Middleton 等认为 IMPC 成分应占 75％以上，Luna-more 等认为浸润性微乳头结构应＞5mm，但同时强调 IMPC 成分即使是一小部分，其恶性程度也明显地高于不含 IMPC 成分的乳腺癌。多数学者则认为 IMPC 的淋巴管侵犯及淋巴结转移与其所占比例不相关，即使是 IMPC 成分所占比例＜25％或肿瘤最大径＜2cm，其淋巴管侵犯和淋巴结转移率、转移个数均高于其他型乳腺癌。尽管 IMPC 的诊断标准尚未统一，但如果在镜下发现 IMPC 结构就应在病理报告体现出来，并标明所占比例，以引起临床医生的警惕。

【免疫组化】　IMPC 的 ER 和 PR 阳性率分别为 25.0％～74.5％和 12.5％～46.3％，HER2 的阳性率为 36.4％～100％，p53 阳性率为 60％～75％，Ki-67 高增殖指数，EMA 染色具有特殊表现，阳性部位在假乳头或假腺管的外表面，即癌细胞团面向间质侧，而 E-cadherin 及 P120 微乳头外缘阳性表达缺失，CD31 和 CD34 微乳头中央阴性，这一特性在 IMPC 的鉴别诊断方面有一定意义。提示这是一种"极向倒转"的假腺管。

【鉴别诊断】　IMPC 主要应与浸润性乳头状癌、黏液癌和呈乳头状结构的转移癌等鉴别诊断。IMPC 的鉴别诊断还应考虑是否为其他类型浸润性癌由于固定不良造成的人工间隙（主间质分离），以及真性的癌淋巴管侵袭等。

1.浸润性乳头状癌　IMPC 的肿瘤细胞呈极性倒转的假乳头和（或）假腺管状排列，缺乏纤维脉管束。免疫组化 EMA、MUC1 均表达在假乳头或假腺管的间质侧，而正常腺管或乳头状腺癌的腺管则表达在腺腔面；HER2、黏附分子（N-Cad、E-Cad、CD44）等均在假乳头或假腺管的细胞间连接面表达，而在间质则不表达。

2.黏液癌　成簇的细胞外有大量的黏液湖，黏液染色阳性。IMPC 假乳头或假腺管不在黏液湖中。

3.具有微乳头特点的转移性癌　如卵巢的浆液性乳头状癌、甲状腺的乳头状癌等，病变有原发灶，无导管内癌，免疫表型不同，卵巢的浆液性乳头状癌 WT-1 和 CA125 阳性，而甲状腺癌 TTF-1 阳性。

4.脉管内癌栓　脉管之间的距离比较大，期内癌栓常有多个乳头，免疫组化染色脉管标记物 CD31 或 CD34 阳性。

四、伴大汗腺分化的癌

【定义】 伴大汗腺分化的癌是指肿瘤细胞具有大汗腺细胞学特征的浸润性癌。

【肿瘤编码】 根据原发浸润癌的类型编码。

【概述】 局灶性伴大汗腺分化在非特殊型浸润性癌以及其他特殊类型的浸润性癌中比较常见。在乳腺浸润性癌中约4%的病例伴有大汗腺分化。伴大汗腺分化的浸润性癌没有特殊的临床和影像学特征。这些肿瘤大小不一,可发生在乳腺的任何部位。伴大汗腺分化的癌预后比非特殊类型浸润性癌的预后差,并且AR表达与其预后相关。

【大体病理】 伴大汗腺分化的癌大体所见无明显的特点,肿瘤大小分布与非特殊型浸润性癌没有区别。

【组织病理】 任何一种类型和级别的乳腺癌都可表现大汗腺样分化,如非特殊型浸润性乳腺癌和其他特殊类型的浸润性癌,包括小管癌、小叶癌、微乳头状癌以及髓样特征的癌。还可见于小叶及导管原位癌中。瘤细胞具有非常独特的组织学特征,通常由A型和B型两种细胞混合构成。A型细胞具有丰富的胞质,强嗜酸性,有些病例中伴有明显的颗粒状胞质,这些颗粒呈抗淀粉酶PAS阳性。细胞核形态不一,具有突出的核仁。B型细胞也有丰富的胞质,可见小的空泡,呈泡沫状,与组织细胞及皮脂腺细胞相似。B型细胞的核与A型细胞相似,这些细胞被命名为皮脂腺样细胞。常伴有具有大汗腺特征的导管原位癌。胞质内含有脂质也被认为是具有大汗腺分化的特征。

【鉴别诊断】

1.颗粒细胞瘤 完全由A细胞组成的肿瘤要和颗粒细胞瘤鉴别,免疫标记CK、CD68和S-100可将二者区分。

2.炎症反应或组织细胞增生 B细胞成分占优势的肿瘤需要和炎症反应及组织细胞增生相鉴别,免疫组化CK有鉴别价值。

3.表皮原发的大汗腺癌 乳腺发生的伴大汗腺分化的癌累及表皮与皮肤原发性大汗腺癌,但从形态上无法鉴别,免疫组化染色可帮助鉴别。D2-40、P63及CK5/6在表皮原发的大汗腺癌中表达率分别为60%、60%及80%,而在累及表达的伴大汗腺分化的癌中分别呈阴性表达、6.66%及6.66%。Mammaglobin在乳腺原发的伴大汗腺分化的癌中的表达率为66.66%,表达原发的大汗腺癌几乎不表达。

五、非特殊型化生性癌

【定义】　非特殊型化生性癌是指一组有别于腺癌、具有明显异源性成分的乳腺癌,其形态特点是浸润性癌中有占优势的鳞状细胞、梭形细胞和(或)间叶性组织转化区域,包括但不仅限于梭形细胞、软骨、骨以及横纹肌细胞。这些肿瘤可以包含部分组织转化成分,也可完全由组织转化成分组成。

【概述】　化生性癌是以腺癌成分伴有明显的梭形细胞、鳞状细胞和(或)间叶组织分化的一组异质性癌。依据肿瘤的不同表现分成许多亚型。化生性癌占所有浸润性乳腺癌总数的 0.2%~5%,平均发病年龄 55 岁。临床表现与非特殊性非特殊型浸润性乳腺癌相同。乳腺 X 线检查大多数化生性癌表现为边界清楚的致密肿块阴影。肿瘤质地坚硬,境界清楚,切面常呈实性,可见鳞化或软骨样分化病灶呈珍珠白或表现为有光泽的质地。较大的鳞状细胞肿瘤的切面可见一个大的和(或)多个小的囊腔。

(一)鳞状细胞癌

【定义】　鳞状细胞癌是一种完全由组织转化性鳞状细胞(可能为角化的、非角化的或呈梭形)构成的乳腺癌。这些肿瘤既不覆盖于皮肤表面,也不是其他部位的转移病灶。有 10%~15% 的单纯性鳞状细胞癌发生腋窝淋巴结转移。

【组织病理】　鳞状细胞癌具有明显的鳞状上皮分化成分,有角化珠、细胞间桥,包括大细胞角化型、非角化型、梭形细胞型、棘细胞松解型和混合型几种表型。当肿瘤细胞分散并向周围间质浸润时,这些细胞变成梭形,失去鳞状特征,梭形鳞状细胞癌常伴有明显的间质反应。鳞状分化可存在于转移病灶。鳞状细胞癌依据核的特征进行组织学分级,胞质分化也有一定意义。梭形细胞型和棘层松解型的鳞状细胞癌需要进行免疫组化来证实其上皮性质。

【免疫组化】　上皮性肿瘤细胞广谱和高相对分子质量 CK 表达阳性(CK5 和 CK34(3E12),但是血管内皮标志物阴性。几乎所有的鳞状细胞癌均表现为 ER 和 PR 阴性。

(二)梭形细胞癌

【定义】　梭形细胞癌是伴有丰富的梭形细胞分化的一种浸润性腺癌。梭形细胞既不是鳞状上皮,也不是间叶组织分化,其本质是腺体成分。

【组织病理及免疫组化】　镜下观察可见肿瘤境界清楚,呈实性,由腺癌与瘤性梭形细胞混合构成。梭形细胞表达上皮性标志物,包括 CK7,但不表达 CK5、CK6

或其他鳞状/肌上皮分化的标志物。在超微结构水平,可见梭形细胞含有胞质内空泡,证实是腺上皮来源。

(三)低级别腺鳞癌

【概述】　低级别腺鳞癌是化生性癌的一种变型。发病年龄范围广,病变通常表现为可触及的小肿块,直径大小为 0.5～8cm。

【组织病理】　肿瘤由小的腺样结构和在梭形细胞浸润的间质中杂乱排列的实性上皮细胞索构成。每个病例所含的这 3 种成分比例各不相同。实性癌巢可存在鳞状细胞、角化珠或角囊肿结构。间质典型呈"纤维瘤病样",细胞丰富,由温和的梭形细胞构成。但是间质成分也可表现为胶原性、透明变或富含各种不同的细胞,偶尔可见骨软骨灶。已经发现一些低级别腺鳞癌可伴有中心硬化性增生,如放射状瘢痕、硬化性乳头状病变或硬化性腺病。与腺鳞癌有关的导管原位癌发生率不同。

【免疫组化】　这些肿瘤缺乏 ER 表达。大部分病例预后非常好,但是其中一些发现有局部侵袭。复发可能与局部切除不彻底有关,淋巴结转移扩散非常罕见。

(四)纤维瘤病样化生性癌

【概述】　纤维瘤病样化生性癌是 2012(WHO)中新提出的分类,以往认为是梭形细胞化生性癌的一个变异型。该肿瘤很少见,属于低度恶性肿瘤。发生子女性,发病年龄 40～80 岁,平均年龄 63.4 岁。

该肿瘤的概念由 Gobbi 等首先提出,他们报道了一组低度恶性梭形细胞化生性癌,因为它们具有独特的临床病理表现,所以建议把低度恶性梭形细胞组织转化腺癌作为乳腺梭形细胞化生性癌的一种特殊亚型,并对这类病变制定了比较严格的诊断标准:病变的绝大部分(≥95%)必须是由温和的或具有轻至中度不典型性的梭形细胞组成,肿瘤局部可有浸润性上皮成分(周围通常缺乏)。并且指出,应用"纤维瘤病样"这个名称是为了强调其温和的形态,以及与乳腺原发性纤维瘤病非常类似的形态学特征。虽然临床随访资料比较有限,但已可以证实是一种具有局部侵袭性、转移率低(有远处转移潜能)的肿瘤。

【大体病理】　肿瘤大小 1～7cm,平均 2.8cm,质地较硬,切面灰白,部分肿瘤边界清晰,部分可向周围乳腺组织浸润。

【组织病理】　镜下肿瘤主要是梭形细胞、多边形细胞、少量的管状腺体及鳞状上皮巢混合,间质纤维明显增生伴胶原化,细胞成束状排列或散在分布,似纤维瘤病样改变。梭形细胞分化良好,异型性不明显,部分区域细胞较丰富,其间聚集的上皮簇或片状多边形细胞核有轻度异型,可见少数核分裂象。多边形细胞与梭形细胞有移行。病变中亦可见淋巴细胞、浆细胞聚集浸润。

【免疫组化】 上皮细胞、多边形细胞及部分梭形细胞 CK（34βE12）、CK（AE1/AE3）阳性，CK 阴性的梭形细胞表达 vimentin、SMA。

【鉴别诊断】

1.间叶来源肿瘤 缺少上皮成分，CK 表达阴性。

2.炎性肌纤维母细胞瘤 有特殊的组织学特点，具有黏液样的区域、炎性细胞浸润并血管丰富，但无 CK 阳性细胞。

3.乳腺反应性梭形细胞增生结节 该病变常伴有导管内乳头状瘤或硬化性腺病，梭形细胞仅表达 SMA，不表达 CK。

4.乳腺肉瘤 乳腺肉瘤非常罕见，主要与平滑肌肉瘤和恶性纤维组织细胞瘤进行鉴别。二者细胞异型性明显，可见较多核分裂。纤维瘤病样化生性癌细胞温和，无异型性。

5.肌上皮癌 二者形态和免疫表型均相似，但肌上皮癌弥漫表达 S-100 蛋白，而纤维瘤病样化生性癌不表达或仅灶性表达。

6.乳腺纤维瘤病 二者形态上极为相似，均可浸润周围乳腺组织。需借助免疫组化染色进行鉴别。前者无上皮细胞簇，细胞无异型性，核分裂象少或没有，CK 染色呈阴性，β-catenin 常阳性（核阳性）。

（五）混合性化生性癌

软骨样分化：8571/3。

骨样分化：8571/3。

伴间叶分化的其他类型：857513。

【概述】 混合性化生性癌中异源性组织转化组织主要是良性或恶性的骨和软骨成分。其他类型的异源性组织转化还可有横纹肌肉瘤、脂肪肉瘤及血管肉瘤等成分。伴软骨和骨组织转化的癌的 5 年生存率为 28％～68％，伴梭形和鳞状组织转化的肿瘤则达到 63％。

【组织病理】 肿瘤表现各不相同，一些是被认为"产生基质的癌"，可见浸润性癌与异源性间叶成分混合，间叶成分可以是良性的软骨样和骨样分化，也可是明显的肉瘤（软骨肉瘤、骨肉瘤、横纹肌肉瘤、脂肪肉瘤、纤维肉瘤）成分。当间叶成分表现恶性时，可诊断为癌肉瘤。肿瘤分级主要依据细胞核特征。转移至腋窝淋巴结或远处器官的肿瘤，继续显示组织转化的潜能。癌肉瘤侵袭力非常强，其转移灶可为上皮和间叶肿瘤成分的混合性转移，也可仅有上皮或肉瘤成分转移。

【免疫组化】 梭形细胞成分为细胞角蛋白 CK 局灶性阳性表达。软骨样成分一般 S-100 阳性。多数病例的腺癌和间叶成分为 ER 及 PR 阴性。

【鉴别诊断】

1.血管肉瘤 血管肉瘤应与棘层松解型鳞状细胞癌鉴别,因为血管肉瘤中有时也可见到局部的鳞状细胞组织转化,后者血管内皮标志物阴性、CK 阳性。

2.肌上皮癌 肌上皮癌极易与梭形鳞状细胞癌混淆,前者具有周围伴肌上皮明显增生的导管结构,而后者可见局部的鳞状细胞分化。免疫组化染色肌上皮癌可表达 S-100、p63、CD10,而鳞状细胞癌不表达。

3.多形性癌 多形性癌比鳞状细胞癌和腺鳞癌更具侵袭性,故把它们区分开具有重要临床意义。多形性癌伴有大量奇异肿瘤巨细胞是鉴别特征。伴有软骨组织转化的腺癌中肌上皮细胞不明显,多形性癌中肌上皮细胞可存在于导管周围。

六、腺样囊性癌

【定义】 腺样囊性癌(ACC)是一种低度恶性的肿瘤,其组织学特征与唾液腺同类肿瘤相同。

【概述】 腺样囊性癌约占乳腺癌总数的 0.1%。最常见的临床症状为乳腺肿块,约 50% 的肿块位于乳晕下或乳晕周围。可有疼痛,肿块质地较软,呈囊性。患者多为成年女性,平均发病年龄 50~64 岁,也有儿童和男性发生的报道,但罕见。多为单侧发病,很少累及双侧,且双侧发病率无明显差异。乳腺 ACC 的影像学检查缺乏特异性改变。ACC 是一种低度恶性的肿瘤,通常采用单纯的乳房切除术就可治愈。极少发生淋巴道转移。局部复发与切除不彻底有关。大约 10% 发生远处转移,常侵及肺部,肝脏、骨和肾转移也有报道,但十分罕见。乳腺 ACC 的 5 年和 10 年生存率分别是>95% 和 90%。

【大体病理】 肿块境界清楚,可呈分叶状,直径为 0.5~12cm,平均 3cm,切面粉色、褐色或灰色,可见微囊。

【组织病理】 同涎腺的 ACC-样,乳腺 ACC 也是一种具有双重上皮成分的恶性肿瘤,由导管/腺上皮细胞和基底/肌上皮细胞两种基本细胞成分构成。可见小梁一小管状、筛状和实体状 3 种基本的结构形式。筛状结构最具特征,表现为瘤巢中多数细小筛状圆孔,这些小孔有两类,一类是由肿瘤基质内陷所致间质腔隙,又称为假腔,形状不同,大部分呈圆形,含有 AB 染色阳性黏液样嗜酸性物质,或是含有毛细血管的条带状胶原,有时间质腔隙充满透明胶原,呈小球状或圆柱状,免疫组化和超微结构观察证实是基底层粘连蛋白。间质腔隙的边缘显示 laminin 和

Ⅳ型胶原表达阳性,另一类小孔不易见到,因为它数量少且通常形成小腔,它们是真正的分泌性腺体结构(腺腔),通常含有中性黏稠物质,呈嗜酸性颗粒状,抗消化酶 PAS 阳性。多种结构形式由多种细胞构成。基底样细胞含胞质少,核呈圆形或卵圆形,有一至两个核仁,在病变中占主要部分,形成筛状的间质腔隙。第二种细胞构成真正的腺腔轮廓,具有嗜酸性胞质,以及和基底样细胞相同的圆核。第三种细胞含有皮脂腺成分,偶尔量多。乳腺腺样囊性癌具有一个肿瘤细胞核心区,周围是浸润区。肿瘤周边不存在导管原位癌。间质成分各不相同,与正常乳腺组织相似,可见结缔组织增生、黏液样变,并可见脂肪组织。乳腺腺样囊性癌与腺肌上皮瘤及低级别汗腺瘤样癌(腺鳞癌)有相似的组织学表现,提示这些上皮和肌上皮混合性肿瘤之间有密切关系。

　　ACC 的分级依据其组织学类型,Ro 等提出了以实体成分多少分为 3 级:Ⅰ级无实体成分,Ⅱ级的实体成分<30%,Ⅲ级的实体成分>30%。尽管有的学者强调分级对于乳腺腺样囊性癌的治疗和预后判断具有重要意义,并认为Ⅲ级者的复发率及转移率较高,但这一结果至今未得到其他研究的证实。

　　以往研究发现,发生了去分化的腺样囊性癌多起源于腔上皮细胞,镜下观察可见高级别的腺癌、未分化癌和肉瘤,其淋巴结转移率高,病情进展迅速,多在 2~3年内死亡。从概念上讲,肿瘤的去分化指的是肿瘤细胞的一个亚克隆发生了基因改变后,瘤细胞向着原始状态逆转或再分化为另一种恶性肿瘤。但细胞遗传学和免疫学研究结果证实同一个肿瘤内的所谓的"分化及去分化"成分均来自共同的干细胞。2007 年 Seethala 等在美国外科病理学杂志上发表研究报告指出,用腺样囊性癌的高级别转化(HGT)取代"去分化"更具实际意义。ACC-HGT 是一种少见现象,任何生长方式的 ACC 都可发生高级别转化。其特点是肿瘤的坏死明显、核分裂象增多及失去了双向分化特性。显微镜下观察可见肿瘤细胞巢周围缺乏肌上皮细胞。高级别转化的区域可为腺癌或鳞癌,其与分化差的癌及未分化癌的区别是在其周围可见典型的 ACC 病变。由于 ACC-HGT 的淋巴结转移率较高(>57%),因此需要清扫颈部淋巴结。

　　【免疫组化和特殊染色】　免疫组化:基底样细胞免疫组化显示 P63、CK5/6 阳性,腺上皮细胞表现为 CK7、CK5/6 阳性,肌上皮 SMA 和 P63 阳性,ER 及 PR 极少阳性。近年来文献报道以下抗体也可用于 ACC 的诊断、鉴别诊断及预后判断:CD117、HER2、galectin-3、cyclinDl、bcl-2 及 CD43 等。

　　【鉴别诊断】　乳腺的腺样囊性癌少见,很容易误诊,因此应该严格把握诊断标准。

1.胶原小体病　本病镜下可见特征性的筛状结构,其内有圆形体,病灶较小(0.1~0.3cm),呈非浸润性生长,腺上皮 CD117 阴性,而筛状型的 ACC 呈浸润性生长,腺上皮 CD117 阳性。

2.浸润性筛状癌　乳腺腺样囊性癌易和筛状癌混淆,但筛状细胞巢更不规则,而且常常伴有小管癌,筛孔衬覆细胞缺乏基底样细胞和肌上皮表达,筛孔内不是间质成分,是蛋白黏液分泌物和坏死组织,细胞巢周围及筛孔内没有嗜酸性基膜样物,SMA 和 P63 通常阴性,且 ER、PR 表达阳性,而乳腺腺样囊性癌均为阴性。

3.筛状导管原位癌　为导管内的上皮性病变,周围是肌上皮细胞,免疫组化 P63 和 calponin 阳性,瘤细胞 ER 和 PR 弥漫性阳性。

4.小管癌　小管癌的小管常常有角,管腔开放,内衬单层立方上皮,周围无肌上皮。

5.乳腺圆柱瘤　本病有基底样细胞和导管上皮构成,具有特征性的拼图状结构,缺乏异型性及核分裂象,一般不难鉴别。

七、炎症性癌

【定义】　乳腺炎症性癌非常少见但侵袭性很强,具有独特的临床及病理标准。炎症性癌是一种由于真皮淋巴管内有广泛的癌栓,阻塞淋巴管引起淋巴回流障碍,导致受累乳房发红、发热、触痛及皮肤广泛水肿的乳腺癌。

【概述】　炎症性癌是具有特异临床表现的一类特殊乳腺癌。是由于潜在的浸润性腺癌阻塞淋巴管所致。绝大多数病例可见明显的皮肤淋巴管浸润。

发病年龄分布与非特殊型导管癌及其他乳腺癌相同。临床表现有弥漫性红肿、触痛、发热、硬结、乳房增大、皮肤"橘皮"样改变等。一些病例表现为可触及的边界不清的肿块。存在皮肤淋巴样细胞浸润,但缺乏特殊临床表现的病例,不能诊断为炎症性癌。预后差,常早期发生转移,5 年生存率为 25%~50%。

【组织病理】　皮肤及皮下淋巴管内可见大量的癌细胞栓,大部分肿瘤具有Ⅲ级非特殊型浸润性乳腺癌的特征。在组织学上,炎症性乳腺癌并无特征性形态学改变,常伴有成熟的淋巴细胞和浆细胞样的淋巴细胞浸润。

【免疫组化】　ER、PR 呈低表达。40%的病例 HER2 过表达,P53 和 E-cad 常过表达。

【鉴别诊断】　炎症性癌的临床表现与炎症非常相似,大部分患者误诊为炎症而耽误了治疗,影像学检查对炎症性癌有提示作用,在与炎症鉴别中的地位重要。

活检病理检查可以确诊。但活检取材部位挺重要,在皮肤红肿的"炎症"区取材,活检组织可能看不到脉管内癌栓。而在"炎症"周边取材就容易观察到。活检中还经常观察到淋巴管扩张。需注意的是,在没有获得组织学诊断依据情况下,必须排除真正的炎症。

八、伴神经内分泌特征的癌

【定义】 乳腺伴神经内分泌特征的癌是一组形态特征与胃肠道和肺部 NE 类似的肿瘤,所有肿瘤都或多或少地表达神经内分泌的分子标记物。乳腺其他非特殊型浸润性癌及一些特殊变异型也可局部或散在伴有神经内分泌分化。

【概述】 乳腺伴神经内分泌特征的癌小于乳腺癌总数的 1%。患者发病年龄较大,一般在 50～70 岁。但是因为在乳腺实体性、腺泡型以及巢状生长的乳腺肿瘤并不常规进行神经内分泌标记的染色,因此其具体发病率仍不好评价。男性乳腺癌也可存在神经内分泌分化。临床特征上与其他的浸润性癌无显著差别,除了极为罕见的功能性神经内分泌肿瘤可由激素产物和内分泌物质引起相应临床表现外,一般伴神经内分泌分化的癌没有独特的临床表现。乳腺可摸到肿块,可发生在乳腺的任何部位,但外上象限多见。影像学和超声检查通常表现为界限清楚的包块。伴神经内分泌特征的癌的预后除小细胞癌外,大多数预后较好。组织学分级是判断预后的重要指标。可用经典的标准来对乳腺神经内分泌癌进行分级。除罕见的小细胞变型外,45% 的乳腺神经内分泌癌为高分化肿瘤,40% 为中度分化,只有 15% 是低分化。小细胞神经内分泌癌应考虑为未分化癌,常表现进展期病情变化。黏液样分化是预后好的因素,乳腺原发性小细胞癌的预后与确诊时的肿瘤分期有关。

【大体病理】 乳腺伴神经内分泌特征的癌没有明显的肉眼特征,可呈浸润性或膨胀性生长,伴有黏液产生时一般比较软并有黏滑感。大多数研究报道的中位大小与非特殊型浸润性癌相似。

【组织病理】 大多数神经内分泌肿瘤具有腺泡结构或细胞呈实性片状排列,而在病变周围倾向于栅栏状排列。26% 的神经内分泌肿瘤产生黏液。依据细胞类型、分级、分化程度和是否存在黏液分泌等特征,神经内分泌肿瘤可分为高分化、低分化/小细胞癌及伴神经内分泌分化的浸润性乳腺癌。

1.高分化神经内分泌肿瘤 肿瘤细胞排列紧密,形成实性巢状和小管状结构。细胞形态不一,有梭形、浆细胞样和大透明细胞,细胞之间以稀疏的纤维血管性间质分隔。一些病例可见癌巢堆挤成实性的境界清楚的叶状团块,较少情况下肿瘤中可见菊形团样结构以及类癌样栅栏状结构。其中一些病例可能起源于实性的乳头状导管内癌。其他病例形成多发性、一般呈圆形的实性癌巢,由致密胶原间质分隔,与腺泡型浸润性小叶癌相似。

2.低分化神经内分泌癌/小细胞癌　肿 8041/3。乳腺原发的小细胞癌极为罕见,依据组织学和免疫组化特征,通常在形态上无法与肺部同类肿瘤相区分。在诊断乳腺原发小细胞癌之前必须排除转移性小细胞癌,在组织学上证实有原位癌存在,是诊断原发肿瘤的有力证据。肿瘤细胞常呈巢状、腺泡状、梁状、单列状、栅栏状和菊形团状排列,也可呈实性片状生长。肿瘤细胞较小,核深染,核可见致密染色质,核仁缺乏或不明显,胞质少,呈浸润性生长,可见大量核分裂象及局灶性坏死。存在具有同样细胞特征的原位癌成分。含有核固缩的肿瘤坏死区少见。存在人为的皱缩现象,核呈流水线样排列。淋巴管栓塞较常见。

3.伴神经内分泌分化的浸润性乳腺癌　浸润性乳腺癌非特殊型、其他特殊亚型的浸润性癌,尤其是黏液癌伴有神经内分泌特征的高达 30%,其神经内分泌分化可通过免疫组织化学来证实。约 1/4 的黏液癌富于细胞型伴有神经内分泌分化,几乎都是低级别的肿瘤。实性乳头状癌不管原位癌还是浸润性癌,均常伴有神经内分泌分化。

【免疫组化】　嗜铬素 A 和突触素表达是神经内分泌分化的主要标记。中分化和低分化的腺泡型神经内分泌癌通常表达嗜铬素 A,50% 的中度和高度分化的乳腺神经内分泌癌表达嗜铬素 A 和 B。16% 表达突触素,100% 表达 NSE。GCDFP-15 阳性和大细胞乳腺神经内分泌癌的分级及激素状态密切相关。神经内分泌肿瘤 95%ER 阳性,75%PR 阳性。在一组 9 例乳腺小细胞癌的研究资料中,5 例 ER、PR 阳性,Bcl-2 均阳性、HER2 均阴性。

【鉴别诊断】

1.转移性神经内分泌癌　转移性神经内分泌癌偶可累及乳腺,还可能以乳腺肿瘤为首发表现,因此必须注意鉴别。对可能的原发部位(如肺)逐一排除是非常必要的。免疫组化对于鉴别乳腺原发性和转移性神经内分泌癌有较大帮助。乳腺小细胞癌 CK7 阳性、CK20 阴性,而肺小细胞癌两者均阴性。另外,具有同样细胞学特征的 DCIS 的存在及 ER、PR、GCDFP-15 的表达支持乳腺为原发性的诊断。另外,导管内癌的细胞形态和浸润性癌的相似,是支持乳腺原发的有力证据。

2.浸润性小叶癌　乳腺小细胞癌在组织形态上可能与小叶癌混淆,小叶癌 E-cadherin 表达阴性,而 100% 的小细胞癌表达阳性,有助于鉴别诊断。

3.嗜酸细胞癌　两者 HE 切片上很难区别。嗜酸细胞癌 Syn 和 CgA 阴性,电镜下也缺乏神经内分泌颗粒。

4.其他类型的浸润性癌　神经内分泌标记阴性。

九、分泌型癌

【定义】　分泌型癌(SC)是一种罕见的、低级别的、与染色体易位相关的浸润性癌。伴有实体、微囊状(蜂窝状)和小管样结构,癌细胞胞质呈嗜酸性颗粒状,可产生丰富的胞内和胞外分泌物。

【概述】　分泌型占所有乳腺癌总数的不到 0.15％。多数文献报道的病例为女性,偶见于男性。发病年龄范围广泛(3～87 岁),儿童和成年人均可发病,中位年龄是 25 岁。与其他类型癌相比,该类型诊断于儿童的病例要多一些,因此曾称"幼年型"乳腺癌。大多数病例可触及无痛性、可移动的包块。可发生于乳腺任何部位,约 1/2 的病例发生于乳晕周围。临床未发现内分泌异常的证据。分泌型乳腺癌与其他浸润性乳腺癌比,其预后良好,特别是在儿童和年青人预后则更好。男性分泌型乳腺癌一般发病年龄比较小,预后也比较好,成年人特别是老年人预后较差。部分患者可发生腋窝淋巴结转移,但很少累及 3 个以上淋巴结,罕见远处转移。肿瘤的大小与预后相关,小于 2cm 并且边界清楚的患者预后较好。由于分泌型比较少见,文献资料记录有限,因此目前分泌型癌的治疗尚没有达成一致的意见,临床一般采取单纯乳腺切除手术并随访患者,并不常规化疗和放疗。如果检查提示有淋巴结转移,还应清扫淋巴结。

【大体病理】　通常表现为边界清楚的结节,颜色呈灰白或黄褐色,直径大小为 0.5～12cm,平均直径 3cm。

【组织病理】　光镜下可见肿瘤境界清楚,多呈膨胀性生长.但也可局部浸润性生长,并浸润周围脂肪。癌细胞呈片状、巢状、梁索状或乳头状生长,有时可见较大的囊腔。病变中央可见胶原化。肿瘤通常由微囊、实性和小管状结构按不同比例混合构成。

1.微囊型　细胞内外有大小不等的微囊,微囊内具有丰富的嗜酸性物质,可见许多小囊融合成较大的腔隙,与甲状腺滤泡非常相似;

2.实体型　肿瘤细胞排列成实性片状,瘤细胞胞质内含嗜酸颗粒。

3.小管型　有大量小管组成,管腔内含有分泌物。肿瘤细胞常常比较温和,异型性不明显,核染色质比较细,核分裂象很少见。细胞内外的分泌性物质 PAS 染色阳性。

【免疫组化】 EMA、α-乳清蛋白、CEA 和 S-100 常表达阳性,GCDFG-15 阳性或弱阳性,ER、PR、HER-2 阴性,SMA 阴性。另外,文献报道 ETV6-NTRK3 基因融合对 SC 比较特异,检测 ETV6-NTRK3 基因重排对诊断 SC 有价值

【鉴别诊断】 乳腺分泌型癌需与以下肿瘤鉴别。

1.乳腺浸润性癌非特殊类型 可有空泡细胞,但与分泌性癌相比,空泡更小、更少,缺乏细胞外腔和大的胞质内腔。

2.富于脂质癌 两者癌细胞胞质都可透明空泡化,但富于脂质癌细胞大而圆或椭圆,胞质丰富而透明呈蜂窝状,异型性更明显,PAS 和 AB 染色阴性而脂肪染色阳性,易发生腋窝淋巴结转移。

3.乳腺小叶癌 细胞可含有胞质空泡,但黏液物质不如乳腺分泌型癌丰富,癌细胞大小比较一致,常单行排列,细胞之间缺乏黏附,而乳腺分泌型癌细胞常黏附生长成团块状。

4.黏液癌 黏液癌有丰富的细胞外黏液,形成大片的黏液湖,肿瘤细胞成小团状漂浮在黏液湖中,与乳腺分泌型癌不同。

5.伴大汗腺分化的癌 细胞大,胞质丰富嗜酸,异型性更加明显,核分裂象易见,无大量细胞内外 PAS 染色阳性的分泌物,GCDFP-15 和 AR 一般阳性。

6.富于糖原的透明细胞癌 癌细胞胞质丰富水样透明,细胞界限清楚,不具有分泌的特点,糖原染色弥漫阳性,黏液染色阴性。

7.泌乳腺瘤或形态上类似的泌乳性改变 主要发生在妊娠期或哺乳期,境界清楚,分泌性腺体增生构成的小叶紧密聚集,肌上皮和基膜存在,而乳腺分泌型癌缺乏小叶结构,肌上皮消失,常以微囊状、实体状及管状结构按不同比例组成肿瘤实质。

十、浸润性乳头状癌

【定义】 浸润性乳头状癌是指一种表现为乳头状结构的浸润性腺癌,浸润性成分中乳头状结构占绝对优势(大于>90%)。浸润性乳头状癌与实性乳头状癌及包膜内乳头状癌相关,但根据各自的浸润成分分类。因此,单纯型浸润性乳头状癌非常罕见,要和其他部位的原发性乳头状癌进行鉴别。

【概述】 浸润性乳头状癌是一种非常罕见的肿瘤,由 Fisher 等在 1980 年首次报道,1993 年 Siriaunkgul 等正式提出乳腺浸润性乳头状癌的概念。部分乳头状癌

有不同程度的间质浸润,为了与导管内(囊内)乳头状癌区别,称之为浸润性乳头状癌,但具有这种结构的肿瘤罕见,其分化程度较高,预后也较好。诊断时必须找到真性乳头结构,而且还应排除转移性乳头状癌的可能。

浸润性乳头状癌好发于绝经后妇女,在浸润性乳腺癌中所占比例不到 1%～2%,预后良好。许多浸润性乳头状癌患者和髓样癌患者一样,临床表现提示腋窝淋巴结转移,但病理检查显示良性反应性病变。

【大体病理】　大部分浸润性乳头状癌有明显的界限,其他大体特征与非特殊型浸润性乳腺癌无明显区别。

【组织病理】　浸润性乳头状癌呈膨胀性生长,有清楚的组织学边界。可见纤细或钝的乳头状突起,具有多少不等的纤维血管轴心,有的乳头内纤维血管轴心不明显。局部可见实性生长,间质较少。细胞多呈假复层柱状,层数多少不等,也可呈低柱状或立方状,细胞界限不清楚,细胞质嗜双色,有顶浆分泌特征。肿瘤细胞核中度异性,大部分肿瘤呈组织学 2 级核分裂象多少不等,乳头间可有多少不等的蛋白—黏液分泌物。病变边缘常存在导管原位癌成分,但不一定都是乳头状结构。镜下常见钙化灶,且一般存在于导管原位癌内。浸润多见于乳头状结构的基底侧。约 30% 的病例有淋巴管浸润。

【免疫组化】　浸润性乳头状癌常 ER、PR 阳性,而 p53 及 HER2 一般不过表达。

【鉴别诊断】

1.囊内乳头状癌　囊内乳头状癌由于取材不全面的原因可能与浸润性乳头状癌混淆。多取材看到囊壁或肿瘤位于囊内可有助于囊内乳头状癌的诊断。

2.导管内乳头状癌　可以看到肿瘤位于导管内,没有间质浸润及癌性间质反应。

3.转移性乳头状癌　诊断乳腺原发的乳头状癌要首先排除转移性癌,如甲状腺及卵巢的乳头状癌。组织形态学、临床病史及免疫组织化学(包括 CK7、TTF-1、TG、GCDFP-15 及 CA125 等)可帮助诊断。

十一、腺泡细胞癌

【定义】　腺泡细胞癌(ACC)是一种与发生在唾液腺的腺泡细胞癌一样显示腺泡细胞(浆液性)分化的肿瘤。

【概述】　ACC 非常罕见,由于文献报道有限,其真正的发病率无法统计。由

Roncaroli 等在 1996 年首次报道,与唾液腺的腺泡细胞癌类似,目前为止报道的病例不到 20 例。肿瘤显示浆液性分泌特点,与 ACC 相关。有报道称乳腺 ACC 预后较好,但由于病例比较少目前尚无明确的结论,有待资料的进一步积累。

【临床表现】 女性好发,年龄在 35～81 岁之间(平均 56 岁)。临床表现为可触及的结节,大小为 1～5cm。

【大体病理】 肿瘤表现为浸润性生长的肿块,切面常呈分叶状、质硬,若呈囊性则质软。

【组织病理】 ACC 可以高分化也可以分化很差。镜下肿瘤浸润性生长,可表现为实性、微囊状及微腺样结构混合存在。细胞学方面表现为细胞含量丰富,胞质可呈颗粒状、双染性或嗜酸性,其颗粒粗糙,呈鲜红色,与 Paneth 细胞或双染细胞中的颗粒相似。细胞核通常为中级别,圆形或不规则形,常见单个核仁,核分裂计数不同,最高可达 15/10HPF。

【免疫组化及特殊染色】 大多数细胞表现为抗-淀粉酶、溶菌酶、糜蛋白酶、α-1-抗胰蛋白酶、EMA 和 S-100 蛋白阳性,大汗腺标志物 GCDFP-15 也可呈局部阳性。

【鉴别诊断】

1. 分泌型癌 两者形态上类似,常常难以鉴别。分泌型癌常缺乏肾上腺样的特征以及腺泡细胞癌分泌的蛋白。分泌型癌多见于年轻女性,分泌现象更明显。

2. 微囊型腺病 腺型的 ACC 有被覆单层上皮的小圆形腺体,腔内有胶样的分泌物,并在间质纤维脂肪组织内浸润。和微腺型腺病类似。微腺型腺病淀粉酶、EMA 阴性,基底膜蛋白染色阳性,而腺泡细胞癌淀粉酶及 EMA 染色阳性,基底膜蛋白阴性。

3. 伴神经内分泌特征的癌 免疫组化 Syn 和 CgA 可以鉴别。

4. 转移性腺泡细胞癌 单纯形态无法鉴别,需要排除转移性腺泡细胞癌以后再诊断原发。

十二、黏液表皮样癌

【定义】 黏液表皮样癌(MC)是一种原发性乳腺癌,类似与腮腺的黏液表皮样癌。由基底样的、中间的、表皮样的及黏液样的细胞组成。

【概述】 乳腺原发黏液表皮样癌非常罕见,最早由 Foote 等在 1945 年首先描述报道,至今报道不足 20 例,占所有乳腺癌发病率的 0.3%。

【临床特征】　黏液表皮样癌同非特殊型浸润性乳腺癌类似。患者多为女性，多发生在老年人，年龄在27～81岁之间，常常位置较深。

【大体病理】　肿瘤大小在0.5～15cm之间，大多有被膜，但多不完整。肿瘤切面呈灰白色或灰红色。低级别分化好的肿瘤可含有囊腔，内含黏液。

【组织病理】　乳腺的黏液表皮样癌与涎腺的黏液表皮样癌一样。中央细胞巢由表皮样或黏液分泌细胞、CK7和CK18的囊腔内衬CK14阳性的基底样细胞以及CK5/6和P63阳性的中间型细胞组成。中间细胞可表达EGFR。大多数乳腺的黏液表皮样癌属于含较多黏液细胞的低级别肿瘤，中间细胞较少，瘤细胞可形成不规则的片状，但常形成大小不等的囊腔，内衬黏液细胞。高级别的比较少见，大多数呈实性，囊腔较少，可向周围组织浸润，中间细胞和鳞状细胞占优势，黏液细胞较少，通常小于10％。瘤细胞异型性明显，核分裂象多见，导管内成分常常可以见到。

【免疫组化和特殊染色】　其免疫表型同涎腺发生的MC。中间细胞和表皮样细胞表达高相对分子质量角蛋白如CK14，黏液细胞CK7阳性，表皮样细胞CKo/6和P63常常阳性。ER、PR常常阴性，也可阳性表达。

【鉴别诊断】　黏液表皮样癌需要和伴鳞状分化的非特殊型浸润型乳腺癌鉴别。

1.鳞状细胞癌　低分化的黏液表皮样癌表皮样细胞和中间细胞占优势时需要和鳞状细胞癌进行鉴别。真正的细胞内角化及角化珠的形成支持鳞状细胞癌的诊断。CK7阳性黏液细胞存在或黏液染色阳性支持黏液表皮样癌的诊断。

2.鳞状细胞组织转化　通常为局灶性，细胞分化较好，缺乏异型性及核分裂，没有中间型细胞和黏液细胞。

3.腺样囊性癌　要和实性的腺样囊性癌进行鉴别，腺样囊性癌实性区由基底样细胞组成，肌上皮染色可阳性，缺乏中间型细胞。

十三、嗜酸细胞癌

【定义】　嗜酸细胞癌是指癌细胞由70％以上的嗜酸细胞组成的浸润性乳腺癌。嗜酸细胞因富含线粒体而胞质呈嗜酸性。发病率较低，原因可能是嗜酸细胞容易被忽略或误诊为大汗腺样成分。

【临床表现】　嗜酸细胞癌发病年龄偏高，已报道的病例均在60岁以上，平均年龄66岁。无特殊好发部位。偶见男性。患者多因触及包块就诊。有44％的患者在就诊时已经有淋巴结转移。

【大体病理】 肿块直径 1.5～3.5cm，平均 3cm。质实，可有假包膜，切面实性灰白色，可有小灶性粉刺状坏死。

【组织病理】 乳腺嗜酸细胞癌呈现实性生长方式推挤性的边缘。肿瘤细胞具有其他器官嗜酸细胞癌的病理学特征：①癌细胞呈圆形和多边形，细胞境界清楚，胞质丰富，浆内见有大量嗜酸性颗粒。细胞核异型性多不明显，呈圆形、卵圆形，有明显的核仁，核分裂象少见，偶见多核巨细胞。②癌细胞呈巢状排列，可有腺管分化及囊内乳头状增生，乳头内可见纤维脉管轴心。③肿瘤呈浸润性生长，但可以有一层厚的假纤维性包膜。④电镜下癌细胞大、较规则，细胞境界清，胞质充满大量线粒体，线粒体呈弥漫性、无极性分布。缺乏内分泌、外分泌颗粒及其他细胞器。细胞腔缘微绒毛少而短或缺如，基底缘较平坦。⑤胞质内可有或无 PAS 阳性颗粒，绝大多数癌细胞（70%以上的癌细胞）呈现抗线粒体抗体阳性。

【免疫组化】 嗜酸性细胞癌表达 CK、EMA 和抗线粒体抗体，后者在 70% 以上的癌细胞中呈强阳性。EMA 阳性着色于腺腔缘。癌细胞常不同程度地表达激素。Ragazzi 等对 32 例病例的分析研究中，27（84%）例 CK7 阳性，11（34%）例 GCDFP-15 阳性，25（78%）例 ER 阳性，20（62.5%）例 PR 阳性，8（25%）例 HER2 强阳性。

【鉴别诊断】 嗜酸细胞癌应与伴大汗腺特征的癌、伴神经内分泌特征的癌及嗜酸细胞肌上皮病变鉴别。可通过免疫组化染色与上述病变区分开。

十四、富于脂质的癌

【定义】 富于脂质的癌是一种绝大多数（90%）肿瘤细胞的胞质内含有丰富的中性脂肪的乳腺浸润性癌。

【临床表现】 富含脂质癌发病年龄为 33～81 岁。男性少见。大部分患者表现为可触及的结节，可伴有乳头 Paget 病。

【大体病理】 肿瘤大小不同（1.2～15cm），灰白色，界限多不清楚，质地硬脆。

【组织病理】 肿瘤细胞常排列为片状、条索状或巢状，可弥漫成片。肿瘤细胞大而透亮，部分胞质呈空泡或泡沫状，含中性脂肪。可见印戒样细胞，异丙醇油红 O 染色阳性。核多形性明显，核仁明显。大多数病例属于高级别浸润性癌。伴大汗腺特征的癌与富含脂质的癌极为相似，提示二者之间可能有密切的联系。软骨组织转化在富于脂质的癌中可以见到。富于脂质的癌易发生广泛的淋巴结转移。

【免疫组化】 肿瘤细胞 α-乳清蛋白、乳铁蛋白、CEA、EMA 及 adipophylin 染色阳性，而 ER、PR 阴性表达。激素受体表达均为阴性。

【鉴别诊断】 富于脂质的癌要和富于糖原的癌、组织细胞样癌、分泌型癌、伴印戒细胞分化的癌、上皮肌上皮癌以及转移性肾透明细胞癌进行鉴别。还要和脂肪坏死和黄色肉芽肿样乳腺炎进行鉴别。免疫组化可以鉴别。

十五、富于糖原的透明细胞癌

【定义】 富于糖原的透明细胞癌是指 90％以上的肿瘤细胞胞质透明且富于糖原的癌，又叫透明细胞癌或富糖原细胞癌。占乳腺癌总数的 1％～3％。

【概述】 发病年龄 41～78 岁，平均 57 岁。临床表现与非特殊性导管癌相同。大部分研究报道提示富于糖原的透明细胞癌比典型的导管癌更具侵袭性。发生腋窝淋巴结转移的概率明显比其他类型的癌要高，预后差。由于发病率低，尚无与其他组织类型乳腺癌的分期比较并进行多因素分析的资料，其生物学行为还有待积累更多的病例进行观察。

【大体病理】 富于糖原的透明细胞癌在大体上与普通的浸润性或导管内癌无区别，肿瘤大小在 1～8cm 之间，切面灰白，界限不清，质硬。

【组织病理】 镜下伴透明细胞特征的乳腺癌并不常见，58％的不具有明显透明细胞特征的乳腺癌也可观察到糖原存在。病变通常具有导管内或非特殊型浸润性乳腺癌的结构特征，也可具有小叶癌、髓样癌或小管癌特征。富于糖原的透明细胞癌可见限制性或浸润性边界。其原位癌成分可以单独存在，也可与多数浸润性癌伴发，均可见排列紧密的实性、粉刺状或乳头状生长。浸润性者通常由实性癌巢构成，极少见小管或乳头状结构。肿瘤细胞轮廓清楚，呈多角形、圆形或柱状，细胞界限清楚，大于 90％的细胞胞质水样透明或细颗粒状，胞质中含有 PAS 染色阳性、不耐淀粉酶消化的糖原，核深染，染色质成块状，具有明显核仁。可伴有不同程度的坏死和间质纤维化，可见多少不等的炎细胞浸润。组织学分级多为 2、3 级，1 级很少。

【免疫组化和特殊染色】 免疫组化 激素受体表达与非特殊型非特殊型浸润性乳腺癌相似。50％的病例 ER 阳性，PR 一般呈阴性。部分病例 HER2 阳性，但 ER、PR 阴性。SMA、GCDFP-15 及 CD10 一般阴性。

特殊染色：糖原染色（d-PAS）弥漫阳性，黏液卡红、AB 染色及油红 O 染色均阴性。

【鉴别诊断】　GRCC 需与出现透明细胞的各种乳腺肿瘤作鉴别。

1.良性的乳腺透明细胞肿瘤　如腺肌上皮瘤、透明细胞汗腺瘤、分泌型汗腺瘤等,有人把它们归为肌上皮来源的肿瘤。它们常常是由富含糖原的透明细胞为主构成的肿瘤,PAS 染色阳性,但这些细胞的免疫组织化学 S-100、肌动蛋白阳性,超微结构除含糖原和桥粒外,还含有肌动蛋白样微丝和吞饮泡。

2.富含脂质癌　多为单纯性病变。细胞质呈泡沫状,内含有嗜苏丹微细颗粒的空泡,PAS 染色阴性,油红 O 染色阳性;电镜下可见富含脂质癌的癌细胞内有针样结晶。

3.分泌性癌　好发于儿童及青少年,主要通过细胞胞质内的嗜伊红颗粒以及细胞内外丰富的黏液来鉴别,见低级别的细胞核,PAS 及奥辛蓝染色为阳性;电镜下见瘤细胞内含有大量有包膜包绕的分泌小泡。

4.多形性小叶癌　癌细胞类似组织细胞,高级别的核,并有靶环样细胞和单行细胞浸润方式,GCDFP-15 阳性。

5.透明细胞淋巴瘤　细胞核具有淋巴瘤的特点,免疫组化淋巴瘤的分子标记阳性。

6.转移性透明细胞癌　主要和肾的转移性透明细胞癌进行鉴别,通常可以查到原发灶,缺乏导管/小叶原位癌,免疫组化 CD10、RCC 和 vimentin 染色可以鉴别。

十六、皮脂腺癌

【定义】　皮脂腺癌是一种形态学上具有皮脂腺分化的癌的原发性乳腺癌,具有皮脂腺分化的细胞必须大于 50%。其发生与皮肤的皮脂腺必须无关。

【概述】　皮脂腺癌是 WHO(2003 乳腺肿瘤组织学分类增添的新类型,罕见。主要发生在女性,偶见于男性。发病年龄 45～62 岁。所有病例均表现可触及的界限不清楚的包块。

【大体病理】　肿瘤直径大小为 2～20cm,境界清楚,切面呈实性,淡黄色。

【组织病理】　肿瘤细胞呈叶状或巢状分布,由两型细胞构成,一型为未分化细胞,较基底细胞胞质丰富;另一型为较分化细胞,胞界清楚,胞体宽大,胞质丰富,有小空泡。癌细胞排列成不规则小叶,各小叶中两型细胞的数目和分布不一,部分似皮脂腺小叶结构。可见癌组织与残存小叶内导管上皮移行,部分区域伴鳞化。细胞核圆形或卵圆形,也可为不规则或梭形,异型性一般较小,呈空泡状,可见 1～2

个红染小核仁。

【免疫组化】　肿瘤细胞呈广谱 CK 阳性表达,ER、PR 阳性。

【鉴别诊断】　皮脂腺癌非常罕见,确诊须符合下列标准　①肿物位于乳腺实质内;②具备皮脂腺分化特点及恶性特征;③可见癌组织与乳腺导管上皮移行现象。部分情况下应与下列肿瘤鉴别

1.富于脂质性癌　由组织细胞样癌细胞、皮脂腺样癌细胞和大汗腺样癌细胞构成,细胞均较大,排列成不尽相同的组织形态,不见未分化型细胞,没有由两型细胞构成的皮脂腺小叶样结构,一般不出现鳞状上皮分化区域。

2.富于糖原的透明细胞癌　癌细胞呈圆形、卵圆形或多边形,胞质水样透明,组织化学染色见胞质内含丰富的 PAS 阳性物质,易被淀粉酶溶解,证实为糖原,且无皮脂腺小叶样结构,一般不易混淆。

3.伴大汗腺分化的癌　肿瘤的全部或大部分(>50%)由大汗腺组织转化的癌细胞构成。大汗腺癌细胞有 2 种主要形态　一种是胞质丰富,均质嗜酸或呈颗粒状的细胞,胞核增大而染色较淡,核仁明显或核染色深,核仁不明显,可见核分裂象;另一种为胞质含多数空泡或呈泡沫状的细胞,核的形态与前一种嗜酸性者相似。此 2 种细胞多呈柱状、立方或多边形,排列成不规则的腺管状、泡巢状、乳头状或实体性癌巢。在管、泡腔面的胞质常呈半球形突入管腺,即呈顶浆分泌状。免疫组化检查:两种细胞均表达 GCDFP-15。皮脂腺样癌不表达 GCDFP-15,且可形成特殊的皮脂腺小叶样结构,无顶浆分泌现象,可资鉴别。

4.原发于乳腺部位皮肤附件的皮脂腺癌侵及乳腺与原发于皮肤者　二者鉴别困难,有观点认为主要依据肿瘤的位置深浅来诊断,肿瘤主体位于皮下者为皮肤原发,主体位于乳腺实质者为乳腺原发,我们认为最关键在于仔细寻找癌组织有无与乳腺导管上皮移行结构,若有,则不论其位置如何,均应诊断为乳腺原发癌,在多切片仍找不到移行结构时,方可参考其部位深浅进行诊断。

十七、肌上皮癌

【定义】　肌上皮癌由完全肌上皮细胞(明显梭形)组成的一种浸润性肿瘤。

【概述】　肌上皮癌主要发生在女性,发病年龄 40～81 岁,中位年龄 60 岁。临床查体及影像学可见乳腺包块,但无特征性改变。临床主要为肿瘤局部手术切除或乳腺完全切除。文献中约有 1/3 的病例出现复发,约 1/4 的病例发生远处转移。

【大体病理】　肌上皮癌的大小为 1.0～21cm,通常有局灶性不规则边界,有时

为卫星状,是分界较清的肿块。在大的肿瘤,切面质硬、橡胶状,可伴有灶性坏死和出血。在较小的肿瘤,可有结节状透明变性区。

【组织病理】　组织学表现为梭形细胞浸润性生长,常缺乏显著的非典型性,核分裂一般不超过 3～4 个/10HPF。梭形肿瘤细胞似来源于病灶外周导管的肌上皮细胞。胶原聚集和显著的中心性透明变性有时明显。

【免疫组化】　肌上皮癌表达 SMA、calponin、CD10、p63 等肌上皮标记物,同时表达低相对分子质量角蛋白 CAM5.2,高相对分子质量角蛋白 CK5/6 及 CK14 也可表达,但 p53 很少阳性。

【鉴别诊断】　需与梭形细胞癌、纤维瘤病和一系列肌成纤维细胞病变进行鉴别。其明显的结节状分布,边界不规则和呈扇贝形浸润,有助于与纤维瘤病或肌成纤维细胞瘤区分。免疫组化和电镜检查可进一步证实瘤细胞的肌上皮本质。

第十三章 乳腺导管内增生性病变、小叶肿瘤及微浸润性癌

第一节 概述

乳腺导管内增生性病变是一组呈不同程度增生的导管内病变,不仅是乳腺疾病病理诊断的难点,也是乳腺外科治疗方案选择不统一的问题所在。传统上,本组病变被分为普通导管增生(UDH)、非典型导管增生(ADH)和导管原位癌(DCIS)。2012 年乳腺 WHO 新版分类中增加了新的诊断术语柱状细胞病变,包括柱状细胞变和增生和平坦型上皮非典型性增生(FEA)。

【定义】

导管内增生性病变是一组细胞形态和组织结构各不相同的增生性病变,通常来源于终末导管小叶单位,病变限于乳腺导管小叶系统内,与进一步发展成浸润性癌的风险上升相关,但风险系数各不相同。一些病变被认为是危险因素,而一些病变被认为是癌前病变。

【临床表现】

患者年龄分布很广,在青春期后持续到 80 岁以上。月经来潮前极少发生。当婴幼儿及儿童发生此类病变时,通常反映了外源性或异常内分泌激素的刺激影响。DCIS 的平均发病年龄在 50～59 岁之间,大部分患者发生于单侧,约有 22% 的 DCIS 患者发生对侧性原位癌或浸润性癌。

【大体病理】

绝大部分导管内增生性病变在肉眼外观上无明显特征,特别是那些通过乳腺 X 线摄影检测出的病变。少数高级别 DCIS 病变范围大,伴有广泛的腔内坏死或相关的间质反应,表现为苍白的粉刺样圆形坏死或实性砂砾样包块。

【导管内增生性病变的分类】

乳腺导管内增生性病变传统分为 3 类：普通导管增生、非典型导管增生和导管原位癌。最新的遗传学资料和通过乳腺 X 线观察到越来越多的 ADH 和低级别 DCIS 病例，这就给我们提出了一个重要问题，即导管内增生性病变目前应如何分类。虽然在全世界范围的病理实验室使用，但是传统的分类方法掺入了观察者高度的倾向性，特别是在区分 ADH 和一些类型的低级 DCIS 时。Tavassoli 等工作组的一些成员建议传统命名由导管内上皮性肿瘤（DIN）取代，仅对浸润性肿瘤使用"癌"的名称，这将有助于避免过度治疗的可能性，特别是在人群乳腺 X 线筛查查施之际。

WHO（2003）工作组提议使用 DIN 来取代传统的分类方法，在诊断导管上皮内肿瘤同时，要注明相对应的传统名称，便于临床医生掌握（表 13-1），并认为 UDH 不是一个有意义的危险因素，还没有足够的基因证据证明是一种癌前病变。

大多数研究者认为 DIN 分级与预后关系似乎更密切，每一诊断级别和发生浸润性乳腺癌的危险度相对应（表 13-2）。

表 13-1-1　WHO（2003）乳腺肿瘤分类中导管内增生性病变分类与 DIN 分级

传统命名	导管上皮内肿瘤（DIN）命名
普通导管增生（UDH）	普通导管增生（UDH）
平坦型上皮非典型性（FEA）	导管上皮内肿瘤，1A（DIN1A）
非典型导管增生（ADH）	导管上皮内肿瘤，1B（DIN1B）
导管原位癌，低级别（DCIS，1 级）	导管上皮内肿瘤，1C（DIN1C）
导管原位癌，中级别（DCIS，2 级）	导管上皮内肿瘤，2 级（DIN2）
导管原位癌，高级别（DCIS，3 级）	导管上皮内肿瘤，3 级（DIN3）

表 13-1-2　DIN 的分级和预后

DIN 分级	传统诊断用语	发生非特殊型浸润性乳腺癌的绝对危险度（%）	分子生物学发现	手术切缘阳性时是否需要再切除
DINIA	FEA	1.9	克隆性/MSI	否
DINIB	ADH，单形性附壁 DCIS	5.1～12	克隆性/LOH	否

DIN分级	传统诊断用语	发生非特殊型浸润性乳腺癌的绝对危险度（%）	分子生物学发现	手术切缘阳性时是否需要再切除
DIN1C	广泛型 ADHDCIS1 级（筛状型/微乳头型）	10～32	克隆性/LOH	是
DIN2	DCIS2 级（筛状型/微乳头型伴坏死或非典型性）	20～75	克隆性/LOH	是
DIN3	DCIS3 级（间变 DCIS，伴或不伴有坏死），多形性附壁 DCIS	20～75	克隆性/LOH	是

第二节　普通导管增生

【定义】

普通导管增生（UDH）是一种良性导管型增生病变或一种定向干细胞病变。根据 WHO（2012）乳腺肿瘤组织学分类，普通导管增生以导管上皮细胞呈实性或筛孔样增生为特点，增生的细胞呈流水样生长，特别是位于导管中央的区域。在大多数情况下，并不认为普通导管增生是一种乳腺癌的前驱病变，但长期随访 UDH 患者资料显示他们发展成浸润性癌的风险有轻微升高。

【临床表现】

UDH 虽可发生于任何年龄组，但以 35～60 岁最为常见，60 岁以上的 UDH 患者很少见，且不出现旺炽性增生。多数患者无明显包块，当与多发性乳头状瘤、放射性瘢痕等病变共存时，可触及包块。

【大体病理】

UDH 的大体表现无特征性，不形成明显的肿块，有时可伴有微小钙化。

【组织病理】

UDH 以形状和大小不规则的次级管腔形成为特征，常分布于导管周围，中心区可见增生细胞呈流水样排列，上皮形成细而长的桥状，核分布不均匀。在一些病例中可见细胞增生呈实性,无明显管腔形成。细胞学特点为增生的细胞成分复杂,上皮细胞形态多样,边界不清,胞质着色不一,核形态及大小不一,有明显重叠和挤压现象,可见鳞状上皮及大汗腺组织转化。结构特征是细胞群内的次级腺腔多位于导管的边缘,形态不规则。此与筛状 DCIS 时呈均匀分布的圆形腺腔形成鲜明对比,也是 UDH 与筛状 DCIS 的重要鉴别点。桥状增生的细胞核长轴平行于细胞桥或不规则排列,可见导管内微钙化。微钙化的有无并不影响 UDH 的诊断。坏死细胞碎屑及胞质内空泡在 UDH 中均少见。

【免疫组化】

34βE12 和 CK5/6 弥漫或拼花状阳性,ER 呈不均一的阳性。SMA 阳性的肌上皮总是存在于外周部位。

第三节　柱状细胞病变

一、柱状细胞变和增生

【定义】

柱状细胞变和增生是指发生于终末导管小叶单元的病变,特征性表现为不同程度扩张(膨胀)的内衬柱状上皮的腺泡。

【大体病理】

柱状细胞变和增生大体没有特征,主要是显微镜下的改变。

【组织病理】

柱状细胞病变的特征性表现为不同程度扩张(膨胀)的内衬柱状上皮的腺泡,受累腺泡的形态常不规则,常伴腔内分泌和(或)微小钙化。柱状上皮常具有顶端胞质突起,核呈卵圆形,排列规则,并垂直于基膜,核染色质均匀松散,核仁不明显。病变可以有明显的肌上皮以及富于细胞的特化间质,当病变的柱状上皮为单层或双层排列时称为柱状细胞变,当呈多层或形成 2 层以上的细胞簇时则称为柱状细胞增生,细胞异型性不是该病变的特征。柱状细胞病变常伴其他良性病变,如囊性以及上皮增生性病变,并与小叶瘤变(LCIS 和 ALH)密切相关。

二、平坦型上皮非典型性

【定义】

平坦型上皮非典型性(FEA)被定义为"一种终末导管的肿瘤性病变,特征为原有的上皮细胞被单层或几层轻度非典型细胞取代"。

【临床表现】

多见于 35~50 岁,临床触诊及肉眼观察均无肿物,多数因乳腺影像学检查时发现乳腺内多发性微小钙化而行手术活检或细针穿刺活检被发现。

【大体病理】

FEA 一般很小,仅在显微镜下查见,肉眼没有肿物。

【组织病理】

组织学特征为原有的腺上皮细胞被单层或几层轻度不典型增生的细胞所取代,这些细胞没有极性,细胞核圆形一致,有一个不明显的核仁,类似于低级别的导管原位癌的核的特点。核重叠深染,细胞排列保持平坦层状。这种细胞常有明显的顶突,排列成一致的层状,虽偶可成小丘状突起,但不成拱状或微乳头状排列。基本病变局限于 TDLU 内,因上皮增生和囊状改变致使 TDLU 呈不同程度扩张,腔内可有分泌物或絮状物,并常伴微小钙化。这种微小钙化可呈片状、圆形或多角状,也可形成圆形、界限清楚的骨化结节,包埋于嗜酸性的基质中。

第四节　非典型导管增生

【定义】

非典型导管增生(ADH)指位于终末导管上皮的单形性、平坦性增生,其包含了一组具有特殊形态结构和细胞特点的病变,伴有进展为浸润性乳腺癌的风险。

【临床表现】

在临床触诊异常而行活检的标本中,ADH 的所占比例<5%。在未触及异常的 ADH 中,多发性微小钙化是乳腺 X 线照相的最常见表现,因 X 线检查发现钙化而行活检或细针穿刺的标本中,ADH 的检出率明显提高。

【组织病理】

增生的细胞均匀分布,核呈卵圆形或圆形,居中,染色质浓染或不明显,核呈等距离或高度有序排列。可形成微乳头状、簇状、茎状、拱形、僵硬的桥状、实体状和筛状等构型。诊断标准:

1.诊断为导管原位癌存在质的不足　即组织结构够诊断而细胞学改变尚不够和细胞学改变够诊断但组织结构不够诊断两种情况。

2.诊断为导管原位癌存在量的不足　即同一导管内混有正常或无异型的导管增生结构和病变未累及 2 个以上的导管或病变范围<2mm 两种情况。也有主张把 ADH 定义为"显示低级细胞学不典型性但缺乏有意义的组织学构型不典型性的导管增生",不赞同使用上述量化标准。步宏等认为 ADH 的诊断标准有上限和下限的区别。其上限应与低级 DCIS 鉴别,当最后诊断 DCIS 和 ADH 有迟疑时,诊断 ADH 是合适的选择。ADH 的下限应与中一重度(旺炽性)UDH 相鉴别,要点是 ADH 的细胞核通常为一致深染,其细胞搭桥必须完整,贯穿管腔,或至少会有 6、7 个细胞,即强调 ADH 必须具有类似"肿瘤性(单克隆性)"的细胞群。

【免疫组化】

ADH 罕有 HER2 过表达。最近研究报道,27%～57%的 ADH 中 cyclinDl 表达水平升高。ADH 和低级 DCIS 没有 P53 蛋白的堆积。SMA、CD10 免疫组化染色可以显示残存的肌上皮细胞。近 90%的 ADH 不表达高相对分子质量细胞角蛋白(34pE12 和 CK5/6),这是区分 ADH 和 UDH 的重要标记。

第五节　导管原位癌

【定义】

导管原位癌(DCIS)为一种乳腺导管小叶系统内的上皮肿瘤性增生形成的病变,以伴有轻度至重度的细胞异型为特点,并具有发展为浸润性乳腺癌的趋势,但并非必然如此。

【临床表现】

平均发病年龄为 50～59 岁,大部分发生于单侧,约 22%发生对侧性原位癌或浸润癌。44%发生于乳腺外上象限。85%以上由影像学筛查时发现,只有约 10%具有一些临床表现,5%以上在因其他原因而进行的手术切除标本中偶然发现。可能与 DCIS 有关的临床表现有:可触及的异常包块,乳头病理性溢液,与派杰病相关的乳头病变。迄今为止,乳腺钼靶摄片是检测 DCIS 最重要的方法,目前人群筛查中被检测为"恶性"的患者有 10%～30%是 DCIS。

【组织病理】

镜下病变绝大多数位于 TDLU 的终末导管和小管内。终末导管和小管明显扩张,原有的腺上皮被不同程度异型的肿瘤细胞取代,并排列成不同的组织学结构,可有或无坏死。原有的肌上皮可保存完整,或部分甚至完全缺失。原有的基底膜保存完整,无肿瘤细胞突破基膜浸润间质。

DCIS 的分级:虽然对 DCIS 的分级没有得到广泛认同,但毕竟是在传统分类基础上前进了一步。大多数现代分级方法单独采用细胞核分级或与坏死和(或)细胞极性联合应用。主要依据核不典型程度、管腔内坏死及核分裂与钙化等特征,通常将 DCIS 分成三级。前两项特征是分级方法的主要标准。下面将核的级别、坏死及细胞极化描述如下:

1.核级别

(1)低级别核:由均一的小细胞构成,核大小一致,染色质均匀,核仁不明显,核分裂象罕见。

(2)中级别核:核有轻至中度多形性,大小略有差异是此级别核的特点。表现为核呈圆形或卵圆形。中等大小,同一病变内核大小有轻度差异(<2 倍)。核膜可有轻度凹陷。核染色质粗,核仁及核分裂象可见。可有瘤细胞坏死。偶见细胞极化现象。

高级别核:核呈明显的多形性,表现为核形态多样,分布不规则。核大,同一病灶内核大小差异明显(>3 倍)。核形不规则,核膜常有凹陷,外形很不规则。染色质凝块状或泡状核,核仁大而明显,核分裂象易见。常见肿瘤细胞坏死。无细胞极化现象。

2.坏死　是指导管内肿瘤细胞的死亡,表现为鬼细胞(模糊红染的细胞轮廓,无明晰的结构)及核碎裂性碎片。可分为两种不同形态:粉刺型,表现为导管内任何中央带坏死;点状坏死,指非带状坏死。

3.细胞极化　是指瘤细胞顶部向着细胞间隙呈放射状排列,形成玫瑰或菊形团样结构。乳腺正常上皮与低级别导管内癌的瘤细胞均有极化呈管的能力。但当这一结构出现在形态单一、大小一致、分布均匀的细胞背景上,它就提示有 ADH 或 DCIS 的可能。

导管内癌有不同的结构模式,常见有以下 5 种:筛状型、微乳头型、实体型、粉刺型和乳头型。

2012 年 WHO 乳腺肿瘤组织学分类建议病理医师在病理报告中除了核的级别，还应包括有无坏死及坏死类型（斑点状、粉刺样）、组织结构、细胞极化、病变的大小和范围、钙化以及手术切缘等附加信息。

WHO（2012）乳腺肿瘤组织学分类中 DCIS 的分级标准如下：

（1）低级别 DCIS：低级别 DCIS 由小的单形性细胞组成，呈拱状、微乳头状、筛状或实体型等组织构型排列。细胞核大小一致，染色质均匀，核仁不明显，核分裂象罕见。一些成员认为单个导管横切面完全为特征性细胞及组织结构即可诊断，另一些则主张必须累及 2 个导管腔，或一个以上病变导管腔的直径大于 2mm 才诊断。管腔内偶可见脱落细胞，但不应有坏死和粉刺样组织。与其他 DCIS 变型相比，具有微乳头组织构型的 DCIS 可在乳腺多个象限内分布。

（2）中间级别 DCIS：中间级别 DCIS 通常由类似低级别 DCIS 的细胞构成，形成实体、筛状或微乳头状等组织构型。但有些导管含有腔内坏死。另一些则显示有中间级别核，偶见核仁，染色质粗。可有无定形或板层状微小钙化（类似低级别 DCIS），或同时有低级别和高级别 DCIS 的特点。

（3）高级别 DCIS：高级别 DCIS 通常大于 5mm，但即使病变＜1mm，却呈现典型的形态特征，也可以确诊。由排列成单层的高度不典型性细胞构成，呈微乳头状、筛状或实体状。具有高级别细胞核，明显多形性，分化差，外形及分布不规则，染色质粗凝块状，核仁明显。通常核分裂象多见（并非必需条件）。管腔内有特征性的伴有大量坏死碎屑的粉刺样坏死，其周围绕以大而多形性的肿瘤细胞，但腔内坏死也非必不可少。仅见单层高度异型性的细胞平坦覆壁生长也可诊断。常有无定形的微小钙化。

不同级别的 DCIS 混合存在或在同一活检组织或同一管腔中存在不同的 DCIS 异型细胞，这些表现并不常见。当病变中存在一种级别以上的 DCIS 时，诊断应注意各种级别的 DCIS 所占的比例。当同一标本甚至同一导管内超过一种级别的 DCIS 时，报告中应注明各级别的比例。

少数 DCIS 可由梭形细胞、大汗腺样细胞、印戒细胞、神经内分泌细胞、鳞状或透明细胞组成。对于这些特殊变型无统一的或一致的分级方法。一些学者认为细胞核特征和坏死的评估可用于这些特殊病变的分级。采用这种方法，大多数大汗腺型 DCIS 可归为高级 DCIS，有时可发现透明细胞和梭形细胞共存，认为这是低级别 DCIS。但是如果细胞核呈中级别不典型，就可将其归为中级别 DCIS。具有高级别细胞核的梭形或透明细胞型 DCIS 罕见。绝大部分大汗腺型呈 ER、PR 和 bcl-2 阴性，但雄激素受体阳性。

【免疫组化】

DCIS 不表达 CK5/6。实性乳头型 DCIS 和 UDH 有许多相同的形态学特征，使用 CK5/6 可以将二者区别。42%～60%DCIS 表达 HER-2，其中粉刺型 69%阳性，微乳头型和筛状型常阴性，高级别 DCISp53 可阳性，但低级别者往往阴性，可能与发展为浸润性癌的风险增加有关。E-cadherin 和 CK34βE12 对鉴别实体型低级 DCIS 与小叶原位癌有价值。DCIS 时 E-cadherin100%阳性，CK34（3E1292%阴性，小叶性肿瘤则正相反，几乎所有的病例 E-cadherin 阴性，CK34pE12 阳性。DCIS 中有 75%显示 ER 阳性，几乎所有 ADH 病例的全部细胞均为 ER 高表达。和正常乳腺组织一样，ADH 中 ER 阳性细胞数与患者年龄无关。

【鉴别诊断】

实性低级别 DCIS 可被误诊为小叶性肿瘤（LN），E-cadherin 和 CK1/5/10/14 免疫组化标记可帮助区分两者。低级别的 DCIS 呈 E-钙黏蛋白表达阳性，而几乎所有的小叶性肿瘤都表现为 E-钙黏蛋白阴性和 CK34βE12 阳性。当导管周围疑有单个或簇状细胞间质浸润（微转移）时，通常较难诊断。导管周围如存在致密的淋巴细胞、浆细胞性浸润会使诊断变得更困难。上皮和肌上皮标志物双重染色对帮助诊断最为有效。上皮细胞标志物染色可显示细胞杂乱分布，而肌上皮的缺乏通常可确定肿瘤细胞的浸润。在使用所有的辅助诊断方法之后，一些病例仍不能确诊。

第六节　小叶性肿瘤

【定义】

小叶性肿瘤（LN）是指发生于终末导管小叶单位内的、通常以体积很小、黏附松散的小叶型肿瘤细胞为特征的全系列性不典型上皮增生性病变，伴或不伴有终末导管的 Paget 样浸润。小叶非典型性增生及小叶原位癌被广泛用来描述此类病变。小叶非典型性增生（ALH）和小叶原位癌（LCIS）之间的区别基于不同小叶单位的增生程度。

【大体表现】

LN 无任何肉眼可识别的特征。

【组织病理】

75％的病例可见病变位于终末小叶导管单位内并伴有末梢导管Paget样浸润。在低倍镜下当小叶结构存在时,可见一个或多个小叶腺泡不同程度扩张,这是由于松散的小细胞单一性增殖所致。细胞核大小均匀,呈圆形,核仁不明显;细胞轮廓不清,胞质疏松。坏死和钙化灶并不常见,核分裂也较少。常可见到细胞质内空泡,但对LN来说并非特异性。有些病变中增殖细胞较大,更具多形性或呈印戒细胞样,可发生大汗腺样组织转化。但对是否存在内分泌型的LN仍有争议。

当50％小叶单位的腺泡被病变累及时诊断为典型LCIS,当腺泡受累＜50％则诊断为ALH。导管的Paget样浸润常常可见。以往LN可分为A、B两型:A型细胞形态更为规则,如上面所描述;而B型细胞较大,有较多的不典型细胞,伴染色质不均匀,核仁明显。现在认为这两种细胞之间的差别并没有意义。

由于乳腺摄影技术的进步及分辨率的提高,一些微小钙化逐渐被发现,小叶性肿瘤的发病率也逐渐提高,一些小叶性肿瘤的变异型也逐渐被认识。这些变异型包括:①病变具有经典性小叶原位癌的细胞学特征但病变呈膨胀性生长伴粉刺样坏死。②多形性小叶原位癌病变瘤细胞具有多形性,细胞间黏附松散,瘤细胞体积大,形态多样,可呈球形、多角形及不规则形。胞质丰富,嗜伊红染色,伴或不伴顶浆分泌和粉刺样坏死。

LN与多种病变有关,包括硬化性腺病、放射状瘢痕、乳头状病变、纤维腺瘤和胶原球病。

【免疫组化】

60％～90％的LNER呈阳性,而PR阳性率稍低。典型LN的ER、PR阳性率要比多形性LN高。与高级DCIS不同的是,典型LN很少表达HER2或P53蛋白,多形性LN表达HER2或P53蛋白要高一些。典型LN呈E-钙黏蛋白和CK5/6表达阴性,但34βE12表达阳性。

第七节　微浸润性癌

【定义】

微浸润性癌(MIC)是一种具有显微镜下清晰可见的一个或多个分散的乳腺间质浸润的病灶,其范围≤1mm,背景多为高级别的导管原位癌。

【临床表现】

微浸润性癌无特殊的临床特征,其临床表现多为高级别导管原位癌的症状相关。原位癌成分是导致微浸润性癌表现为肿块、钙化或乳头分泌的主要原因。近期国内一组研究资料显示,85.0%患者钼靶片表现出不同程度的泥沙样钙化,75.0%有明显肿物。

【组织病理】

组织学检查显示肿瘤细胞簇浸润到管周间质内,或偶尔作为赘生细胞的突起穿过与 DCIS 断裂的基底膜。微浸润病灶常伴随间质反应,病变往往伴随慢性炎性细胞与新生胶原,DCIS 周围间质的炎性反应常常使得微浸润的诊断变得困难。连续切片和应用免疫组织化学标记物对基底膜或肌上皮细胞进行标记有助于诊断,但有时诊断非常困难,病理医师很难确定有无浸润,只能归类于可能微浸润,病变最大直径应与微浸润性癌的诊断相符。微浸润癌的大小限定:微浸润性癌可一灶或多灶,单个病灶最大直径不超过 1mm。

【免疫组化】

ER、PR 及 HER2 的表达量与导管原位癌没有差别,但 Bcl-2 及增殖指数 Ki-67 等远远高于导管原位癌。微浸润癌的病灶癌细胞周围缺乏肌上皮,因此肌上皮的标记物 P63、SMA 及 Calponin 等呈阴性表达。

第十四章　乳腺良性增生性病变

一、腺病

【定义】

腺病是用来描述乳腺实质内的腺体的良性增生性病变,其病变基于乳腺小叶伴有腺泡的增生并保持上皮和肌上皮双层结构。

1.硬化性腺病　硬化性腺病(SA)是以小叶纤维化和增生小管的腺上皮萎缩而肌上皮却保存或增生为特征的结节状病变。诊断 SA 最重要的形态学特征是其在低倍镜下的结构。结节保持着圆形、卵圆形小叶轮廓,中心区细胞多于周边区。但有的病变增生的小管可以"浸润性"的长入邻近的纤维间质和(或)脂肪组织内,有时甚至可以长至邻近的神经及血管壁内,造成浸润性生长的假象。但这些小管均保持腺上皮和肌上皮双层结构,周围基底膜完整,细胞无异型性及核分裂象。

硬化性腺病的腺体内常见微钙化,大汗腺组织转化区域也常见。形成包块的病变常表现为各种生长方式混合存在的腺病,以硬化性腺病结构为主,偶见硬化性腺病伴有导管原位癌或小叶肿瘤。

硬化性腺病在形态学上有时与乳腺浸润性癌相似,特别是与小管癌容易混淆。小管癌本质是浸润性并且在显微镜下不见正常的乳腺导管和小叶结构,小管癌的间质是促纤维组织增生性的,小管癌的小管一般不规则且有棱角,并且小管常有开口。硬化性腺病由扭曲增生或闭锁的腺体和小管构成,其间质是纤维性或硬化性的,保存有肌上皮细胞和缺乏非典型性上皮细胞。对于伴有原位癌的硬化性腺病,通过免疫组化检测 CK、SMA 和 Lamimin(层粘连蛋白)证实肌上皮细胞的存在是除外乳腺浸润性癌的关键。

2.大汗腺腺病　大汗腺腺病是一个含义模糊不清的概念,一直被用于几种不同的病变,特指硬化性腺病中伴有广泛的大汗腺组织转化,大汗腺组织转化在腺性区域中至少超过 50%。大汗腺上皮可具有细胞学非典型性,以至组织学表现有时与乳腺浸润性癌类似。有学者认为它是一种潜在的癌前病变,存在 c-myc 基因蛋白过表达,但无 c-myc 基因扩增。

3.微腺性腺病　微腺性腺病(MGA)是一种少见类型的腺病,其发病年龄较广泛,为 28~82 岁,但最多见于 60 岁左右。微腺性腺病主要是显微镜下的病变,但也可表现为可触及的肿块。其特征为小圆形腺体弥漫紊乱增生。腺体可呈簇分布,但通常缺乏硬化和挤压,周围胶原间质缺乏细胞或透明变性,无弹性变性。腺体腔圆,腔内常含 PAS 阳性、嗜碱性分泌物。上皮为立方状,缺乏胞质顶突,胞质透明或嗜酸性颗粒状;细胞无非典型性核,缺乏肌上皮细胞,周围基底膜存在,但常不明显。免疫组化检测层粘连蛋白或Ⅳ型胶原可证实。电镜检查显示分层的基底膜围绕微腺性腺病的腺管。微腺性腺病除表达 CK,也可表达 S-100。当微腺性腺病伴癌变时,可保留腺泡结构或为导管及特殊组织学形态。这些浸润癌的组织学亚型,大部分也保持 S-100 表达。微腺性腺病与小管癌相似,腺体也为单层细胞衬覆,没有外层肌上皮。但与小管癌不同的是,微腺性腺病的腺体呈圆形被覆单层立方形细胞,胞质透明到轻度嗜酸性,核小而规则。

二、放射状瘢痕/复合硬化性病变

【定义】

放射状瘢痕/复合硬化性病变是一种良性病变,由于硬化造成乳腺小叶结构扭曲,导致影像学、大体和低倍镜下检查类似乳腺浸润癌。小的病灶命名为放射状瘢痕,伴有不同程度导管上皮增生和硬化,大的病灶则称复合硬化性病变。

【大体病理】

放射状瘢痕形状不规则,灰白色,可见黄色条纹,质硬,有中心回缩现象。外观有时难以与乳腺癌区别。

【组织病理】

低倍镜下病变呈放射状或星形,病灶中央为均质透明变性的瘢痕区,瘢痕中有内陷的不规则小腺管,很像浸润性病变,而周围增生的导管和小叶呈放射状排列,并可见一些不同的良性病变,如微囊、大汗腺组织转化和增生性改变。放射状瘢痕具有星芒状轮廓伴中央致密透明变性胶原,有时弹性变性明显。小腺管有时含嗜酸性分泌物。病灶周围区域可见不同程度的导管扩张、导管上皮增生、大汗腺组织转化和增生。在复合硬化性病变中,上述几种病灶复合存在,且可见明显的硬化性腺病区域和小的硬化区、周围型乳头状瘤和各种形式的上皮内增生。放射性瘢痕可伴有非典型增生,可伴有小叶肿瘤、导管原位癌和浸润性癌。

三、腺瘤

(一)管状腺瘤
【定义】

管状腺瘤是由致密腺管增生形成圆形、结节状肿块的一种良性病变,腺管具有典型的上皮细胞和肌上皮细胞层。上皮细胞形态类似周围正常乳腺组织,但可有大汗腺组织转化或泌乳特征。

【大体病理】

管状腺瘤质地硬,分界清楚,切面为一致的灰黄色或棕褐色。

【组织病理】

管状腺瘤边界清晰,完全由被覆上皮和肌上皮的小圆形腺管组成,之间有少量间质,间质中可含有少量淋巴细胞。上皮细胞形态一致,核分裂活性一般较低;腺管腔小,常空虚,基底膜一般完整,偶可见管腔内含有嗜酸性蛋白物质。混合性管状腺瘤—纤维腺瘤也有报道。类似纤维腺瘤,管状腺瘤伴发乳腺原位癌、浸润癌的情况罕见。Domoto 等报道 1 例管状腺瘤伴有非特殊型浸润性乳腺癌,但不能肯定非特殊型浸润性乳腺癌是由管状腺瘤发展而来。

(二)泌乳腺瘤
【定义】

泌乳腺瘤在妊娠和哺乳期间,纤维腺瘤或管状腺瘤的上皮细胞显示显著的分泌现象,命名为泌乳腺瘤。已经证实,其增生的伴有分泌的小叶在局部汇集形成结节性病变。

【大体病理】

泌乳腺瘤大小不一,偶尔可以很大。

【组织病理】

由分泌活跃的被覆立方状细胞的腺体组成,腺腔大,细胞质空。有约 3% 的乳腺癌发生在妊娠期和哺乳期,因此泌乳腺瘤需和妊娠期和哺乳期乳腺癌进行鉴别。

(三)大汗腺腺瘤
【定义】

大汗腺腺瘤是指衬覆大汗腺组织转化上皮或乳头状大汗腺病变的囊腔或腺管

结节性聚集形成的乳腺良性肿瘤。

【概述】

乳腺大汗腺腺瘤比较罕见,主要发生在女性,年龄 14～72 岁,男性也可发生。肿瘤界限清晰,影像学表现类似于纤维腺瘤。

【大体病理】

肿瘤与周围组织分界清楚,体积小,3mm 至 1.7cm,切面灰红色。

【组织病理】

镜下见小管和乳头状结构衬覆大汗腺组织转化的上皮,上皮细胞胞质具有小颗粒,明显嗜伊红染色,中等大小圆形泡状核,偶伴有突出的红核仁。细胞无异型性和核分裂象,不呈浸润性生长。大汗腺腺瘤需与纤维腺瘤鉴别。后者有明显增生的间质成分,管内型可因管腔受挤压而显示狭长的上皮成分。

【免疫组化及特殊染色】

大汗腺腺瘤的免疫表型类似于正常乳腺组织。大汗腺组织转化细胞特殊染色PAS 阳性,免疫组化 GCDFP-15 和 AR 阳性,ER 及 PR 阴性。

(四)导管腺瘤

【定义】

导管腺瘤是一种分界清楚,至少部分位于导管腔内的良性腺体增生。又名硬化性乳头状瘤。

【大体病理】

肿瘤直径 0.5～4.0cm,一般直径＜3cm,呈单个或多个浅棕色或灰白色结节,偶见双侧乳腺发生。肿瘤界清,切面实性或囊实性。

【组织病理】

镜下,乳腺导管腺瘤的腺体主要分布在病变外周,腺体典型具有双层细胞。病变中心为致密瘢痕样纤维化。致密增生的腺管受压或轻度扩张,被纤维化间质围绕,似假浸润生长方式。在导管内乳头状瘤出现的上皮和间质改变也常发生在导管腺瘤,大汗腺组织转化也常发生。

第十五章　乳腺间叶性肿瘤

一、结节性筋膜炎

【定义】

结节性筋膜炎是一种自限性疾病,由单一克隆增生的成纤维细胞或肌成纤维细胞组成的瘤样病变。

【大体病理】

大体检查肿块结节状,无包膜,大小 1.5～3.0cm,一般不超过 5cm,呈圆形、卵圆形,质韧,切面灰白色,位置较深者可界限不清。

【组织病理】

结节性筋膜炎由增生的肌成纤维细胞组成,细胞呈梭形或胖梭形,部分区域呈黏液样,其内的细胞可呈星状。肌成纤维细胞形态和大小基本一致,没有异型性,可见核分裂象,但不见病理性核分裂象。增生的肌成纤维细胞呈交织状或短梭形排列,也可杂乱无序,有的病例可排列成鱼骨样或羽毛状,间质疏松、黏液样。间质内常见渗出的红细胞,部分病例可见多少不等的破骨样巨细胞。部分病例细胞丰富,且细胞肥胖并呈致密的交织条束状排列,有的可呈席纹样排列,类似纤维肉瘤和纤维组织细胞瘤。

【免疫组化】

肌成纤维细胞表达 vimentin,SMA,不表达 CK、S-100、CD34 和 h-caldesmon。

二、血管源性肿瘤

（一）血管瘤

【定义】

血管瘤是指一种由成熟血管增生构成的良性肿瘤。

【大体病理】

血管瘤界限较清楚,大小 0.5～2cm,外观为棕红色海绵状。

【组织病理】

肿瘤由分化好的大小不等的血管构成,血管可以互相交通,但很少吻合。衬覆的内皮细胞既无异型性也无核分裂象。血管瘤显微镜下可以是海绵状、毛细血管、静脉型及小叶周围型等亚型。偶见血栓伴乳头状内皮细胞增生及钙化。小叶间质和邻近的脂肪组织中亦可以见到血管瘤成分。偶见血管瘤的内皮细胞核明显深染,命名为非典型血管瘤。血管瘤缺乏相互吻合的生长方式、乳头状内皮增生和核分裂。否则,应仔细观察除外血管肉瘤。

(二)血管瘤病

【定义】乳腺血管瘤病是一种分化成熟的血管腔弥漫过度增生性病变,病变以相互连续方式累及较大区域的组织。

【大体病理】病变为界限不清的肿物,虽然颜色可有不同,但多数病变因含成熟脂肪组织,外观呈脂肪样。

【组织病理】

通常由大的薄壁血管在乳腺主质内弥漫蔓延生长构成出血性海绵状病变。血管腔均匀分布于肿瘤中,血管增生,围绕小叶但不侵入小叶。

(三)血管肉瘤

【定义】

血管肉瘤是一种显示内皮细胞分化的恶性肿瘤。

【临床表现】

乳腺原发性血管肉瘤几乎只发生在女性,发病年龄在 15～75 岁,平均 40 岁,个别报道发生在男性。临床表现为生长迅速的无痛性肿块,肿瘤通常位于乳腺组织深部,大约 12% 的患者无明显肿块,仅表现弥漫性乳房增大。当肿瘤侵及表面皮肤时,可见患处皮肤呈蓝至红色改变。钼靶表现为边界不清的分叶状肿块,超声检查可见分叶状、界限清楚的肿块。

【大体病理】

肿瘤位于乳腺实质内,大小 1～25cm,平均 5cm。外形不规则,多无包膜,边界不清,质地软,病变呈海绵状,边缘充血,提示肿瘤分化良好。分化差的肿瘤表现为界限不清的硬化性纤维病变,分化不良的区域可仅存在于肿瘤的极少部分。

【组织病理】

高分化血管肉瘤,由被小叶间基质分隔开的相互吻合的血管构成,血管管腔大,充满红细胞,内皮细胞核明显且深染。低分化血管肉瘤,由相互吻合的血管与实性的内皮细胞或梭形细胞区域混合构成,经常伴有血湖、局灶坏死和大量的核分裂象。在Ⅲ级血管肉瘤中,50％以上的区域由实性内皮细胞或梭形细胞构成,而无明显的血管存在。中分化血管肉瘤组织形态介于高分化和低分化血管肉瘤之间,内皮细胞复层或乳头状,核分裂象易见,但缺乏实性细胞区域。

上皮样血管肉瘤是血管肉瘤的一种亚型,其主要成分或全部成分均为"上皮样"内皮细胞,胞质丰富,有大的空泡状核。细胞排列成片、小巢、条索或原始血管结构。多数病例表达细胞角蛋白和内皮细胞标记。此种肿瘤的主要意义在于和癌极为相似。

【免疫组化】

免疫组化是诊断血管肉瘤的一种重要辅助手段,尤其是难以辨认的血管低分化肿瘤。Ⅷ因子、Fli-1、CD34 和 CD31 是最常使用的显示内皮细胞分化的抗体。有时 D2-40 有助于分化差的血管肉瘤的诊断。CD31 具有相对高的特异性和敏感性,在全部Ⅰ级和大部分Ⅱ级血管肉瘤中表达,但在低分化肿瘤或肿瘤的部分区域不表达。

三、假血管瘤样间质增生

【定义】

假血管瘤样间质增生(PASH)是一种间质肌成纤维细胞增生形成的良性病变,由相互吻合的、内衬梭形细胞的裂隙状假血管腔构成。

【临床表现】

结节性 PASH 常为无痛性、界限清楚、可触及的移动性包块,有时与纤维腺瘤不易区分。极小的病灶可通过乳腺扫描发现。影像学检查,结节性 PASH 常与纤维腺瘤难以区分。弥漫性 PASH 常为偶然发现。双侧可同时发生 PASH,有时生长迅速。

【大体病理】

结节性 PASH 通常与纤维腺瘤难以区分,肿瘤境界清楚,大小 1～17cm,切面浅褐色到黄色,质韧。

【组织病理】

PASH 可存在于正常乳腺组织或各种良性病变中，一般分布在小叶内或小叶间，由裂隙状空腔相互吻合形成复杂生长方式。镜下见纤维结缔组织弥漫性增生，常围绕小叶呈向心性排列，内有许多裂隙样不规则腔隙，主要通过分隔胶原纤维形成，内衬梭形细胞，细胞无异型性，细胞核小、圆形或卵圆形，无核分裂象。在男性乳腺发育，PASH 常围绕导管分布。正常乳腺结构无破坏，病变也缺乏坏死或脂肪浸润。在少数病例，间质中丰满的梭形细胞呈条束状排列，此时假血管瘤样结构不明显。低倍镜下，PASH 可类似高分化血管肉瘤，但可通过其生长方式和细胞学特点加以区别，且两者免疫表型也不同。

【免疫组化】

邻近裂隙的梭形细胞表达 CD34、vimentin、actin、calponin，不表达Ⅷ因子、荆豆凝集素-1、CD31。PASH 也不表达 S-100、HCK、EMA、CD68，Desmin 通常不表达，但在束带状病变中可能表达。

四、肌成纤维细胞瘤

【定义】

肌成纤维细胞瘤（MFB）是一种由乳腺间质成纤维细胞及肌成纤维细胞构成的良性肿瘤。

【大体病理】

MFB 通常表现为界限清楚的有包膜肿瘤，大小 0.9～10cm。肿瘤表面呈分叶状，切面均质。一般无囊性变、坏死和出血。

【组织病理】

肿瘤呈膨胀性生长，向周围组织挤压，可压迫周围乳腺组织形成假包膜。病变可见梭形至卵圆形细胞排列成杂乱交叉的短束状，细胞间夹杂着嗜酸性胶原纤维。细胞比较丰富，轮廓不清，胞质嗜酸性，淡染至深染，核呈圆形至卵圆形，伴 1～2 个核仁。病变通常无坏死存在，核分裂少见（≤2/10HPF）。肿瘤中不存在被病灶包围的乳腺导管或小叶。间质中可见分散的数目不等的肥大细胞，但不存在其他炎性细胞。各种变异型包括浸润性边缘，明显的上皮样细胞，单核或多核巨细胞伴轻至重度核多形性，间质中广泛分布的黏液样或玻璃样改变等表现。少数情况下，肿瘤内可出现脂肪组织、平滑肌、软骨或骨成分等。根据不同病例的改变，Rosen 将其组织学改变分为胶原型/纤维化型、上皮型、细胞型和浸润型。

【免疫组化】

瘤细胞 Vimentin、Desmin 和 α-SMA 表达阳性,而对 CD34、bcl-2、CD99 及性激素受体(ER、PR 和 AR)的表达情况各不相同。

五、韧带样型纤维瘤病

【定义】

乳腺韧带样型纤维瘤病是一种少见的局部浸润性但没有转移潜能的病变。病变源自成纤维细胞或肌成纤维细胞。可发生在乳腺实质内,但常常起源于胸肌筋膜并延伸至乳腺。

【大体病理】

乳腺纤维瘤病为界限清楚的肿块,大小 0.5～10cm,平均 2.5cm,切面质韧、灰白色。

【组织病理】

与其他部位筋膜或肌肉腱膜的纤维瘤病形态学和免疫表型相似。肿瘤由梭形细胞及胶原纤维构成,增生的梭形成纤维细胞和肌成纤维细胞形成连续性、相互交错的条束,病灶外周胶原纤维组织侵袭内陷的乳腺导管和小叶,形成特征性的指状突起。梭形细胞无异型性、无多形性,难以找到核分裂象。间质可见灶性黏液样变性,钙化罕见。

【免疫组化】

梭形瘤细胞表达 vimentin,少部分表达 actin;不表达 CK 和 S-100;相对于 1/3 乳腺外纤维瘤病,乳腺纤维瘤病不表达 ER、PR、AR 和 pS2。

六、炎性肌纤维母细胞瘤

【定义】

炎性肌纤维母细胞瘤(IMT)是一种由肌成纤维细胞性梭形细胞组成的低度恶性肿瘤,伴大量炎细胞浸润,以浆细胞为主。

【大体检查】

炎性肌纤维母细胞瘤常为可触及的、分界清楚的、质硬包块。切面呈灰白或黄色，质地软。

【组织病理】

由具有肌成纤维细胞特点的梭形细胞构成。细胞呈相互交错的束状或随意分布，胞质略呈嗜酸性，细胞核呈卵圆形或梭形。细胞的异型性并不明显。病变伴有不定量的淋巴细胞、浆细胞和组织细胞浸润是本病的显著特点。

【免疫组化】

肿瘤细胞表达 SMA，约有半数病例 ALK 呈阳性表达。部分病例可有 desmin 或 CK 阳性。

七、脂肪组织肿瘤

（一）脂肪瘤

【定义】

脂肪瘤一种由无异型的成熟脂肪细胞组成的肿瘤。

【大体病理】

脂肪瘤为分界清楚，有薄包膜，圆形或盘状肿块，切面常呈分叶状，颜色较正常脂肪略黄。肿块一般直径<5cm。

【组织病理】

大部分脂肪瘤由圆形成熟脂肪细胞组成，无脂肪母细胞和核异型。其间由纤维组织分隔成小分叶状，外有薄层纤维包膜。由于乳腺含有丰富的脂肪组织，因此必须要有明确的包膜，才能诊断脂肪瘤。脂肪瘤有时因纤维组织而发生变化，后者常有透明变性或黏液性变。由于血供或创伤修复的结果，有时会出现脂源性肉芽肿、脂肪囊肿和钙化等继发性改变。有时可能出现与身体其他部位类似的脂肪瘤亚型，如血管脂肪瘤、冬眠瘤、腺脂肪瘤、梭形细胞脂肪瘤、软骨样脂肪瘤等。

（二）脂肪肉瘤

【定义】

乳腺脂肪肉瘤是一种完全显示脂肪细胞分化的恶性软组织肿瘤。

【大体病理】

乳腺脂肪肉瘤多为分界清楚或有包膜的包块，近 1/3 病变有浸润性边界。平均大小 8cm，也有大于 15cm 者。大酌脂肪肉瘤切面可出现坏死和出血。

【组织病理】

乳腺脂肪肉瘤与其他部位脂肪肉瘤有一致的形态学和免疫组化特征。脂肪母细胞的存在是诊断的基本条件。有不同组织学亚型，包括非典型性脂肪瘤样肿瘤/高分化脂肪肉瘤、黏液样脂肪肉瘤、多形性脂肪肉瘤、去分化脂肪肉瘤等。各型软组织脂肪肉瘤均可发生在乳腺。虽然大体界限清楚，但在组织学检查时，许多脂肪肉瘤至少有部分浸润性边界，非典型性常局灶存在。高分化和黏液亚型有纤细的树枝状血管网和稀少的脂肪母细胞。在黏液亚型，细胞可呈印戒样细胞形态。多形性亚型由显著的多形性细胞组成，与恶性纤维组织细胞瘤相似。脂肪母细胞的存在证实病变为脂肪肉瘤，此型均可见核分裂。

【免疫组化】

瘤细胞一般 S-100 阳性，vimentin 可阳性。

八、颗粒细胞瘤

【定义】

颗粒细胞瘤（GCT）是一种起源于神经膜细胞（施万细胞）的肿瘤，由伴有嗜酸性颗粒状胞质的细胞组成。

【大体病理】

GCT 可表现为界限清楚或呈浸润状，大小 2～3cm 或更小，无包膜或有假包膜，境界清楚，有时可有浸润边缘，与周围界限不清。切面呈灰白至黄色、褐色，分叶状，质地较硬。

【组织病理】

乳腺的颗粒细胞瘤和其他部位的颗粒细胞瘤的形态一致。瘤细胞体积较大，圆形至多角形，呈实性巢状、簇状或索状排列。胞质丰富，呈嗜酸性粗颗粒状。有时胞质内可出现空泡和呈透亮状。抗消化酶 PAS 反应阳性。细胞核较小，呈圆形或椭圆形，可有 1～2 个核仁，核分裂象很少，有时可见轻度核多形性。偶见多核巨细胞。排列紧密的瘤细胞常被结缔组织分隔成大小不一的巢状或条索状。

【免疫组化】

S-100 蛋白弥漫强阳性，vimentin、CD68 可以阳性。CK 及 ER、PR 阴性。

九、良性外周神经鞘膜瘤

【定义】

良性外周神经鞘膜瘤（BPNST）是指起源于周围神经鞘膜或显示神经分化的肿瘤。

【大体病理】

神经纤维瘤一般无包膜，表面光滑，灰白色，质地坚实，富有弹性，切面灰白色，细嫩，实性，可见黏液变性。施万细胞瘤呈球形或椭圆形，表面光滑，包膜完整，切面灰黄色、黄色或灰褐色，半透明，质较脆，可有出血、囊性变。

【组织病理】

神经纤维瘤由束状梭形细胞组成，核细长形或椭圆形，胞质呈丝状伸出，相互连接成疏松漩涡状或波浪状、细网状，无核分裂象。施万细胞瘤主要由束状梭形细胞组成，有时核排列成栅状，同时可见具有厚壁血管的较少细胞区域。

十、横纹肌肉瘤

【定义】

横纹肌肉瘤是由具有不同程度横纹肌分化的细胞组成的恶性肿瘤。

【组织病理】

原发于乳腺的横纹肌肉瘤多为腺泡型。乳腺胚胎型横纹肌肉瘤极其罕见。肿瘤呈圆形或椭圆形，分叶状，大小不等，边界不清；无包膜或有不完整的假包膜，向周围浸润性生长，质地坚实，可有出血坏死及黏液变性。切面灰白或灰红色鱼肉状。镜下可见数种不同发育阶段的横纹肌肉瘤细胞，主要为多形态的未分化细胞，圆形的肌母细胞、带状和球拍样的肌母细胞、具有肌原纤维和横纹肌分化的成熟性瘤细胞。有学者报道，在青少年中发生的主要是腺泡型横纹肌肉瘤，而多形性型横纹肌肉瘤多发生于 40 岁以上妇女。乳腺转移性横纹肌肉瘤病变可为播散性，也可是孤立性病灶。

【免疫组化】

Myoglobin、Myogenin、MyoDl 和 desmin 均阳性。不同程度的表达 SMA、MSA 等。

十一、骨肉瘤

【定义】

乳腺骨肉瘤是一种由产生骨样或骨组织并缺乏其他任何分化的肿瘤细胞构成的软组织恶性肿瘤。

【大体病理】

肿瘤大小为 1.4～13cm，大部分约 5cm，边缘清楚，有假包膜；也有局部浸润而边界不清，切面呈灰白或灰红色，肿块较大时常伴有出血坏死。依据分化骨所占比例，肿瘤由质较硬到坚硬如石。在大的肿瘤中可见坏死。

【组织病理】

乳腺骨肉瘤与身体其他部位骨外骨肉瘤的组织学形态和免疫表型相似。尽管肿瘤边界清楚，但至少存在局灶性、特征性的浸润性改变。肿瘤形态可表现为梭形细胞样、小圆细胞、上皮样、透明细胞、单核或多核巨细胞，伴有不同比例的骨样组织或骨组织，1/3 以上的病例伴有软骨，但一般不存在其他分化组织。

【免疫组化】

破骨巨细胞表达巨噬细胞标记物 CD68，梭形细胞不表达 ER、PR 和上皮标记物。

十二、平滑肌瘤和平滑肌肉瘤

【定义】

平滑肌瘤和平滑肌肉瘤分别指形态学上显示不同程度平滑肌分化的良性和恶性肿瘤。

【大体病理】

肿瘤边界清楚，质硬，切面呈车辐状或分叶状，大小为 0.5～15cm。

【组织病理】

肿瘤边缘分界清或有不规则的浸润性边界。两者均由梭形细胞组成，呈相互交错的条索状分布。在平滑肌瘤核分裂稀少，通常＜3 个/10HPF；在平滑肌肉瘤，非典型性和核分裂活性更明显，坏死也可存在。在一些平滑肌肉瘤，浸润性边界可能不明显。胞核伸长呈杆状，有嗜酸性胞质，细胞缺乏非典型性。

【免疫组化】

肿瘤细胞 SMA、desmin、actin 阳性，但这些标记物均不具有平滑肌特异性，其中两种阳性比仅一种阳性更支持平滑肌肉瘤。可以局灶阳性的标记物有角蛋白、EMA、CD34 和 S-100 蛋白。

第十六章 纤维上皮性肿瘤

一、纤维腺瘤

【定义】

纤维腺瘤是一种良性的双向分化的肿瘤,由起源于终末导管小叶结构的上皮和间质增生形成的局限的乳腺肿瘤。

【大体病理】

呈圆形或卵圆形,大小不一,一般直径在 $1\sim3cm$,亦可更小或更大。肿瘤表面光滑,有完整包膜,质地坚韧,边界清楚,与周围组织无粘连。切面灰白色或淡粉色,呈细颗粒状或分叶状,触及可有粘滑感,有时可伴有钙化或微囊形成。

【组织病理】

肿瘤表面被覆薄层纤维包膜,由腺上皮和纤维构成肿瘤的实质,二者以不同生长方式混合增生。腺体由上皮和肌上皮两层细胞构成,上皮细胞呈柱状或立方状,有时可因受压而变扁平或消失。有时上皮可增生呈乳头状、筛网状或实体状。纤维细胞呈梭形,常伴黏液变性,可出现致密的胶原化。根据其纤维和上皮成分的不同及相互关系,分为管内型和管周型和混合型。管周型是间质细胞环绕导管增生的结果,这种类型多见于 $20\sim30$ 岁的患者。管内型是增生的间质细胞挤压导管形成裂隙。混合型是指以上两种生长方式同时存在于同一病变中,此型多见。

间质成分有时现现局灶性或弥漫性富于细胞(尤其<20 岁的女性)、非典型性奇异多核巨细胞、明显的伴有营养不良钙化的透明变性和黏液变性,而骨化少见。局灶性脂肪组织、平滑肌、骨和软骨组织转化也极少出现,核分裂少见,梗死也罕见。大汗腺或鳞化也可见。也可发生灶性纤维囊性变、硬化性腺病,甚至显著的肌上皮增生。偶见原位小叶和导管癌发生。幼年型(或细胞性)纤维腺瘤的特征是间质细胞增多伴上皮增生。有些人把巨大纤维腺瘤当作其同义词,但也有人将巨大

纤维腺瘤严格限定于体积巨大、无特殊组织学改变的纤维腺瘤。

【免疫组化】

ER、PR不同程度的阳性,间质细胞表达CD34,腺体周围肌上皮质表达肌上皮的标记。

二、叶状肿瘤

【定义】

叶状肿瘤是一组局限性的纤维上皮性肿瘤,呈分叶状,由乳腺纤维结缔组织和上皮成分组成,组织形态类似于管内型纤维腺瘤。特点为有两层上皮构成的裂隙及在周围分布的丰富的间质细胞共同形成叶状结构。根据其间质细胞的密度、核分裂多少及细胞异型性、间质的过度生长及肿瘤的边缘等组织特点,将叶状肿瘤分为良性、交界性和恶性(表16-1)。大多数叶状肿瘤为良性,但复发并不少见,有小部分患者可发生血行转移,特别是恶性叶状肿瘤。

表16-1　乳腺纤维腺瘤良性、交界性及恶性叶状肿瘤的组织学特点

组织学	纤维腺瘤	叶状肿瘤良性	叶状肿瘤交界性	叶状肿瘤恶性
间质细胞	变化较大,从较少到富于细胞,通常一致	较低,可不一致或较弥漫	中等细胞密度,可不一致或较弥漫	显著富于细胞并弥散分布
间质异型性	无	无或轻度	适度	显著
核分裂	通常无,或非常低	少见(< 5/10HPF)	易见(5~9/10HPF)	显著(> 10/10HPF)
边界	清	推挤状边界,分界清	边界清,局灶可见浸润	浸润性
间质过度增生	无	无	无或局灶	间质明显过度增生
异源性间质成分	无	无	无	易见
总体平均分布	—	60%~75%	15%~20%	10%~20%

【大体病理】

肿瘤大小差别很大,直径1~36cm,平均4~5cm。表面呈多结节状,边界较清

但无真正包膜,有些病变因侵犯周围乳腺组织而部分边界不清。切面呈分叶状,外翻、质韧,色灰白或灰黄,也可呈黏液状。常见大小不一的弯曲裂隙或囊腔,内含清亮液、血性液或胶冻样物。较大的肿瘤中可见出血、坏死和囊性变。个别病例可整个肿瘤都发生出血性梗死。体积小的肿瘤多为实性,裂隙及分叶状结构不明显。

【组织病理】

镜下包含间质细胞和上皮细胞两种成分,但真正的肿瘤成分是过度增生的间质细胞,即成纤维细胞。上皮成分可呈正常、增生或萎缩状态,偶尔可见大汗腺组织转化或鳞化。上皮成分可多可少,一般间质成分分化越差,上皮成分就越少,有时需在多张组织切片中才能发现。肿瘤细胞呈梭形,编织状、网状或漩涡状排列,可均匀弥散分布,也可区域性疏密不等,在靠近上皮周围的病变区域分布较密集,可有透明变性、黏液变性或出血坏死。瘤细胞有不同程度的异型性和多少不等的核分裂象。复发性肿瘤的组织学形态基本同原发性肿瘤,或趋于恶性化。转移灶则只有恶性间质成分。依据间质细胞的数量、细胞多形性、核分裂活性、边缘状态和间质分布情况等,将其分为良性、交界性和恶性 3 级。

如果肿瘤呈纤维腺瘤结构,间质细胞丰富,没有非典型表现,则这类肿瘤仍属于良性范围。这种纤维腺瘤间质成分具有成纤维细胞形态,但偶尔混有灶状的脂肪组织。当后者表现突出时,则成为脂肪叶状肿瘤。交界性叶状肿瘤,镜下形态类似低度恶性纤维肉瘤。肿瘤呈膨胀性生长或小灶浸润,间质富于细胞,间质细胞过度生长,细胞轻至中度多形性,有复发潜能,但无转移。恶性者,镜下细胞形态异型性明显,呈肉瘤图像,表现为纤维肉瘤,可有异源分化如脂肪肉瘤、骨肉瘤、软骨肉瘤或横纹肌肉瘤成分。浸润性边缘明显,范围>50%,核分裂>10/10HPF。肿瘤有坏死。除局部复发外,可有远处转移。

【免疫组化】

良性叶状肿瘤 BCL-2(+)、CD34(-/+)、β-catenin(+)和 CD117(-),恶性叶状肿瘤 BCL-2(-/+)、CD34(-/+)、β-catenin(-)和 CD117(+),故可应用 β-catenin 和 CD117 免疫组化染色鉴别乳腺 PTs 的良恶性。

三、低级别导管周围间质肿瘤

【定义】

乳腺低度恶性导管周围间质肿瘤是一种无分叶状结构、具有良性导管上皮和肉瘤性间质的低度恶性肿瘤,与叶状肿瘤在组织形态上有一定的重叠,但又有别于叶状肿瘤的间质肉瘤,二者的区别在于前者没有裂隙及分叶状结构。

【大体病理】

大部分病例有一个或多个结节状肿物,直径 0.2～6cm,质硬,切面灰白,边界不清。

【组织病理】

肿瘤呈非融合的多结节状,在开放性腺管和导管周围梭形细胞呈"袖套"状浸润,亦可包绕乳腺小叶或在小叶内生长,但导管和小叶没有明显破坏。梭形细胞疏密不等,有不同程度的非典型性,核分裂象 3～14 个/10HPF(平均 4.7～6.2 个/10HPF),常浸润周围脂肪组织,形成孤立性肉瘤样"袖套"样结构。PDSS 的诊断标准可归纳为以下几条:①在开放性的腺管和导管周围肉瘤性梭形间质细胞增生,呈"袖套"状,梭形细胞疏密不均和有不同程度的非典型性,没有叶状结构;②一个或多个结节,可相互融合或彼此被脂肪组织分隔;③核分裂最活跃的区域,核分裂象≥3 个/10HPF;④浸润周围乳腺纤维脂肪组织。

【免疫组化】

大多数肉瘤细胞 CD34 和 vimentin 弥漫阳性,CD117 和 HHF-35 可阳性,ER、PR 阴性。

四、错构瘤

【定义】

错构瘤一种由各种乳腺组织成分组成的边界清楚、通常有包膜的包块。

【大体病理】

乳腺错构瘤为圆形、卵圆形或盘状包块,大小 1～20cm。一般有一薄而完整的包膜,质软。依据病变的组成,包块切面可类似正常乳腺组织、脂肪瘤或纤维腺瘤。

【组织病理】

乳腺错构瘤通常有包膜,肿瘤由数量不等、杂乱无章的乳腺导管、小叶和成熟脂肪及纤维组织混合组成,可显示纤维囊性变或萎缩改变;常存在假血管瘤样间质增生。

第十七章　乳头肿瘤

一、乳头腺瘤

【定义】

位于乳头部导管内或周围的良性上皮增生性肿瘤。

【大体病理】

肿瘤多数位于乳头、少数位于乳晕下。乳头表面糜烂、溃疡、结痂,乳头或乳头下质地较硬的灰白色或棕色结节或增厚区域,边界清晰,但无包膜。

【组织病理】

乳头部及乳晕下导管增生,其大小不一,增生的导管衬覆上皮和肌上皮两层细胞。上皮高度增生时可呈实性巢状、微乳头状或筛状。导管上皮以乳头状增生为主,可类似乳头状瘤病,上皮可伴有大汗腺组织转化;有时纤维化明显,状如硬化性腺病,造成假浸润现象;有些病例上皮增生不明显而肌上皮增生为主。

二、汗管肿瘤

【定义】

汗管肿瘤是指发生在乳头或乳晕区域的一种非转移性的、局部浸润性生长并显示汗腺分化的肿瘤。一开始命名为"汗管腺瘤",由于肿瘤浸润间质生长并可局部复发,因此现在推荐使用"汗管肿瘤"。

【大体病理】

大体表现为质硬的、边界不清的肿块,切面灰白色。直径 $1\sim3\mathrm{cm}$,平均 $2.1\mathrm{cm}$。

【组织病理】

汗腺瘤样腺瘤细胞在乳头部间质的平滑肌和神经周间隙中浸润性生长,肿瘤细胞可呈巢状、分支索状排列,可见"逗点状"/"蝌蚪状"管状结构。有腺样结构及小的角化囊肿。大多数增生细胞性质温和,胞质少,嗜酸性,胞核圆形,规则。衬覆腺腔的上皮呈立方状或扁平状,腺样结构通常由内层上皮和外层立方基底细胞构成,核分裂罕见,无坏死。间质常有纤维化。肿瘤的边界常常很难评价,因为肿瘤可以出现在离主瘤体很远距离的正常乳腺组织内。

三、乳头 Paget 病

【定义】

乳头 Paget 病是一种以恶性腺上皮细胞(Paget 细胞)在乳头的鳞状上皮内浸润性生长的乳腺癌,病变可延伸至乳晕或周围皮肤组织。通常伴有病变下方乳腺癌,多数为高级别浸润性非特殊类型的癌(53%～60%)或导管原位癌(DCIS)(24%～43%)。文献报道不伴有癌的乳头 Paget 病占所有病变的 1.4%～13%。

【大体病理】

大体表现为乳头糜烂、湿疹样,表面可有结痂或形成溃疡。乳晕区及实质内可能触及肿块。

【组织病理】

乳头表皮内有单个或成片团状分布的特殊细胞,即派杰细胞,其特点是细胞大,胞质丰富、透亮,常呈气球状而有别于表皮细胞。乳头及深处乳腺导管内部可见到导管内癌,常伴有浸润性成分,向上累及乳头及乳晕表皮,向下蔓延至乳腺深处导管,甚至小叶内。有的可累及若干节段导管,即多灶性导管癌,也不形成肉眼肿块。伴发组织学类型主要为乳腺导管癌,表现导管内癌、微浸润性导管癌或浸润性导管癌。Sahoo 等报道 1 例与小叶原位癌相关的乳头 Paget 病,经免疫组化检查E-钙黏附蛋白阴性而证实。

【免疫组化】

Paget 细胞免疫表型和深处乳腺导管癌相似,癌胚抗原(CEA)和低分子细胞角蛋白阳性。AR、p53、Ki-67 及 HER2 常过表达。ER、PR 呈低表达。S-100 和HMB45 阴性。

【鉴别诊断】

1.角质细胞透明变性　乳头正常鳞状细胞胞质偶有透明变,细胞虽然大,但核小而一致,无不典型性。

2.恶性黑色素瘤　由于 Paget 病特征性扩散方式及细胞中黑色素颗粒的存在,可能与恶性黑色素瘤难以区分。恶性黑色素瘤表皮下有明确的黑色素细胞浸润,并缺乏乳头下的导管内癌及浸润性癌,瘤细胞 CK 阴性,S-100 及 HMB-45 阳性。

3.Bowen 病　瘤细胞通常累及表皮全层,具有鳞状细胞的特点,一般缺乏透明/嗜酸性胞质。乳头下无导管内癌及浸润性癌。瘤细胞 CK5/6 及 CK34βE12 阳性,CK7 阴性。

第十八章　男性乳腺癌

男性乳腺癌占全部乳腺癌发病率的 0.6%～1%，占全部男性恶性肿瘤发病率的 1%。男性乳腺癌的发病年龄在 8～92 岁，中位年龄为 67 岁，罕见于 30 岁以下，其发病年龄一般较女性平均晚 10 年。我国邵志敏等（1997 年）报道 42 例男性乳腺癌，占同期收治乳腺癌的 0.92%，发生年龄为 30～80 岁，平均年龄 58.1 岁。潘明新等（2001 年）总结了我国 1978-1997 年发表的 36 篇文献，共有男性乳腺癌 472 例，发病年龄为 8～83 岁，平均年龄 55.3 岁，高发年龄为 50～65 岁。

男性乳腺癌多为单侧，左侧多于右侧，双侧极少见。最常见症状是无痛性乳腺肿块，也可出现乳头糜烂、乳头溢液和乳头回缩等。肿块多位于乳晕下，部分可位于外侧象限，尤其是外上象限，罕见情况下肿瘤发生于乳头。男性乳腺组织少，肿块易侵及乳腺中心，而且淋巴结较易受到侵犯。触诊时肿块边界欠清，质硬，表面不光滑，25%～50% 的患者肿块与皮肤及胸肌粘连或出现皮肤溃疡，25% 的患者有疼痛。晚期皮肤可出现卫星结节和腋窝淋巴结转移。患者从出现症状到就诊时间平均为 6 个月到 1 年。一般来讲，男性乳腺癌应该比女性乳腺癌更容易发现和诊断，但男性乳腺癌患者易被忽略，导致诊断延迟，在诊断时往往年龄较大，且多为晚期。

【大体病理】

绝大多数男性乳腺癌的肿瘤直径为 2～2.5cm，多发性结节少见，肿瘤边界不清，质硬。部分原位癌表现为囊性扩张的导管，其内含有血性液体或血凝块，肿瘤从囊壁向管腔内突出，灰红色，质软或脆。

【组织病理】

男性乳腺癌的组织学分类和病理学分级与女性乳腺癌相同。女性乳腺癌中描述的形态学类型几乎全部可见于男性乳腺癌。大约 90% 为浸润癌，其余 10% 为原位癌。

男性的乳腺导管原位癌组织学表现与女性导管原位癌相同，约 75% 的男性乳腺导管原位癌为乳头状、筛状或微乳头状，实性型或粉刺型少见。组织学分级为低级别或中级别。因为正常男性乳腺缺乏乳腺小叶结构，故几乎所有的男性乳腺原位癌都是导管原位癌，小叶原位癌极罕见。如导管原位癌发生于男性乳腺发育中，导管上皮增生、不典型增生与原位癌之间的过渡现象极其罕见。

浸润性乳腺癌主要的组织学类型为非特殊性（NST）浸润性癌，占所有男性乳腺癌的85％以上，乳头状癌占2％～4％。其他不常见的类型包括髓样癌、黏液癌、分泌性癌、筛状癌、腺样囊性癌、炎性乳腺癌、Paget病等。

由于男性乳腺组织一般不会分化形成小叶结构，因此小叶癌比较罕见，大约占1％。浸润性小叶癌与雌孕激素接触有关。镜下表现同女性浸润性小叶癌，除经典型浸润性小叶癌外，尚有多形性小叶癌的报道。通过E-钙黏素及P120免疫组化染色可以确定诊断。

与女性相比，男性乳腺导管与乳头之间的距离较短，因此易早期侵及大导管，并累及乳头，故男性乳腺paget病更常见。约2％的男性乳腺癌伴有乳头Paget病。

乳头状癌在男性乳腺癌中约占5％，而在女性仅占1％～2％。绝大多数乳头状癌为导管内乳头状癌。某些规则排列的乳头状癌可以误诊为乳头状增生。

转移性肿瘤在男性乳腺中非常罕见，占乳腺恶性肿瘤的0.5％～2％。男性乳腺转移性肿瘤主要来自前列腺，也可来自肺、结肠、恶性黑色素瘤。临床上对乳腺转移性肿瘤的诊断十分重要，因为乳腺的转移性肿瘤与原发性肿瘤的治疗方案完全不同，如诊断为转移性肿瘤临床上应避免做乳腺根治术，而应针对原发肿瘤进行治疗。

【免疫组化】

男性乳腺癌的雌激素受体和孕激素受体表达水平远高于女性乳腺癌。男性乳腺癌雌激素受体阳性率高达90％，孕激素受体阳性率达80％以上。其激素受体表达率随患者年龄增加而增高。

约15％的男性乳腺癌中HER2/neu呈过度表达，绝大多数的报道未发现HER2/neu表达与预后的相关性，但也有报道HER2/neu过度表达的患者预后不良。

雄激素受体在男性乳腺癌中的地位不清楚，其表达水平为34％～95％，但是与患者预后没有相关性。

前列腺特异性抗原（PSA）和前列腺特异性酸性磷酸酶（PSAP）在男性乳腺癌中的表达分别是23％和0％。因此，PSA阳性不能作为转移性前列腺的特异性指标，而PSAP是乳腺原发性癌和转移性前列腺癌鉴别诊断的良好指标。

参 考 文 献

1. 梁存河,支楠.甲状腺乳腺疾病诊疗手册.北京:人民军医出版社,2010

2. 沈坤炜,李宏为.乳腺癌临床诊治实用手册.上海:上海科学技术文献出版社,2013

3. 赵达,令晓玲.乳腺癌临床诊断及综合治疗.天津:天津科学技术出版社,2013

4. 王立兵,孙婷,张静茹.乳腺癌.北京:化学工业出版社,2013

5. 杨碎胜,白晓蓉.乳腺常见疾病诊治.甘肃:甘肃科学技术出版社,2012

6. 吕晓红.甲状腺疾病.北京:中国医药科技出版社,2014

7. 魏世鸿.乳腺癌放射治疗.甘肃:甘肃科学技术出版社,2012

8. 马昌义.乳腺癌理论与实践.四川:四川科学技术出版社,2010

9. 戴为信.甲状腺疾病.北京:科学出版社,2010

10. 魏于全,赫捷.肿瘤学.北京:人民卫生出版社,2015

11. 万德森.临床肿瘤学.北京:科学出版社,2016

12. 段文若.甲状腺疾病的诊断及个体化治疗.北京:人民卫生出版社,2012

13. 薛耀明.甲状腺疾病防治指导(第2版).北京:人民军医出版社,2015

14. 郑杰.肿瘤的细胞和分子生物学.上海:上海科学技术出版社,2011

15. 郭勇.恶性肿瘤并发症治疗.北京:人民军医出版社,2011